Self–management of Chronic Severe Illness:
from Hospital to Home

慢重症自

从医院到居家

徐 亮　刘玉琪◎主编

长江出版传媒　湖北科学技术出版社

图书在版编目（CIP）数据

慢重症自我管理 : 从医院到居家 / 徐亮 , 刘玉琪主编 . — 武汉 : 湖北科学技术出版社 , 2022.12

ISBN 978-7-5706-2243-6

Ⅰ.①慢… Ⅱ.①徐… ②刘… Ⅲ.①慢性病—疑难病—诊疗 Ⅳ.① R442.9

中国版本图书馆 CIP 数据核字（2022）第 180301 号

慢重症自我管理 —— 从医院到居家

MANZHONGZHENG ZIWO GUANLI —— CONG YIYUAN DAO JUJIA

策划编辑：冯友仁

责任编辑：张荔菲　常　宁　　　　　　　　　　封面设计：胡　博　张子容

出版发行：湖北科学技术出版社　　　　　　　　电话：027-87679466

地　　址：武汉市雄楚大街 268 号　　　　　　　邮编：430070

　　　　　（湖北出版文化城 B 座 13~14 层）

网　　址：http : //www.hbstp.com.cn

印　　刷：武汉科源印刷设计有限公司　　　　　　邮　　编：430200

700mm×1000mm　　　　1/16　　　　18 印张　　　　300 千字

2022 年 12 月第 1 版　　　　　　　　　　　2022 年 12 月第 1 次印刷

　　　　　　　　　　　　　　　　　　　　　　　定　价：58.00 元

（本书如有印刷问题，可找市场部更换）

《慢重症自我管理——从医院到居家》

编 委 会

主　　编　徐　亮　刘玉琪

副 主 编　马　丽　郑剑煌　王财元

编　　委（按姓氏拼音排序）

陈学鹏　陈英杰　陈永强　郭焕钢　何鲤穗　洪思白

洪晓琼　黄　娟　黄庭龙　姜志钊　李平福　李秀荣

廖敏珍　林荣华　卢　钰　罗奋彬　马良赟　沈其蓉

孙旭日　谭国良　唐锃瑾　涂宛玲　王　聪　王　帅

徐玉琼　闫东东　尤德源　袁明丽　郑超敏　庄梦娇

　　慢重症是一类可以涵盖临床各科室疾病的综合性疾病，主要的病种来源有慢性呼吸道疾病、慢性心血管疾病、内分泌免疫性疾病（影响到心肺功能和运动功能）、脑卒中及脑外伤后遗症等神经重症。各种由恶性肿瘤合并营养不良、长时间感染及其他原因导致的需要长时间卧床或其他需要照护的情形，我们也将其纳入慢重症范畴。慢重症患者反复入院，疗效和预后差，花费大量的社会资源，同时也对患者家属、医院和社会造成巨大的负担。

　　由于慢重症具有复杂性和难治性的特点，且复合型专业技术的医护人员严重匮乏，因此，慢重症患者及其家属对疾病的自我管理显得尤为重要。

　　基于国内外的相关经验并结合我国国情，本书着重介绍了常见慢重症病种的特点、呼吸道管理、肢体运动疗法、吞咽康复训练和营养支持等实用技术，气管造口等居家常见管路的管理，居家医疗用具和环境消毒，以及设施改造等内容，为慢重症居家患者做出指导。

　　疾病的科普宣传和患者教育是医疗工作重要的组成部分。通过这本书，我们希望能够帮助提高慢重症患者及其家属预防保健以及居家自我管理的能力，在一定程度上改善和缓解病情，减少急性发作紧急就医的次数，减轻家庭和社会的负担。我们也希望此书可以帮助有志于开展慢重症管理的医护人员，在医疗机构或者社区医疗中推广普及这些实用技术，以造福更多患者。

　　藉此书出版之际，向几年里始终关心、帮助我们的海内外同行和朋友们致以诚挚感谢！

　　如本书有不当之处，欢迎大家提出宝贵意见。

编 者
2022 年 10 月

目 录
Contents

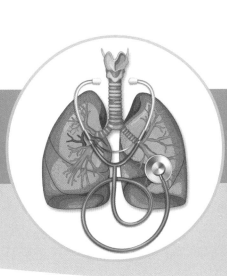

第一篇

慢重症概述

MANZHONGZHENG GAISHU

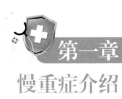
患有慢性危重症（简称慢重症）的患者，对呼吸机及其他重症监护治疗措施具有长期依赖，需要长时间的治疗及护理，无法回归正常的生活。就病死率和对生活质量的影响来看，它比癌症还要恐怖。大众普遍知道癌症，但很少听说慢重症。近年来，慢重症因消耗的大量人力、物力、财力已经引起了多方的关注。目前，国内大部分医疗机构和医疗专家都聚焦于急性病阶段，缺乏对应的长期病房、社区和居家照护体系。在这种短期内无法解决慢重症医养问题的环境下，对患者和家属的教育和对疾病的自我管理显得尤为重要。

随着科技的进步和医疗技术水平不断提高，人们对疾病的认识及治疗措施也在不断优化，有效地增加了患者的生存率。但是，现阶段危重症患者治疗多依赖于各种生命支持设备，例如呼吸机、血液透析机、人工肺等。而生命支持设备往往需要在重症医学科，由专业的医疗技术人员进行操作。在此过程中，部分患者经过治疗可以达到痊愈的水平，回归正常生活。但也存在这样一部分患者：其病情从急性状态进展成慢性状态，多合并有脏器功能不全或衰竭，需要不断实施维持生命的干预措施，对呼吸机及其他重症监护治疗措施具有长期依赖，需要长时间的治疗及护理，无法回归正常的生活。此类疾病即为慢性危重症（chronic critical illness，CCI），简称慢重症。

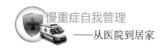
一、慢重症的概念

慢重症早期概念相对模糊,直到 1985 年人们才对其有了充分的认识——认为是重症医学科的治疗水平提升而创造了这一新疾病。几十年前可能无法得到救治的危重症患者, 如今在有效的生命支持治疗措施下得以存活, 并形成长期依赖, 从而产生了慢重症,其中呼吸机依赖成了慢重症患者最明显的标志之一。近年来, 随着研究的不断深入, 人们探索出了慢重症的详细定义及诊断标准, 目前, 慢重症患者是指入住重症监护治疗病房（intensive care unit, ICU）超过 8 d, 且具有以下五类情况之一者：①持续机械通气(连续 96 h)；②气管切开；③脓毒症或其他严重感染；④严重的伤口；⑤多器官功能障碍、缺血性脑卒中和颅内出血。主要的临床特征有：感染的易感性增加、呼吸衰竭、脑功能障碍（昏迷或谵妄等）、神经 - 内分泌异常（激素水平低下和合成代谢受损）、神经肌肉功能障碍（ICU 获得性肌无力、肌病、衰弱）、身体组分改变（体重下降、全身水肿）、伤口愈合不良、骨吸收增加、卧床等。学者呼吁要高度重视慢重症的防治, 要将其概念、治疗和护理措施纳入教科书中, 在住院医师的轮转中要加入有关慢重症的治疗、沟通技能等相关训练。

二、慢重症的产生

慢重症的发展过程复杂,发病机制至今不明,但慢重症的特征可概括为神经内分泌及器官功能障碍以及免疫功能障碍。基于患者的病理生理状态,提出了持续性炎性反应 - 免疫抑制 - 分解代谢综合征(persistent inflammation–immunosuppression catabolism syndrome, PICS)的概念。患者常伴有严重的营养不良、骨骼肌分解代谢, 类似于恶性肿瘤中的恶病质。另外, 由于患者免疫系统紊乱, 加上滞留于 ICU, 长期接受侵入性操作, 如气管插管、尿路插管、中心静脉穿刺等, 这类患者的继发性感染率大大增加, 为治疗带来了极大的困难。

三、慢重症的主要病种

慢重症是一种可以涵盖临床各科室疾病的综合征, 但最主要的病种来源有以下几种。

（1）慢性呼吸道疾病, 如慢性阻塞性肺疾病、肺尘埃沉着病、肺结核等。

（2）慢性心血管疾病, 如各种原因导致的慢性心力衰竭、心肌炎、心肌病等。

（3）内分泌免疫性疾病影响到心肺功能和运动功能。

（4）神经重症，如脑卒中、脑外伤后遗症等。

（5）各种肿瘤合并营养不良。

（6）长时间感染。

（7）其他原因导致长时间卧床或者其他需要照护的情形。

四、慢重症的特点和危害

慢重症最主要的特点就是疾病的复杂性和难治性，往往涉及多器官功能、营养、感染、防控等许多方面。患者反复入院，疗效和预后差，需要跨领域的多学科合作。

1. 长期机械通气

呼吸机依赖是慢重症患者的一大特征。事实上，ICU 中患者机械通气时间差异很大，有的患者在 ICU 中很快便能脱机但仍然有着呼吸衰竭的病理生理改变，有的患者需要长期呼吸支持直到去世才能脱机。目前将呼吸机依赖的标准定义为机械通气使用超过 21 d，每天通气时间不小于 6 h。虽然长期机械通气与慢重症密切相关，但是长期机械通气并不一定意味着使用者患有慢重症。

2. ICU 住院时间延长

慢重症患者另一个主要特点就是其在 ICU 住院的时间有所延长。目前认为慢重症患者 ICU 住院时间可长达 15 ~ 25 d，而普通患者在 ICU 的住院时间可能只有 1 周左右。随着医疗技术和理念的不断提高，患者在 ICU 的平均住院时间在缩短，慢重症患者的住院时间也在缩短。

3. 多器官功能的衰竭

大多数的慢重症患者都会存在多器官的持续性功能障碍，如肾功能不全、肾功能衰竭、意识不清、肝脏解毒功能下降、肌萎缩等。同其他在 ICU 的患者相比，慢重症患者出院后生活质量更差，多数人生活不能自理，甚至需要反复入住 ICU。

4. 病死率高

现有统计数据表明，慢重症患者第一年的病死率在 57% ~ 77%，5 年病死率在 81% ~ 92%，明显高于传统意义上的 ICU 患者。

目前，国内大部分医疗机构和医疗专家都致力于急性病阶段的研究，很少有针对慢重症的临床指南供临床医生参考，也几乎没有什么针对慢重症的指标来衡

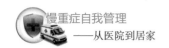

量病情。除此之外，国内在此疾病对应的长期照护病房、社区养老和居家照护体系方面管理相对薄弱。在这种短期内无法解决慢重症医养问题的环境下，对患者和家属的教育和对疾病的自我管理就显得尤为重要。

参考文献

[1] GIRARD K, RAFFIN T A. The chronically critically ill: to save or let die? [J]. Respir Care, 1985, 30（5）: 339–347.

[2] MARCHIONI A, FANTINI R, ANTENORA F, et al. Chronic critical illness: the price of survival [J]. European journal of clinical investigation, 2015, 45（12）: 1341–1349.

[3] LAMAS D. Chronic critical illness [J]. The New England journal of medicine, 2014, 370（2）: 175–177.

[4] MIRA J C, BRAKENRIDGE S C, MOLDAWER L L, et al. Persistent Inflammation, Immunosuppression and Catabolism Syndrome [J]. Critical care clinics, 2017, 33（2）: 245–258.

[5] CHELLURI L, IM K A, BELLE S H, et al. Long–term mortality and quality of life after prolonged mechanical ventilation [J]. Critical care medicine, 2004, 32（1）: 61–69.

[6] ROSE L, MCGINLAY M, AMIN R, et al. Variation in Definition of Prolonged Mechanical Ventilation [J]. Respir Care, 2017, 62（10）: 1324–1332.

[7] KAHN J M, WERNER R M, DAVID G, et al. Effectiveness of long–term acute care hospitalization in elderly patients with chronic critical illness [J]. Medical care, 2013, 51（1）: 4–10.

[8] BAUER U E, BRISS P A, GOODMAN R A, et al. Prevention of chronic disease in the 21st century: elimination of the leading preventable causes of premature death and disability in the USA [J]. Lancet（London, England）, 2014, 384（9937）: 45–52.

[9] ALLEGRANTE J P, WELLS M T, PETERSON J C. Interventions to Support Behavioral Self–Management of Chronic Diseases [J]. Annual review of public health, 2019, 40（1）27–46.

[10] BANDURA A. Self–efficacy: Toward a unifying theory of behavioral change [J]. Psychological review, 1997, 84（2）: 191–215.

[11] 李思澄. 慢性危重症发病机制理论的建立 [J]. 肠外与肠内营养, 2019, 26（1）: 22–23.

[12] 吴骏, 任建安. 慢重症: 危重症的一种特殊类型 [J]. 中国实用外科杂志, 2015, 35（1）: 121–123.

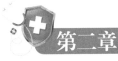

第二章
慢重症的自我管理

慢重症的自我管理是通过一系列健康教育课程教给患者自我管理所需知识、技能以及和医生交流的技巧，进而帮助患者在得到医生更有效的支持下提高生活质量，减少每年紧急就医的次数和天数，帮助患者和家属树立健康意识，让患者依靠自己解决慢性疾病给日常生活带来的各种躯体和情绪方面的问题。

目前针对慢重症的危险因素的研究表明，患有慢性疾病的患者，其病症更容易发展为慢重症。因为患者的原发病持续得不到有效控制，或在原有基础上并发了多脏器功能不全或衰竭，使得病程延长，需要不断维持生命的干预治疗。而慢性疾病因为其病因复杂，病程较长，患者常出现多种症状。这些症状反复出现会增加并发症和死亡的风险，因此提高慢性疾病患者对症状的自我管理能力，对提高其生活质量有积极作用。

一、患者自我管理的概念

患者自我管理起源于美国，最早是在 20 世纪 50 年代提出的。在几十年的发展中，患者自我管理取得了相当大的进展，特别是慢性疾病的自我管理，已经形成了一门成熟的学科，可以为患者带来的好处包括改善生活质量和减少医疗支出。目前患者的自我管理常指使用自我管理的方法来控制慢性疾病，即在卫生保健专业人员的协助下，个人承担一些预防性或治疗性的卫生保健活动，其本质为患者

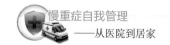
健康教育项目。通过教授患者自我管理所需知识、技能以及和医生交流的技巧，来帮助患者在得到医生更有效的支持下，主要依靠自己解决慢性疾病给日常生活带来的各种躯体和情绪方面的问题。

二、患者自我管理的理论基础

1. 社会认知理论

患者自我管理中最重要的理论基础就是社会认知理论，其是从社会学理论发展而来的。它解释了人们如何获得和维持一定的行为模式，同时也为干预提供了理论基础。社会认知理论较好地描述了生理、社会环境、心理、行为因素与健康功能状况的关系，认为个体因素（认知、情绪和生物因素）、环境因素（社会环境和物理环境）和行为三者之间是相互作用、相互影响的。而其中自我效能（个体的一个心理认知因素）在决定一个人的健康功能方面最为重要，可以通过影响健康行为、情绪和态度来改善人体健康状况，提高生活质量。

2. 自我效能理论

自我效能理论是从社会认知理论中独立出来的，于 1977 年被首次提出，其核心概念是自我效能。自我效能指个体对自己执行某一特定行为的能力的主观判断，即个体对自己执行某一特定行为并达到预期结果的能力的信心。自我效能是人类行为动机、健康和个体成就的基础。由于绝大多数慢性疾病都无法通过临床治疗而痊愈，需要患者长期承担对自己所患慢性疾病的自我管理、自我保健任务。患者要能较好地完成此任务，必须首先掌握自我管理的知识、技能和信心，三者缺一不可。

三、慢重症患者自我管理的内容

（1）了解和认识所患疾病的危害、表现症状和严重程度，调整心态，配合治疗，加强预防。

（2）掌握所患疾病的治疗和康复方法，了解相关器具及其使用方法，积极防止疾病加重，减少每年紧急就医的次数和天数。

（3）学会懂得自我监控病情；懂得简单的应急处理和自救；懂得什么情形是危险状态，必须马上就医。

（4）了解居家医疗中必要的环境改造、感染防控措施。

（5）了解肺康复门诊和慢重症门诊的作用，愿意主动寻求门诊专业人员的帮助。肺康复门诊和慢重症门诊可以根据患者的体检情况为患者量身打造安全、健康的个体化治疗模式和训练方案。

（6）树立健康的意识，建立正确、良好的就医习惯，不迷信，不上当受骗。

参考文献

[1] CHELLURI L, IM K A, BELLE S H, et al. Long-term mortality and quality of life after prolonged mechanical ventilation [J]. Critical care medicine, 2004, 32（1）: 61-69.

[2] BAUER U E, BRISS P A, GOODMAN R A, et al. Prevention of chronic disease in the 21st century: elimination of the leading preventable causes of premature death and disability in the USA [J]. Lancet（London, England）, 2014, 384（9937）: 45-52.

[3] ALLEGRANTE J P, WELLS M T, PETERSON J C. Interventions to Support Behavioral Self-Management of Chronic Diseases [J]. Annual review of public health, 2019, 40（1）27-46.

[4] BANDURA A. Self-efficacy: Toward a unifying theory of behavioral change [J]. Psychological review, 1997, 84（2）: 191-215.

第二篇

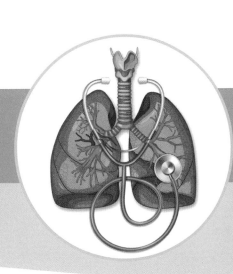

认识疾病

RENSHI JIBING

第三章
慢性阻塞性肺疾病

慢性阻塞性肺疾病（chronic obstructive pulmonary disease，COPD），简称慢阻肺，是中国病死率前四位的疾病之一。它作为一种常见疾病，严重影响患者的生命质量，并给患者及其家庭带来沉重的经济负担。本章详细介绍慢阻肺的临床表现、疾病诊断、常见并发症、基础治疗以及患者自我管理等内容，希望能为患者构建正确的健康观念，加强早期干预理念，以促进患者康复。

一、慢阻肺的概念

《健康中国行动（2019—2030 年）》中指出，慢性非传染性疾病已成为居民的主要死亡原因和经济负担。心脑血管疾病、癌症、糖尿病、慢性呼吸系统疾病等慢性疾病导致死亡的患者占总死亡人数的 88%，导致的负担占总疾病负担的 70% 以上。我国慢阻肺的防控形势非常严峻。

现阶段，我国对于慢性呼吸系统疾病的防控正在从"以治病为中心"转变为"以人民健康为中心"，着重于建立健全、健康的教育体系，尽快为人民普及健康知识，引导群众建立正确的健康观念。加强对疾病的早期干预有利于健康的生活方式，为全方位、全周期保障人民健康，建设健康中国奠定坚实基础。

（一）慢阻肺的定义

慢阻肺是一种可以预防也可以治疗的常见疾病，其特征为持续性地存在呼吸道

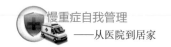

症状和气流受到限制，通常由有害颗粒或气体暴露引起的气道和（或）肺泡异常炎症导致。检查肺功能对确定气流是否受限有很重要的意义。在吸入支气管扩张剂后，第 1 秒用力呼气容积（FEV_1）与用力肺活量（FVC）的比值，即 $FEV_1 / FVC < 70\%$，表明存在持续气流受到限制的情况。

慢阻肺与慢性支气管炎和肺气肿存在密切关系。慢性支气管炎指在排除慢性咳嗽等其他已知病因后，患者每年咳嗽、咳痰 3 个月以上并持续 2 年；肺气肿指肺部终末细支气管远端气道出现异常而持久性扩张，并伴有细支气管和肺泡壁破坏，而无明显的肺纤维化。当慢性支气管炎和肺气肿的患者肺功能检查出现持续气流受限时，则可诊断为慢阻肺；如患者只有慢性支气管炎和（或）肺气肿，而没有持续性气流受限的症状，则不能诊断为慢阻肺。一些已知病因或具有特征病理表现的疾病也可导致持续气流受限，如支气管扩张症、严重的弥漫性实质性肺疾病、弥漫性泛细支气管炎以及闭塞性细支气管炎等，但它们均不属于慢阻肺。

（二）慢阻肺的危害

慢阻肺是呼吸系统疾病中的最常见和多发的一种疾病，其病死率和患病率均一直居高不下。2018 年，"中国成人肺部健康研究"调查结果显示，我国 20 岁及以上成人慢阻肺患病率为 8.6%，40 岁以上人群患病率高达 13.7%，估算我国慢阻肺患者人数近 1 亿，提示我国慢阻肺发病呈现高态势。根据全球疾病负担调查，慢阻肺是我国 2016 年第五大死亡原因。世界卫生组织关于病死率和死因的预测数据显示，慢阻肺的患病率在未来 40 年将继续上升，预测至 2060 年，死于慢阻肺及其相关疾病人数超过每年 540 万人。

在我国，慢阻肺是导致呼吸衰竭和慢性肺源性心脏病最常见的病因，约占全部病例的 80%。肺功能的进行性减退会严重影响患者的劳动力及其生活质量，造成巨大的经济负担和社会负担。

（三）慢阻肺的临床表现和理化检查

【临床表现】

1. 症状

慢阻肺虽然起病较为缓慢，但是病程较长，主要症状如下。

（1）慢性咳嗽：随病程发展可终身不愈。常常早晨咳嗽较为明显，夜间有阵咳或痰液排出。

（2）咳痰：一般为白色痰液或浆液性泡沫样痰，偶尔痰液可带血丝，清晨排痰较多。急性发作期痰液量增多，可有脓性痰。

（3）气短或呼吸困难：病程早期在剧烈活动时出现；后期逐渐加重，在日常活动或者休息时也可感到气短。这是慢阻肺的标志性症状。

（4）喘息和胸闷：部分患者特别是重度患者在疾病急性加重时会出现喘息。

（5）其他：晚期患者可有体重下降、食欲减退等症状。

2. 体征

早期体征没有异常，随疾病进展出现以下体征。

（1）视诊：胸廓前后径增大，肋间隙增宽，剑突下胸骨下角增宽（即桶状胸）。部分患者呼吸变浅，呼吸频率增快，重度患者可有缩唇呼吸等。

（2）触诊：双侧语颤减弱。

（3）叩诊：肺部过清音，心浊音界缩小，肺下界和肝浊音界下降。

（4）听诊：两肺呼吸音减弱，呼气期延长，部分患者可闻及湿性啰音和（或）干性啰音。

【理化检查】

1. 肺功能检查

肺功能检查是判断持续气流受限的主要客观指标。在使用支气管扩张剂后，$FEV_1 / FVC < 70\%$ 就可以确定为持续气流受限。功能残气量（FRC）、肺总量（TLC）和残气量（RV）增高，肺活量（VC）减低，表明肺过度充气。根据患者气流受限程度不同对病情进行分级（表3-1），FEV_1 值越低，病情越重。

表3-1　慢阻肺气流受限严重程度的肺功能分级

等级	判断标准
GOLD 1 级：轻度	$FEV_1 \geq 80\%$
GOLD 2 级：中度	$50\% \leq FEV_1 < 80\%$
GOLD 3 级：重度	$30\% \leq FEV_1 < 50\%$
GOLD 4 级：极重度	$FEV_1 < 30\%$

注：GOLD 为慢性阻塞性肺疾病全球创议。

2. 胸部 X 线检查

在慢阻肺早期，患者的 X 线胸片没有异常的变化，往后可出现肺纹理增粗、

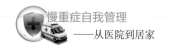
紊乱等非特异性改变，也可能出现肺气肿。胸部 X 线检查对慢阻肺诊断的特异性不高，但对其他肺疾病的鉴别具有非常重要的价值。对于明确自发性气胸、肺炎等常见并发症的诊断也十分有用。

3. 胸部 CT 检查

慢阻肺患者的胸部 CT 检查可见小气道病变、肺气肿以及并发症的表现，但其主要临床意义在于排除其他具有相似症状的呼吸系统疾病。

4. 血气分析

血气分析的检查对确定发生低氧血症、高碳酸血症、酸碱平衡失调，以及判断呼吸衰竭的类型有很重要的价值。

5. 6 分钟步行试验（6 MWT）

测定患者 6 min 内在较平坦或硬地上快速行走的距离。6 MWT 步行试验是一项简单操作、易于耐受且能够较好反映患者日常运动情况的运动耐力的试验。适用于治疗前与治疗后的比较。

6. 其他

慢阻肺合并细菌感染时，患者外周静脉血白细胞增高。痰培养也可能会查出病原菌。

二、慢阻肺的诊断及并发症

（一）慢阻肺的诊断要点

对任何有呼吸困难、慢性咳嗽或咳痰和（或）有危险因素接触史的患者都应该考虑到进行慢阻肺的临床诊断。患者必须清楚慢阻肺的诊断主要依赖于肺功能检查结果，就好像高血压患者需要量血压一样，肺功能检查是诊断慢阻肺的必备条件。如果在确定存在持续气流受限，同时有相应的症状和明显的危险因素接触时，则可诊断为慢阻肺。

年龄在 40 岁以上人群存在以下指标（表 3-2），应该考虑慢阻肺，并到医院进行肺功能检查。以下指标本身并不具有诊断意义，但符合越多，患有慢阻肺的概率就越大。确诊慢阻肺必须依赖于肺功能检查。

表 3-2 考虑诊断慢阻肺的关键点

指标	症状
呼吸困难	随时间进行性加重； 特征性表现为活动后加重； 持续存在
慢性咳嗽	可呈间歇性，可不伴咳痰发作性喘息
慢性咳痰	任何形式的慢性咳痰
反复下呼吸道感染	—
危险因素	宿主因素（如遗传因素、先天发育异常等）； 吸烟； 吸入家庭烹调和取暖燃料产生的烟雾； 吸入职业粉尘、蒸汽、烟雾、气体，以及其他化学物质
慢阻肺家族史和（或）幼年因素	例如在出生时体重较轻，幼年反复呼吸道感染

（二）慢阻肺与其他疾病的鉴别诊断

有时凭借影像学和肺功能检查无法明确地将哮喘和慢阻肺相区分。当然，有些患者会同时存在哮喘和慢阻肺。哮喘－慢阻肺重叠综合征被认为是慢性气流受限的常见疾病的重叠，而不是一种独特的综合征。而其他大多数疾病通常比较容易和慢阻肺相区分，详见表 3-3。

表 3-3 不同疾病的诊断及其特征

诊断	疾病特征
慢阻肺	中年发病； 症状缓慢进展； 多有吸烟史或其他烟雾接触史
支气管哮喘	发病早（多见于儿童时期）； 症状每天变化较大； 多于夜间和清晨发作； 可有过敏、鼻炎及湿疹存在； 可有哮喘家族史； 可伴有肥胖
充血性心力衰竭	胸片可见心脏扩大及肺水肿； 肺功能检查可表现为肺容积减少，但是没有气流受限
支气管扩张症	大量脓痰； 常与细菌感染有关； 胸部 X 线检查和胸部 CT 检查可见支气管扩张及支气管管壁增厚

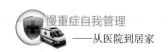
续表

诊断	疾病特征
肺结核	各年龄均可见； 胸部 X 线检查可见肺浸润灶； 病原体检查可见结核杆菌
闭塞性细支气管炎	多于青年发病，无吸烟史； 可有类风湿性关节炎或急性烟雾接触史； 可见于肺移植或骨髓移植后； 呼气相 CT 可见低密度区
弥漫性泛细支气管炎	多为男性，无吸烟史； 几乎均有慢性鼻窦炎； 胸部 X 线检查和高分辨率 CT（HRCT）检查可见弥漫分布的小叶中心型结节影和肺过度充气

注：以上疾病大多都有各自的特征，但并非所有患者都有以上表现。例如，无吸烟史者也可能患有慢阻肺（尤其是在发展中国家，其他危险因素可能比吸烟这一危险因素更为重要）。支气管哮喘也可在成年期，甚至老年期起病。

（三）慢阻肺的并发症

1. 慢性呼吸衰竭

慢性呼吸衰竭常在慢阻肺急性加重时发生，症状明显加重，体内发生低氧血症和（或）高碳酸血症，会出现缺氧和二氧化碳潴留的临床表现。

2. 自发性气胸

假如有突然加重的呼吸困难，并伴有明显嘴唇发紫，患侧肺部叩诊为鼓音，胸部听诊时呼吸音减弱或者消失，应首先考虑并发自发性气胸。通过胸部 X 线检查可以确诊。

3. 慢性肺源性心脏病

因慢阻肺病变引起肺血管缺氧致肺动脉收缩、肺动脉高压、右心室肥厚扩大，最终发生右心功能不全。

三、慢阻肺的基本治疗措施

慢阻肺的治疗目标是缓解症状，预防疾病进展。绝大多数慢阻肺患者在早期没有明显临床症状，但肺功能下降较快。小气道此时已经出现异常，但这可能并没有受到患者以及医生的重视。有研究结果表明，早期的干预治疗可以明显改善患者的焦虑及抑郁症状，且适当的健康指导对提高患者的自我管理能力很重要。对因急性加重而入院的慢阻肺患者，出院时启动健康指导，可起到降低再次住院和急诊风险的积极作用。所以患者应清楚，目前所有治疗都是为了缓解临床症状，预防疾病的进一步发展，并不能根治慢阻肺。因此，在积极配合治疗以外，患者也要提升健康意识，养成健康生活习惯，加强锻炼，这些对疾病有积极作用。

（一）发病机制及病理学改变

目前，慢阻肺的发病机制尚不清楚，认为其可能与吸入有害颗粒或气体引起肺内氧化应激、蛋白酶和抗蛋白酶失衡以及肺部的炎症反应有关。慢阻肺特征性病理学的改变主要存在于气道、肺血管和肺实质。在大气道内，炎症细胞浸润表层上皮，黏液分泌腺增大和杯状细胞增多使黏液分泌增多。在小气道内，慢性炎症反应导致气道壁损伤和修复的过程反复发生。修复过程导致气道壁结构重塑，胶原含量增加及瘢痕组织形成，最终会导致气道狭窄，引起固定性气道阻塞。

（二）稳定期的治疗

（1）健康教育和戒烟。由职业本身的原因或环境中过量粉尘或刺激性气体所导致者，应离开污染较大的环境。患者应该早日戒烟，因为戒烟对慢阻肺治疗效果起决定性作用。

（2）使用支气管扩张剂。这是现有控制慢阻肺症状的主要方法，可以依据病情进行选择。

（3）糖皮质激素对于高风险患者可应用。现有研究显示，长期吸入糖皮质激素与长效 β_2 肾上腺素受体激动剂的联合制剂可增加患者的运动耐量、减少急性加重发作频率、提高生活质量。

（4）祛痰类的药物对于痰液不易咳出的患者可应用。

（5）长期家庭氧气治疗（简称氧疗）可提高慢阻肺并发慢性呼吸衰竭者的生活质量及生存率，对血流动力学、运动能力和精神状态有益。

以上为慢阻肺稳定期的基本治疗措施，但临床中由于患者病情以及个体存在差异，在制订治疗措施或更改治疗方案时应与主治医师沟通，不可擅自调整治疗方案，严格遵医嘱执行。

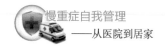
（三）急性加重期的治疗

慢阻肺急性加重（acute exacerbation of chronic obstructive pulmonary disease, AECOPD），简单理解就是短时间内病情恶化，临床症状如咳嗽、咳痰、呼吸困难等症状加重，需要进一步治疗。AECOPD 是现在慢阻肺患者死亡的重要因素之一，治疗方法如下。

（1）确定 AECOPD 的原因。最多见的原因为呼吸道感染，78% 的 AECOPD 患者有明确的病毒或细菌感染。其他诱发因素包括吸烟、吸入变应原、空气污染、外科手术、应用镇静药物、停用慢阻肺吸入药物治疗等。目前认为 AECOPD 发病因素一般情况为多源性的，病毒感染、空气污染等因素都可加重气道炎症，进而继发细菌感染。根据病情严重程度决定门诊或住院治疗方案。

（2）使用支气管扩张剂，药物同稳定期。有严重喘息症状的患者可增大雾化吸入治疗的药物剂量。

（3）使用呼吸支持治疗。慢阻肺患者常用的呼吸支持技术包括控制性氧疗、经鼻高流量氧疗、无创机械通气和有创机械通气。氧疗是 AECOPD 伴呼吸衰竭患者的基础治疗，氧流量调节应以改善患者的低氧血症、保证血氧饱和度（SO_2）在 88% ~ 92% 为目标。经鼻高流量氧疗与传统氧疗相比，供氧浓度更精确，加温湿化效果更好，同时可以减少解剖无效腔，产生一定水平的呼气末正压，对 AECOPD 患者的呼吸困难症状有一定的改善作用，舒适性及耐受性优于常规的无创通气。无创机械通气是目前 AECOPD 合并 II 型呼吸衰竭患者首选的呼吸支持方式，可改善患者呼吸性酸中毒，降低动脉血二氧化碳分压（$PaCO_2$）、呼吸频率、呼吸困难程度，缩短住院时间，减少病死率和气管插管率等；同时也能避免气管插管相关的附加损害，减少呼吸机相关性肺炎的发生及镇静剂的使用等。但如果经过积极的药物和无创通气治疗后，患者的呼吸衰竭仍进行性恶化，出现危及生命的酸碱失衡和（或）意识改变，宜启动有创机械通气治疗。

（4）使用抗生素。当慢阻肺患者临床症状加重、有脓性痰时，应根据患者所在地常见的病原菌及其药物敏感情况积极选用合适的抗生素进行治疗。

（5）使用糖皮质激素。

（6）使用祛痰剂。

AECOPD 是慢阻肺患者死亡的重要原因，病情较重的患者甚至每年发作多次。患者及其家属不可忽视，积极配合治疗，避免急性发展对慢阻肺患者病情转归具有重要意义。

（四）慢阻肺急性加重的预防措施

戒烟是预防慢阻肺最为重要的措施之一，在慢阻肺疾病的任何阶段，戒烟都是有利的。当患者发现自己被诊断为慢阻肺后，首先要做的事情便是戒烟，如此才可避免肺功能继续急速恶化。

控制职业和环境污染，减少有害气体或有害颗粒的吸入，积极防治婴幼儿和儿童期的呼吸系统感染，接种流感疫苗、肺炎链球菌疫苗等对防止慢阻肺患者反复感染可能有一定益处。

遵医嘱合理用药，不随意停药、换药，维持良好的药物治疗基础。用药过程中发生不适及时就医，不可随意调整用药。吸入药物的正确使用对药物的吸收起到了决定性作用。据统计，无法正确使用吸入药物更易诱发急性发作，所以必须正确掌握吸入药物的使用方法。患者可咨询医生，最好可以在医生面前演示一遍自己平时吸入药物的方法，让医生予以纠正。日常生活中应加强运动锻炼，增强体质，以提高机体免疫力。有条件的患者可进行肺康复治疗。

对于有慢阻肺高危因素接触史的人群，除了上述预防方法外，还应该定期进行肺功能检查，以便早期发现并及时进行干预。慢阻肺的早期发现和干预十分重要，虽然现在没有完全根治慢阻肺的方法，但早期发现并干预可减缓疾病发展，降低急性发展概率。

四、慢阻肺的其他治疗措施

（一）手术治疗

（1）肺减容术。肺减容术是一种通过切除部分肺组织从而减轻肺过度充气的外科手术，通过改善呼吸力学指标，使呼吸肌更有效地做功。肺减容术可以增加肺的弹性回缩力，改善呼气流速以及减少急性加重。

（2）肺大疱切除术。肺大疱切除术是治疗肺大疱性肺气肿的传统方式。对某些保留部分肺功能的患者，肺大疱切除术可以减轻呼吸困难症状，改善肺功能和运动耐力。

（3）肺移植术。肺移植术可以改善极重度慢阻肺患者的生活质量和肺功能状

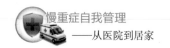
态，但不能延长其生存期。肺移植治疗现在主要受限于供者缺乏及费用问题。慢阻肺患者肺移植术后也会有并发症，并非一劳永逸。常见的并发症有急性排异反应、闭塞性细支气管炎、机会性感染以及淋巴增生性疾病。

（二）康复治疗

慢阻肺主要累及肺脏，随着病情的演变、进展也累及其他脏器，不仅影响患者心、肺等功能，也显著降低患者的社会参与能力和运动能力，严重影响患者的生活质量。循证医学的证据表明，慢阻肺的康复治疗可以改善患者的肺功能，降低再住院率和死亡率，显著改善致残率，满足患者日常活动需求，减少焦虑，达到提升生活质量和节约医疗资源的目的。

1. 气道廓清治疗

对稳定期和急性加重期慢阻肺患者行气道廓清治疗，可缓解呼吸困难症状，提升运动能力，改善生活质量。患者在稳定期可采用体位引流以及雾化吸入，同时通过腹式呼吸或呼吸操增强呼吸功能并进行有效咳嗽练习。急性加重期患者可进行高频胸壁振荡：震动频率 $10 \sim 15\ Hz$，强度 $2 \sim 4$，每次 $15\ min$，每天 3 次。同时进行体位引流，通过雾化吸入稀释痰液，确定排痰部位，叩打和拍击，由胸至背轻轻拍击，使痰液松动排出。

2. 运动康复治疗

对稳定期慢阻肺患者，建议进行中等强度耐力训练：行地面行走锻炼以改善患者肺功能、呼吸困难症状和运动能力；行功率自行车训练以改善患者的运动能力。也可进行抗阻训练，每周 $2 \sim 3$ 次，以改善患者呼吸困难症状、骨骼肌力量和肺功能。同时联合耐力训练可以更大程度地改善慢阻肺患者的骨骼肌力量和生活质量。

对其他功能障碍并发呼吸功能障碍的慢阻肺患者，如高位截瘫导致运动功能障碍并伴有呼吸功能障碍者，为了避免出现肌肉萎缩，建议采用神经肌肉电刺激；如慢阻肺患者处于 ICU 中或卧床时间较长，推荐进行常规运动训练联合神经肌肉电刺激，以增强患者的运动能力。

慢阻肺患者存在严重的呼吸困难症状时，建议由康复治疗师制订个体化呼吸训练方案，减缓患者呼吸障碍，提高生活和运动质量。

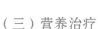

（三）营养治疗

随着疾病进展，组织缺氧、代谢和摄入失衡、全身性炎症反应、氧化应激、药物副作用等因素导致慢阻肺患者普遍合并营养问题。稳定期慢阻肺患者营养不良发生率为 10%～48%。慢阻肺合并营养不良会影响肺功能，降低生活质量，并增加病情恶化的风险、住院时间和医疗费用。

1. 加强评估与筛查

建议年龄在 65 岁及以上的慢阻肺患者出院后仍需要继续进行营养风险筛查，营养风险筛查应由门诊医生、营养师或者门诊护士实施。每年慢阻肺患者病情恶化次数超过 2 次时，应评估其血清 25（OH）D 水平，血清 25（OH）D 是常用的维生素 D 水平标记物，可反映体内维生素 D 水平。当血清 25（OH）D 水平不超过 25 nmol/L 时，补充维生素 D 可安全、有效地降低慢阻肺急性加重的发生率，但血清 25（OH）D 水平超过 25 nmol/L 时，则效果不明显。对于营养不良的稳定期慢阻肺患者，建议定期进行门诊营养咨询。

晚期慢阻肺患者应定期监测体重，频率为每 6～12 个月 1 次，或在常规随访就诊体检时进行。同时应定期评估身体质量指数（body mass index，BMI，计算公式为：BMI= 体重 ÷ 身高^2）并记录，低 BMI 是慢阻肺死亡的独立危险因素。晚期慢阻肺患者需要计算理想体重。如果体重低于理想体重的 90%，表明该患者存在肺源性恶病质。关注老年慢阻肺患者的体重变化，特别是体重变化超过 3 kg 时，应积极查找原因。

2. 加强饮食管理

建议慢阻肺患者采用健康饮食模式，每天从 5 类食物中选择不同种类的食物，并按适当比例进食。5 类食物为蔬菜、豆类、水果、谷类食品（主要是全谷类食物，如面包、谷类、大米和面食）及奶制品（如牛奶、酸奶和奶酪等）。同时，应该限制食用饱和脂肪、糖和钠含量高的食物，如深加工食品、外卖食品等。特别需要限制加工红肉的摄入，因为加工红肉含大量硝酸盐，会损伤肺组织，增加再入院的风险。营养不良的稳定期慢阻肺患者，建议补充肠内营养或口服营养补充剂；对于食欲不佳者，可使用促进食欲的药物，帮助其更好地进食。

3. 结合运动康复，提高营养补充效果

营养不良的稳定期慢阻肺患者补充营养并结合运动康复可改善 BMI、上臂肌

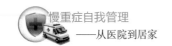
围、下肢肌力、呼吸肌功能及运动耐力。营养不良的患者往往合并运动能力下降，而运动的减少又会加重营养不良的程度，仅给予营养支持难以达到好的效果。营养和运动作为肺康复的重要组成部分，两者相互影响、互相补充。营养可为运动提供能量支持，运动又可促进营养物质的吸收与利用，两者联合干预可以取得较好的疗效。运动和营养方案的选择以及居家环境下患者的依从性将直接影响干预效果，建议患者家属在患者出院前根据其营养状态、疾病严重程度、肺功能分级、运动能力及喜好制订个性化运动和营养补充方案，并及时复诊。

五、慢阻肺患者的自我管理

约50%的慢阻肺患者存在活动受限，25%的患者采用被迫体位，严重影响患者的生活质量。目前，我国对慢阻肺的防控力度还远远不够，加强对慢阻肺患者的健康教育对延缓病情发展具有重要意义。大部分慢阻肺患者把康复的希望全部寄托在医生、药物身上，没有意识到自我的作用。实际上，现有的药物治疗方法已经无法改变慢阻肺患者肺功能的衰减，只有配合医护人员，遵从医护人员的嘱咐，积极主动进行治疗干预，才能着实有效提高自身生活质量。

（一）正确认识慢阻肺

虽然慢阻肺为一种可防、可治的疾病，但是现阶段没有任何医疗手段可以完全根治慢阻肺，因为慢阻肺造成的气道损伤为不可逆性损伤。现阶段临床治疗主要以缓解症状为主，其次为预防急性发作。虽然不能完全根治慢阻肺疾病，但是如果我们能够做到早发现、早诊断、早治疗，就可以有效地缓解疾病的发展。积极配合医生治疗，增加体育锻炼，一样能提高生活质量。

（二）了解慢阻肺的严重程度

慢阻肺为一种慢性呼吸系统疾病，患病时间越长，疾病越严重，对患者生活的影响就越严重。并且慢阻肺不能完全根治，只能延缓疾病进展，所以患者应该清楚地了解自己所处的疾病阶段及严重程度，并且定期评估、了解疾病的进展情况。以下介绍临床常用评估及分级方法。

1.肺功能分级

肺功能检查是慢阻肺诊断、评估的重要检查手段，肺功能分级详见表3-1。

2. 患者自身呼吸困难症状评估

临床常用改良版的英国医学委员会呼吸困难量表（mMRC）。见表3-4。其中，2分为界值，区分"呼吸困难轻"和"呼吸困难重"。

表3-4 mMRC

分数	表现
0	只有在剧烈运动的时候才会感到呼吸困难
1	在着急的时候或走斜坡的时候会感到呼吸困难
2	因为呼吸费力而行走速度低于同龄人或按照自己的速度行走时必须停下来休息
3	步行100 m或几分钟后就要停下来休息
4	呼吸困难以致不能离家或穿衣、脱衣时感到呼吸困难

3. 慢阻肺评估测试（CAT）

用于评估慢阻肺对患者生活质量的影响，见表3-5。评分大于10分代表慢阻肺对患者生活质量影响较大。

表3-5 CAT

对于以下每一项，请在圈内打"√"以选择最适合你目前状况的描述		
我不咳嗽	①②③④⑤	我一直在咳嗽
我一点痰也没有	①②③④⑤	我有很多很多痰
我一点也没有胸闷的感觉	①②③④⑤	我有很严重的胸闷的感觉
当我爬坡或上一层楼时，我没有气喘的感觉	①②③④⑤	当我爬坡或上一层楼时，我感觉非常喘不过气
我在家能做任何事	①②③④⑤	我无法做任何事
尽管我有肺部疾病，但我对离家外住很有信心	①②③④⑤	因为我有肺部疾病，我对外住离家一定信心也没有
我的睡眠质量非常好	①②③④⑤	因为我的肺部疾病，所以我的肺部疾病非常差
我精力旺盛	①②③④⑤	我一点精力也没有
总分		

4. ABCD综合评价工具（图3-1）

将以上评估项目结合急性加重病史进行综合评价，根据GOLD指南分为A、B、C、D四组。一般A、B组病情较轻，C、D组病情较重。

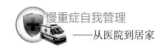

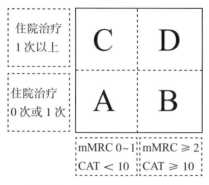

图 3-1 ABCD 综合评价工具

以上 4 种为临床常用慢阻肺患者评估方法,患者熟悉并了解后应记录每次评估结果,可以此为参考了解自身疾病进展情况。例如第一次肺功能检查中 FEV$_1$/FVC 为 55%,等到下一次肺功能检查时该指标下降到了 49%,就代表了病情恶化,需要加强治疗手段。如果第一次肺功能检查中 FEV$_1$/FVC 为 55%,等到下一次肺功能检查时其上升到了 60%,就代表了病情得到了控制。

（三）积极戒烟

慢阻肺患者应清楚了解,吸烟为造成慢阻肺疾病的主要原因之一,不仅能诱发慢阻肺,还会进一步恶化疾病。及早戒烟,等到自己患病或者疾病已不能得到有效控制时,已为时已晚。对慢阻肺患者来说,无论处于疾病的任何阶段,戒烟都是有益的,早日戒烟对慢阻肺疾病的治疗和控制起到了绝对性的作用,不能轻视。

（四）慢阻肺急性加重的处理

慢阻肺患者,尤其是中、重度患者,虽然长期使用药物能控制病情,但偶尔也会有病情恶化、呼吸困难症状加重的情况。病情变化较轻的患者,可就近至医疗机构门诊诊治。病情较重的患者建议前往急诊或拨打 120。

1. 引起病情急性加重的常见原因

病情处于稳定期时,患者在生活中应注意避免吸入刺激性气体;不要随意调整药物的使用;进食液体时需小心谨慎,避免误吸;做好流感防控措施等尽量避免慢阻肺的急性发作。以下总结引起急性加重的常见原因。

（1）病毒或细菌造成的上呼吸道感染。

（2）中断使用吸入药物或其他治疗药物。

（3）吸入刺激性气体。

（4）并发气胸。

（5）合并其他心肺疾病，如心力衰竭、心律不齐、肺栓塞等。

（6）胃、食道逆流或吸入逆流物。

（7）药物使用不当，尤其是过度使用镇静剂。

2．病情急性加重时的居家处理方法

找到可能导致本次病情恶化的原因，并去除它。比如吸入了厨房内的油烟导致咳嗽加重，应立即脱离当前环境至通风处。保持镇定、放松身体、采取能放松胸、腹部肌肉的姿势或自己感觉较为放松的体位，使用腹式呼吸并配合缩唇呼吸进行缓慢呼吸。必要时服用药物，例如吸入支气管扩张剂，以缓解气道痉挛。给予上述处理后，症状缓解，但仍然需要观察 12 ~ 24 h，再视情况决定是否需要前往医疗机构就医。如经过以上处理后，患者症状仍然不能缓解，应迅速至医疗机构就医，以免延误治疗。

3．需要紧急前往医院就医的情形

患者出现呼吸急促、咳嗽加剧、痰量增多等急性恶化症状，同时有下列一种以上的情形时，宜前往急诊处或进行住院治疗。

（1）原本可以行走的患者无法在房间内走动。

（2）因为气促导致无法正常进食或睡觉。

（3）出现其他危险的症状，如发热、胸痛、痰液增多等。

（4）患者意识出现异常变化，不能正常回答问题。

（5）面色及嘴唇出现发紫的情况。

（6）不适的症状持续恶化，没有好转的迹象。

参考文献

[1] ZHOU M, WANG H, ZENG X, et al. Mortality, morbidity, and risk factors in China and its provinces, 1990–2017: a systematic analysis for the Global Burden of Disease Study 2017 [J]. Lancet（London, England）, 2019, 394（10204）: 1145–1158.

[2] ZHONG N, WANG C, YAO W, et al. Prevalence of chronic obstructive pulmonary disease in China: a large, population–based survey [J]. American journal of respiratory and critical care medicine,

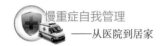
2007, 176（8）：753-760.

[3] THABUT G, CHRISTIE J D, RAVAUD P, et al. Survival after bilateral versus single lung transplantation for patients with chronic obstructive pulmonary disease: a retrospective analysis of registry data [J]. Lancet（London, England）, 2008, 371（9614）：744-751.

[4] NGUYEN H T, COLLINS P F, PAVEY T G, et al. Nutritional status, dietary intake, and health-related quality of life in outpatients with COPD [J]. International journal of chronic obstructive pulmonary disease, 2019, 14: 215-226.

[5] 关力理, 陶维华, 陈荣昌. 无创通气在慢性阻塞性肺疾病中的应用：从急性到长期, 从医院到家庭 [J]. 广东医学, 2020, 41（7）：661-665.

[6] 李锋, 周新. 慢性阻塞性肺疾病的发病机制研究进展 [J]. 中国呼吸与危重监护杂志, 2019, 18（1）：88-92.

[7] 陶国芳, 高露青, 邢美园, 等. 稳定期慢性阻塞性肺疾病患者营养管理的证据总结 [J]. 中华护理教育, 2021, 18（12）：1084-1091.

[8] 陶国芳, 鲍杨娟, 杨苏, 等. 慢性阻塞性肺疾病患者家庭氧疗管理的最佳证据总结 [J]. 中华护理杂志, 2021, 56（7）：983-990.

[9] 魏莉莉, 刘海. 慢性阻塞性肺疾病临床康复循证实践指南 [J]. 中国康复理论与实践, 2021, 27（1）：15-26.

[10] 钟南山, 曾广翘. 慢性呼吸疾病的防治策略 [J]. 中国临床保健杂志, 2020, 23（1）：1-4.

[11] 中国县域慢性阻塞性肺疾病筛查专家共识编写专家组, 中国医师协会呼吸医师分会基层工作委员会. 中国县域慢性阻塞性肺疾病筛查专家共识（2020年）[J]. 中华医学杂志, 2021, 101（14）：989-994.

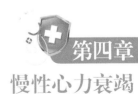

第四章

慢性心力衰竭

慢性心力衰竭（chronic heart failure），简称慢性心衰，是所有心血管疾病的严重和终末期表现，具有高发病率、高住院率、高病死率等特点，给患者家庭和社会带来严重的负担。以运动为核心的心脏康复或居家康复可显著改善慢性心衰患者的运动耐力，提高生活质量，改善抑郁情绪，显著降低再住院风险，改善临床预后。本章从心衰的概念、诊断、治疗以及康复等方面，详细介绍心衰及慢性心衰的相关知识，为慢性心衰患者的康复管理打下基础。

我国心血管疾病的发病人数逐年增多。慢性心衰已成为我国心血管领域的重要公共卫生问题。心血管病为我国居民的首位死因，随着人口老龄化加剧，老年患者慢性心衰发病率也随之增高。

一、慢性心衰的概念

心脏是人体最重要的脏器之一，它是灌溉身体的泵，泵出富含养分的动脉血，为人体各器官提供所需的营养和能量，满足人体的需要；同时收集脏器使用过后养分含量骤减的静脉血，与肺部的血液交换，重新变成富含养分的动脉血泵出，如此周而复始。而心衰则是这个泵的功能出现了故障（医学据发病时间有急性和慢性之分），导致心脏不能把富含养分的动脉血泵出去，外周养分含量低的静脉血不能完全回到心脏里，从而引起种种不适。轻者感觉乏力、腹胀、活动后胸闷气

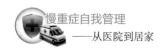
喘，重者则双下肢反复水肿、肝脾肿大、腹胀更加明显，甚至出现安静时即呼吸困难、咳粉红色泡沫样痰、不能平躺等症状。

（一）心衰及慢性心衰的定义

心衰是指由各种原因造成的心脏结构和（或）功能异常改变，导致心室射血和（或）充盈功能障碍，从而引起以疲乏无力、呼吸困难和液体潴留（肺淤血、体循环淤血及外周水肿）为主要表现的一组复杂的临床综合征。根据心衰发生的时间、速度，分为慢性心衰和急性心衰。多数急性心衰患者经住院治疗后症状部分缓解，而转入慢性心衰；慢性心衰患者常因各种诱因导致疾病急性加重而需要住院治疗。慢性心衰是指持续存在的心衰状态，可稳定、恶化或出现失代偿。

（二）心衰的流行病学调查

慢性心衰是心血管疾病的终末期表现和最主要的死因，是21世纪心血管领域的两大挑战之一。慢性心衰病死率与患者年龄呈正相关，年龄越大，患病率越高。心衰在全球总体患病率为1%～2%，发达国家70岁及以上人群心衰发病率达10%。据我国2003年的抽样调查，成人心衰患病率为0.9%；随着年龄的增加，心衰患病率迅速增加，调查结果显示：住院患者中年龄小于40岁组、40～49岁组、50～59岁组、60～69岁组和70～79岁组的心衰发病率分别为6.7%、10.7%、18.8%、23.5%和30.8%；同时，社区调查结果显示，35～44岁、45～54岁、55～64岁、65～74岁、75岁及以上各组人群中心衰患病率分别为0.3%、0.6%、1.3%、2.6%和4.1%。

（三）心衰的病因及发展阶段

心衰的常见病因见表4-1。原发性心肌损害和异常是引起心衰最主要的病因。非心血管疾病也可导致心衰。识别病因是诊断心衰的要点，以便能尽早采取特异性或针对性的治疗。

表4-1　心衰的常见病因

病因分类		具体病因或疾病
心肌病变	缺血性心脏病	心肌梗死（心肌瘢痕、心肌顿抑或冬眠），冠状动脉病变，冠状动脉微循环异常，内皮功能障碍

病因分类		具体病因或疾病
心脏毒性损伤	心脏毒性药物	抗肿瘤药，抗抑郁药，抗心律失常药，非甾体消炎药，麻醉药
	药物滥用	酒精，可卡因，苯丙胺，合成代谢类固醇等
	重金属中毒	铜，铁，铅，钴等
	放射性心脏损伤	放射性物质
免疫及炎症介导的心肌损害	感染性疾病	细菌，病毒，真菌，寄生虫等
	自身免疫性疾病	巨细胞性心肌炎，自身免疫病（如系统性红斑狼疮），嗜酸性粒细胞性心肌炎
心肌浸润性病变	非恶性肿瘤相关	系统性浸润性疾病（如心肌淀粉样变、结节病），贮积性疾病（如血色病、糖原贮积病）
	恶性肿瘤相关	肿瘤转移或浸润
内分泌代谢性疾病	激素相关	糖尿病，甲状腺疾病，甲状旁腺疾病，肢端肥大症，生长激素缺乏，皮质醇增多症，醛固酮增多症，肾上腺皮质功能减退症，代谢综合征，嗜铬细胞瘤，妊娠及围生期相关疾病
	营养相关	肥胖，缺乏维生素 B_1、硒、铁、磷、钙，营养不良
	遗传学异常	遗传因素相关的肥厚型心肌病，扩张型心肌病及限制型心肌病，致心律失常性右心室心肌病，左心室心肌致密化不全，核纤层蛋白病，肌营养不良症
	应激	应激性心肌病
心脏负荷异常	高血压	原发性高血压，继发性高血压
	瓣膜和心脏结构的异常	二尖瓣、三尖瓣、主动脉瓣、肺动脉瓣狭窄或关闭不全，先天性心脏病
	心包及心内膜疾病	缩窄性心包炎，心包积液，嗜酸性粒细胞增多症
	高心输出量状态	动静脉瘘，慢性贫血，甲状腺功能亢进症
	容量负荷过度	肾功能衰竭，输液过多过快
	肺部疾病	肺源性心脏病，肺血管疾病
心律失常	心动过速	房性心动过速，房室结内折返性心动过速，房室折返性心动过速，心房颤动（简称房颤），室性心律失常
	心动过缓	窦房结功能异常，传导系统异常

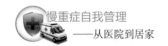

目前认为心衰是慢性、自发进展性疾病，神经内分泌系统激活导致心肌重构是引起心衰发生和发展的关键因素。心肌重构最初可以对心功能产生部分代偿，但随着心肌重构的加剧，心功能逐渐由代偿向失代偿转变，出现明显的症状和体征。故根据心衰的发生、发展过程，将其分为 4 个阶段（表 4-2），旨在强调心衰重在预防。纽约心脏协会（New York Heart Association, NYHA）心功能分级（表 4-3）是临床常用的心功能评估方法，常用于评价患者的症状随病程或治疗而发生的变化。

表 4-2　心衰的 4 个阶段

阶段	定义	患病人群
阶段 A（前心衰阶段）	患者为心衰的高危人群，无心脏结构或功能异常，无心衰症状和（或）体征	高血压、冠心病、糖尿病、肥胖、代谢综合征、使用心脏毒性药物史、酗酒史、风湿热史，心肌病家族史等
阶段 B（前临床心衰阶段）	患者已发展成器质性心脏病，但从无心衰症状和（或）体征	左心室肥厚、陈旧性心肌梗死、无症状的心脏瓣膜病等
阶段 C（临床心衰阶段）	患者有器质性心脏病，既往或目前有心衰症状和（或）体征	器质性心脏病患者伴运动耐量下降（呼吸困难、疲乏）和液体潴留
阶段 D（难治性终末期心衰阶段）	患者器质性心脏病不断进展，虽经积极的内科治疗，休息时仍有症状，且需要特殊干预	因心衰反复住院，且不能安全出院者；需要长期静脉用药者；等待心脏移植者；使用心脏机械辅助装置者

表 4-3　NYHA 心功能分级

分级	症状
Ⅰ	活动不受限。日常体力活动不引起明显的气促、疲乏或心悸
Ⅱ	活动轻度受限。休息时无症状，日常活动可引起明显的气促、疲乏或心悸
Ⅲ	活动明显受限。休息时可无症状，行轻于日常的活动即引起显著的气促、疲乏、心悸
Ⅳ	休息时也有症状，任何体力活动均会引起不适。如无须静脉给药，可在室内或床边活动者为Ⅳ a 级；不能下床并需静脉给药支持者为Ⅳ b 级

二、慢性心衰的临床表现

临床上左心衰竭较为常见，尤其是左心衰竭后继发右心衰竭而致的全心衰竭，由严重广泛的心肌疾病同时波及左、右心而发生全心衰竭者在住院患者中更为多见。

（一）左心衰竭

以肺循环淤血及心排血量降低为主要表现。

1. 症状

（1）不同程度的呼吸困难。①劳力性呼吸困难：左心衰竭最早出现的症状。因运动使回心血量增加，左心房压力升高，加重肺淤血。②端坐呼吸：肺淤血达到一定程度时，患者不能平卧，因平卧时回心血量增多且横膈上抬，呼吸更为困难。高枕卧位、半卧位甚至端坐时方可好转。③夜间阵发性呼吸困难：患者入睡后突然因憋气而惊醒，被迫取坐位，重者可有哮鸣音，称为"心源性哮喘"。多于端坐休息后缓解。④急性肺水肿：是"心源性哮喘"的进一步发展，是左心衰竭呼吸困难最严重的形式。

（2）咳嗽、咳痰、咯血：咳嗽、咳痰是肺泡和支气管黏膜淤血所致，开始常于夜间发生，坐位或立位时咳嗽可减轻，白色浆液性泡沫样痰为其特点，偶可见痰中带血丝。急性左心衰竭发作时可出现粉红色泡沫样痰。

（3）乏力、疲倦、运动耐量降低、头晕、心慌等器官、组织灌注不足及代偿性心率加快所致的症状。

（4）少尿及肾功能损害症状：严重的左心衰竭血液进行再分配时，肾血流量首先减少，可出现少尿的症状。长期、慢性的肾血流量减少可出现血尿素氮、肌酐升高及肾功能不全的症状。

2. 体征

（1）肺部湿性啰音：由于肺毛细血管压增高，液体渗出到肺泡而出现湿性啰音。随着病情的加重，肺部啰音可从局限于肺底部直至全肺。侧卧位时下垂的一侧啰音较多。

（2）心脏体征：除基础心脏病的固有体征外，一般均有心脏扩大（单纯性舒张性心衰除外）及相对性二尖瓣关闭不全的反流性杂音、肺动脉第二心音亢进及舒张期奔马律。

（二）右心衰竭

以体循环淤血为主要表现。

1. 症状

（1）消化道症状：胃肠道及肝淤血引起的腹胀、食欲不振、恶心、呕吐等是

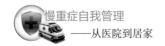

右心衰竭最常见的症状。

（2）劳力性呼吸困难。

2.体征

（1）水肿：体静脉压力升高使软组织出现水肿，表现为始于身体低垂部位的对称性凹陷性水肿。也可表现为胸腔积液，以双侧多见，单侧者以右侧多见，可能与右膈下肝淤血有关。因胸膜静脉部分回流到肺静脉，故胸腔积液更多见于全心衰竭。

（2）颈静脉征：颈静脉搏动增强、充盈、怒张是右心衰竭时的主要体征，肝颈静脉反流征阳性则更具特征性。

（3）肝脏肿大：肝淤血肿大常伴压痛，持续慢性右心衰竭可致心源性肝硬化。

（4）心脏体征：除基础心脏病的相应体征外，可因右心室显著扩大而出现三尖瓣关闭不全的反流性杂音。

（三）全心衰竭

右心衰竭继发于左心衰竭而形成全心衰竭。右心衰竭时右心排血量减少，因此阵发性呼吸困难等肺淤血症状反而有所减轻。扩张型心肌病等表现为左、右心室衰竭，肺淤血症状往往不严重，左心衰竭的表现主要为心排血量减少。

三、心衰的辅助检查

（一）实验室检查

（1）利尿钠肽：是心衰诊断、患者管理、临床事件风险评估中的重要指标，临床上常用脑利尿钠肽（BNP）及氨基末端 B 型利尿钠肽前体（NT-proBNP）。未经治疗者若利尿钠肽水平正常可基本排除心衰，已接受治疗者利尿钠肽水平高则提示预后差，但左心室肥厚、心动过速、心肌缺血、肺动脉栓塞、慢阻肺、缺氧状态、肾功能不全、肝硬化、感染、败血症、高龄等均可引起利尿钠肽升高，因此其特异性不高。

（2）肌钙蛋白：严重心衰或心衰失代偿期败血症患者的肌钙蛋白可有轻微升高，但心衰患者检测肌钙蛋白更重要的目的是明确是否存在急性冠状动脉综合征。肌钙蛋白升高，特别是同时伴有利尿钠肽升高，是心衰预后的强预测因子。

（3）常规检查：包括血常规、尿常规、肝肾功能、血糖、血脂、电解质等，对于老年及长期服用利尿剂、肾素－血管紧张素－醛固酮系统抑制剂类药物的患者尤为重要，在接受药物治疗的心衰患者的随访中也需要适当监测。甲状腺功能检测不容忽视，因为无论甲状腺功能亢进或减退均可导致心衰。

（二）心电图

心衰患者几乎都存在心电图异常。怀疑存在心律失常或无症状性心肌缺血时，应行 24 h 动态心电图。

（三）影像学检查

（1）X 线检查：确诊左心衰竭肺水肿的主要依据，可提供肺淤血或水肿和心脏增大的信息。

（2）超声心动图检查：更准确地评价各心腔大小变化及心瓣膜结构和功能，方便快捷地评估心功能和判断病因，是诊断心衰最主要的仪器检查。

（3）放射性核素检查：放射性核素心血池显像能相对准确地评价心脏的大小和左室射血分数（LVEF），还可通过记录放射活性－时间曲线，计算左心室最大充盈速率以反映心脏舒张功能。常同时行心肌灌注显像，但在测量心室容积或更精细的心功能指标方面价值有限。

（4）心脏磁共振（CMR）：能评价左、右心室容积，心功能，节段性室壁运动，心肌厚度，以及心脏肿瘤、瓣膜、先天性畸形及心包疾病等。因其精确度高及可重复性成为评价心室容积、肿瘤、室壁运动的金标准。增强磁共振能为心肌梗死、心肌炎、心包炎、心肌病、浸润性疾病提供诊断依据，但费用昂贵，部分心律失常或起搏器植入的患者不能接受，故具有一定的局限性。

（5）冠状动脉造影：对于拟诊冠心病或有心肌缺血症状、心电图或负荷试验有心肌缺血表现者，可行冠状动脉造影明确病因。

（四）其他

1. 心肺运动试验

可以量化心衰患者的运动能力，指导优化运动处方，鉴别诊断原因不明的呼吸困难。心肺运动试验适用于临床症状稳定 2 周以上的慢性心衰患者。

2. 6 MWT

用于评估患者的运动耐力。6 min 步行距离小于 150 m 为重度心衰，150 ~

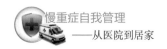
450 m 为中度心衰，大于 450 m 为轻度心衰。

四、心衰的诊断与分类

（一）诊断

心衰完整的诊断包括病因学诊断、心功能评价及预后评估。心衰需综合病史、症状、体征及辅助检查做出诊断。主要诊断依据为原有基础心脏病的证据及循环淤血的表现。症状、体征是早期发现心衰的关键，完整的病史采集及详尽的体格检查非常重要，所以当医生询问病史时，请仔细回答。左心衰竭时不同程度的呼吸困难、肺部啰音，右心衰竭时颈静脉征、肝大、水肿，以及心衰时的心脏奔马律、瓣膜区杂音等是诊断心衰的重要依据。但症状的严重程度与心功能不全程度无明确相关性，需行客观检查并评价心功能。

（二）分类及症状

心衰分为急性心衰、慢性心衰。

急性心衰为某种原因如急性严重的心肌损害、心律失常、突然加重的心脏负荷等导致的心脏在短时间内发生衰竭，主要症状为突然加重的憋喘、喘息、咳嗽、咳痰等。如果出现以上情况，应立即使患者取坐位，双下肢下垂，并迅速拨打 120。

慢性心衰多见于冠心病及高血压患者。症状呈逐渐加重的趋势：从运动后出现憋喘、喘息等；到夜间睡觉时憋醒，必须坐起来；再到正常休息时出现。有些患者不能完成吃饭、穿衣等普通动作，生活不能自理。此外，如果出现右心衰竭，还会有消化不良、食欲不振、双下肢水肿、颈静脉怒张、肝脏肿大等症状。

五、慢性心衰的治疗

慢性心衰的治疗目标为防止和延缓心衰的发生和发展；缓解临床症状，提高生活质量；改善长期预后，降低病死率与住院率。治疗原则：采取综合治疗措施，包括对各种可致心功能受损的疾病如冠心病、高血压、糖尿病的早期管理，调节心衰的代偿机制，减少其负面效应，如拮抗神经体液因子的过度激活，阻止或延缓心室重塑的进展。

（一）一般治疗

1.生活方式管理

（1）疾病教育：心衰患者及其家属应了解相关的疾病的知识和管理方法，保障患者拥有健康的生活方式、平稳的情绪，适当地规避诱因，规范地服用药物，制订合理的随访计划等。

（2）体重管理：日常体重监测能简便、直观地反映患者体液潴留情况及利尿剂疗效，帮助指导、调整治疗方案。体重的改变往往出现在临床体液潴留症状和体征之前。部分严重慢性心衰患者存在临床或亚临床营养不良，若患者出现大量体脂丢失或干重减轻即为心源性恶病质，往往预示预后不良。

（3）饮食管理：心衰患者血容量增加，体内水钠潴留，减少钠盐的摄入有利于减轻上述情况，但在应用强效排钠利尿剂时过分严格限盐可能导致低钠血症。

2.休息与活动

急性期或病情不稳定者应限制体力活动，卧床休息，以降低心脏负荷，有利于心功能的恢复。但长期卧床易发生深静脉血栓甚至肺栓塞，同时也可能出现消化功能减弱、肌肉萎缩、坠积性肺炎、压疮等，适宜的活动能提高骨骼肌功能，改善活动耐量。因此，鼓励病情稳定的心衰患者主动运动，根据病情轻重不同，在不诱发症状的前提下从床边小坐开始逐步增加有氧运动。

3.病因治疗

（1）病因治疗：对所有可能导致心脏功能受损的常见疾病如高血压、冠心病、糖尿病、代谢综合征等，在其尚未造成心脏器质性改变前应尽早对患者进行有效治疗。对少数病因未明的疾病如原发性扩张型心肌病等亦应进行早期积极干预，延缓疾病进展。

（2）消除诱因：常见的诱因为感染，特别是呼吸道感染，应积极选用适当的抗感染治疗。发热持续1周以上者应警惕感染性心内膜炎的可能。心律失常，特别是房颤，是诱发心衰的常见原因。出现快心室率房颤时应尽快控制心室率，如有可能应及时进行心脏复律。潜在的甲状腺功能亢进、贫血等也可能是导致心衰加重的原因，应注意排查并予以纠正。

（二）药物治疗

遵医嘱服用心血管药物，临床常见药物如下。

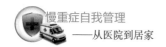
（1）降低心脏负荷的药物：如利尿剂（呋塞米、螺内酯、氢氯噻嗪等，注意电解质紊乱、口干等副作用）、血管扩张剂（硝酸甘油等，注意恶心、头痛、低血压等副作用）。

（2）增加心脏收缩力的药物：如洋地黄、地高辛等，注意恶心、呕吐等胃肠道反应。

（3）减慢心肌重构的药物：如卡托普利、依那普利、贝那普利等，注意低血压、肾功能一过性恶化、干咳等副作用。

药物的使用与调整应在医生的指导下进行，不可擅自停药或调整用法、用量。

（三）非药物治疗

（1）心脏再同步化治疗：部分心衰患者房室、室间和（或）室内收缩不同步，进一步导致心肌收缩力降低。心脏再同步化治疗通过改善房室、室间和（或）室内收缩同步性，可改善心衰症状、运动耐量，提高生活质量，减少住院率并明显降低死亡率。

（2）左心室辅助装置：适用于严重心脏事件后或准备行心脏移植术患者的短期过渡治疗和急性心衰的辅助性治疗。

（3）心脏移植：是治疗顽固性心衰的最终治疗方法。但因其供体来源及排异反应而难以广泛开展。

六、慢性心衰的预防

建议患者进行临床评估以识别心衰危险因素。临床证据显示，控制心衰危险因素、治疗无症状的左心室收缩功能异常等有助于延缓或预防心衰的发生。

（1）高血压：高血压是心衰最常见、最重要的危险因素，长期、有效的控制血压可以使心衰风险降低 50%。患者可根据高血压指南控制高血压以预防或延缓心衰的发生。对存在多种心血管疾病危险因素、靶器官损伤或心血管疾病的高血压患者，血压应控制在 130/80 mmHg 以下。

（2）血脂异常：根据血脂异常指南进行调脂治疗以降低心衰发生的风险。对冠心病患者或冠心病高危人群，推荐使用他汀类药物预防心衰。

（3）糖尿病：糖尿病是心衰发生的独立危险因素，女性患者发生心衰的风险更高。推荐根据目前糖尿病指南控制糖尿病。近来研究显示钠－葡萄糖协同转运蛋白 2 抑制剂能够降低具有心血管高危风险的 2 型糖尿病患者的死亡率和心衰住院率。

（4）其他危险因素：对肥胖、糖代谢异常的控制有助于预防心衰的发生，戒烟和限酒有助于预防或延缓心衰的发生。

（5）筛查高危人群：研究证实 BNP 可预测新发心衰的风险。利用其筛查出的心衰高危人群（患有高血压、糖尿病、血管疾病等的人群）接受专业团队的管理和干预，可预防心衰的发生。

七、慢性心衰的康复治疗

心脏病患者不适宜进行剧烈运动或强度大的体力劳动，但并不代表慢性心衰患者就完全不能运动。进行适当的运动不仅能延缓心衰的发生，还可以延长部分充血性心衰患者的寿命。运动可以作为慢性心衰常规治疗的一部分，适用于所有初发或恢复期病情稳定的慢性心衰患者。以下对心衰的康复治疗进行详细介绍。

1. 心脏康复的阶段

心脏康复主要分为 3 个阶段，可参考表 4-4。

表 4-4 心脏康复的 3 个阶段

	第一阶段（急性期）	第二阶段（亚急性期）	第三阶段（回归日常生活）
开始时间或患者状态	离开 ICU 后（通常为发病后 7～14 d），待患者情况稳定，可开始低量运动	通常在出院 2～3 个月，或是 6 个月后开始第二阶段	此阶段的患者心室功能大致已恢复且有良好的药物控制
治疗计划	进行低量运动测试，评估运动处方并评估患者是否为运动高危险患者	进行极限运动测试，为后续运动处方的制订提供参考。治疗目标：①减少诱发心衰的危险因子；②增加运动活动耐受力；③建立信心，与主治医师保持联络，并为重回职场做准备	鼓励患者参与小区活动，每 2～3 个月进行 1 次极限运动测试，建立良好的生活习惯
注意事项	在进行低量运动测试时，患者心律每分钟达 120～150 次时，就必须结束测试。若过程中有呼吸困难、心绞痛或心电图异常变化，也须立即暂停测试。若测试过程出现上述不适状况，则第一年的恢复期为高度危险	在进入第三阶段高强度运动之前，建议患者做心导管，评估目前心脏功能，增加下一阶段运动的安全性	—

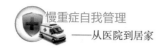
2. 制订运动处方

有关运动处方建议依照上述心脏康复的阶段，在医护人员的评估监测下执行。

3. 评估运动康复处方

对患者病情的稳定性和康复运动的安全性进行评估，制订合适的运动方式、运动量、持续时间、频率等。运动康复须在专业的康复医师或心血管内科医师的指导下进行。

4. 运动试验评估方法

目前国内主要有 3 种运动试验评估方法，分别为心肺运动试验（CPET）、6 MWT 和气体代谢运动试验（表 4-5）。

表 4-5　运动试验评估方法

项目	原理
CPET	采用呼吸气体监测技术、计算机技术和活动平板或踏车技术，实时检测不同负荷条件下受试者机体氧耗量和二氧化碳排出量的动态变化
6 MWT	操作较为简易，多数医院会用此代替 CPET。主要为测试患者 6 min 内步行距离及时间，并结合临床症状，评估心衰情况
气体代谢运动试验	采用无创性血流动力学监测，能够更精确、更全面地评价患者的运动功能，提供康复训练的最佳标准

八、慢性心衰的营养支持

慢性心衰患者饮食建议采取低盐、低油、低胆固醇的方式。

1. 低盐饮食

慢性心衰患者每天盐的使用量控制在 2 ~ 3 g。

（1）避免食用腌制加工类食物，如罐头食品、酱油、榨菜、火腿。

（2）若因服用利尿剂造成钾离子流失，可多食用含钾高的新鲜蔬菜和水果，例如香蕉、橘子、红枣、木瓜、樱桃等。肾功能差的患者，避免食用含钾离子的食盐。

（3）加入苏打粉制作的糕点、面线、油面，以及海带、紫菜的钠含量皆偏高，避免大量食用。

2. 低油饮食

避免食用油炸食品；建议使用植物油，如葵花油、玉米油、橄榄油等，尽量避免使用猪油、奶油、牛油等。

3. 低胆固醇饮食

（1）避免食用高胆固醇类食物，如动物内脏、蛋黄。

（2）限制糖类的摄入量。

（3）肉类食物仍可食用，注意限量，保持营养均衡。

4. 限制水分摄取量

每天饮水量控制在 1000 ~ 1500 mL，少食含水量高的食品，如稀饭、瓜果类。

5. 避免食用刺激性食物

如咖啡、茶叶、酒精及香烟，因其可能增加心搏出量，增加心脏循环负荷。

6. 补充维生素

慢性心衰患者常常胃口不好，加上低钠饮食又缺乏味道，故应多补充维生素，可多食新鲜蔬菜、山楂、鲜枣、草莓、香蕉、橘子等，必要时口服补充维生素 B 和维生素 C 等。

参考文献

[1] 黄峻. 中国心衰流行病学特点和防治策略 [J]. 中华心脏与心律电子杂志，2015，3（2）：2-3.

[2] 顾东风，黄广勇，吴锡桂，等. 中国心衰流行病学调查及其患病率[J]. 中华心血管病杂志，2003（1）:6-9.

[3] 王乐民，沈玉芹. 慢性稳定性心衰运动康复中国专家共识 [J]. 中华心血管病杂志，2014，42（9）:714-720.

[4] 中华医学会老年医学分会心血管疾病学组，《老年慢性心衰诊治中国专家共识》编写组. 老年人慢性心衰诊治中国专家共识（2021）[J]. 中华老年医学杂志，2021，40（5）:550-561.

[5] 中国心衰诊断和治疗指南 2018 [J]. 中华心衰和心肌病杂志，2018，（4）：196-225.

[6] 中国康复医学会心血管病预防与康复专业委员会. 慢性心衰心脏康复中国专家共识 [J]. 中华内科杂志，2020，59（12）:942-952.

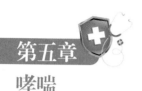

第五章

哮喘

支气管哮喘（简称哮喘）是常见的慢性呼吸道疾病。近年来，其患病率在全球范围内有逐年增加的趋势。哮喘发作时表现为反复发作的喘息、气急，伴或不伴胸闷或咳嗽等症状，影响患者的生活质量。规范化的哮喘自我管理对控制哮喘与防治哮喘急性发作具有重要意义。本章通过详细介绍哮喘相关知识及特点，包括哮喘的基本概念、临床表现、检查及治疗等，帮助哮喘患者提高自我管理水平，降低急性发作次数，改善生活质量。

一、哮喘的概念

（一）哮喘的定义

哮喘是常见的呼吸系统慢性疾病之一，是由多种细胞及细胞组分参与的气道慢性炎症性疾病。临床表现为反复发作的喘息、气急，伴或不伴胸闷或咳嗽等症状，同时伴有气道高反应性和可变的气流受限，随着病程延长可导致气道结构改变，即气道重塑。

（二）哮喘的预后

哮喘的预后和转归因人而异，通过合理的治疗和管理可以有效地控制哮喘症状，避免急性发作，部分患者可达到临床治愈。而不规范的治疗或对治疗依从性差，哮喘往往反复发作，病情逐渐加重，导致气道不可逆损伤加重，持续气流受限，可并发慢阻肺和肺源性心脏病等。

二、哮喘的病因及临床表现

（一）病因

哮喘的发生是内在因素（宿主因素）和外在因素（环境因素）共同作用的结果。2019 年发表在《柳叶刀》杂志的一项大型调查研究显示吸烟、变应性鼻炎、儿童时期肺炎或支气管炎病史、父母呼吸系统疾病史以及受教育程度低是哮喘发病的危险因素。除上述内在、外在因素之外，哮喘的急性发作常常存在不同的诱发因素，如接触变应原、急性呼吸道病毒感染、冷空气刺激、剧烈运动、药物原因等。

（二）临床表现

哮喘发作的典型临床症状和体征：①反复发作性喘息、气促，伴或不伴胸闷或咳嗽，夜间及晨间多发，常与接触变应原、冷空气、物理性和化学性刺激以及上呼吸道感染、运动等有关；②发作时及部分未控制的慢性持续性哮喘，患者双肺可闻及散在或弥漫性哮鸣音，呼气相延长。上述症状和体征可自行缓解或经治疗缓解。需要注意的是，哮喘急性发作前常常有鼻塞、喷嚏、流涕、眼痒等其他症状，哮喘严重发作的患者在短时间内可出现呼吸困难、缺氧。对于一些特殊类型的哮喘，可能有特定的症状。如咳嗽变异型哮喘，慢性咳嗽可以是其唯一或主要表现；胸闷变异型哮喘，胸闷可以是其唯一症状；隐匿性哮喘可以不出现反复咳嗽、胸闷、喘息、呼吸困难的症状，但长期存在气道反应性增高。总而言之，哮喘是一种异质性疾病，每个个体的临床表现都可以不一样，疾病的严重程度也不一样。

哮喘患者不急性发病时可以没有明显的表现，但在急性发作时可以出现以双肺弥漫的呼气相为主的哮鸣音。一些严重发作的哮喘可出现双肺呼吸音明显下降、哮鸣音消失，这类情况多提示病情危重，需要紧急处理。

三、哮喘的检验与检查

（一）痰嗜酸性粒细胞计数

哮喘患者痰液中嗜酸性粒细胞计数较高（2.5% 以上），而且其水平与哮喘症状相关，经过抗感染治疗后，该细胞计数可降低。对于无法主动咳痰的患者，可

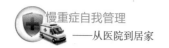
以通过雾化吸入高渗盐水诱导痰液进行检查。

（二）血嗜酸性粒细胞计数

外周血嗜酸性粒细胞计数高于 3% 的患者，考虑嗜酸性粒细胞为主的哮喘表型。除了有助于明确哮喘分型以外，血嗜酸性粒细胞计数还有助于判断临床分期、评估药物治疗预后及疗效。

（三）呼出气一氧化氮（FeNO）检测

FeNO 是一项无创的、操作方便并且适合作为动态监测的指标，可以用于评估气道炎症和哮喘控制水平，也可以帮助医生评估药物治疗效果、指导调整药物治疗方案。其正常参考值范围对于儿童和成人有一定差异，儿童为（5～20）$\times 10^{-9}$，成人为（4～25）$\times 10^{-9}$。但需要注意 FeNO 受诸多因素的影响（如呼吸道感染、室内一氧化氮含量、检查前饮水进食、剧烈活动、吸入或口服药物等），建议进行连续、动态的测量并结合患者临床症状综合判断。

（四）肺功能检查

（1）通气功能检查：在哮喘急性发作期，肺通气功能检查呈阻塞性通气障碍，FEV_1、FEV_1 / FVC 以及呼气流量峰值（PEF）均显著下降。其余通气功能参数如FVC、RV、FRC 和 TLC 等也可出现相应的异常变化。在哮喘非急性发作期，随着哮喘缓解，上述异常指标可逐渐恢复。然而，对于哮喘反复、病情控制不佳的患者，其通气功能可以出现不可逆性下降，即在缓解期肺功能出现明显受损表现。

（2）支气管激发试验：吸入激发药物（如醋甲胆碱、组胺等）诱发气道通气功能下降，再进行肺通气功能检测并与基础未用药前肺功能进行对比。激发试验有加重哮喘病情的潜在风险，因此对于通气功能在正常预计值的 70% 以下的患者不适用。激发试验阳性标准：FEV_1 下降超过 20%。

（3）支气管舒张试验：吸入支气管舒张药物（如沙丁胺醇、异丙托溴铵等）舒张支气管后再进行肺通气功能检测并与基础未用药前肺功能进行对比。舒张试验阳性标准：① FEV_1 对比用药前增加 12% 及以上，且其绝对值增加 200 mL 及以上；② PEF 较治疗前增加 60 L/min 或增加 20% 及以上。

（4）PEF 及其变异率测定：哮喘发作时 PEF 下降。哮喘发病多在夜间或者凌晨，故患者的肺通气功能可能在夜间出现明显下降。对疑似患者进行动态 PEF 检测并计算 PEF 变异率,可以帮助明确哮喘诊断。PEF 变异率阳性标准:24 h 内 PEF 或昼夜 PEF 波动超过 20%。

（五）肺部影像学检查

哮喘患者肺部影像多无明显异常,但这并不意味着患者不需要进行肺部影像学检查。临床上,对于疑诊哮喘患者进行肺部影像学检查主要是为了排除需要鉴别诊断的疾病,如慢阻肺、气道梗阻等;对已确诊的哮喘急性发作者进行肺部影像学检查的主要目的在于明确:①有无哮喘急性发作的诱因,如急性下呼吸道感染;②有无严重并发症,如肺不张、气胸、纵隔气肿等。

（六）变应原检测

变应原的检测可以分为体内试验、体外试验以及激发试验。体内试验有皮肤点刺试验、斑贴试验、皮内试验,前两者在临床上的应用较为广泛。血清总免疫球蛋白 E（TIgE）及特异性免疫球蛋白 E（SIgE）检测属于体外变应原检测。激发试验是指应用吸入变应原刺激鼻黏膜,即支气管黏膜的检查,主要应用于科研。

（七）动脉血气分析

对于哮喘非急性期的患者,可不进行动脉血气分析,但对于哮喘严重发作者,动脉血气分析有助于明确患者有无缺氧、呼吸衰竭。在严重哮喘发作的早期,由于患者喘息明显,容易导致过度通气,动脉血气分析检查可发现 $PaCO_2$ 下降、酸碱度（pH 值）上升,出现呼吸性碱中毒;如果哮喘仍不控制、病情进一步加重,可出现缺氧、二氧化碳潴留、呼吸性酸中毒。

四、哮喘的诊断

哮喘完整的诊断应确认以下 3 个问题:①是不是哮喘？②属于什么分期？③病情处于什么级别?

（一）是不是哮喘?

询问病史及完善相关辅助检查后可参考哮喘诊断标准核对表（表 5-1）,符合 1~4 条或者 4、5 条,可诊断为哮喘。

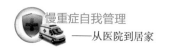
表 5-1 哮喘诊断标准核对表

序号	标准	核对
1	反复发作喘息、气急、胸闷或咳嗽，多与接触变应原、冷空气、物理性和化学性刺激以及病毒性上呼吸道感染、运动等有关	○是 ○否
2	发作时双肺可闻及散在或弥漫性、以呼气相为主的哮鸣音，呼气相延长	○是 ○否
3	上述症状和体征可经治疗缓解或自行缓解	○是 ○否
4	除其他疾病所引起的喘息、气急、胸闷和咳嗽	○是 ○否
5	临床表现不典型者，应至少具备 1 项以下特征：①支气管激发试验或运动激发试验阳性；②支气管舒张试验阳性；③ PEF 变异率阳性	○是 ○否 ○是 ○否 ○是 ○否

（二）属于什么分期？

根据临床表现，哮喘可分为急性发作期、慢性持续期和临床控制期。哮喘急性发作期是指喘息、气促、咳嗽、胸闷等症状突然发生，或原有症状加重，并以呼气流量降低为特征，常因接触变应原、刺激物或呼吸道感染诱发。慢性持续期是指每周均不同频度和（或）不同程度地出现喘息、气促、胸闷、咳嗽等症状。临床控制期是指患者无喘息、气促、胸闷、咳嗽等症状达 4 周以上，1 年内无急性发作，肺功能正常。

（三）病情处于什么级别？

针对哮喘的不同分期，有不同的分级，可分别根据以下 3 个方面进行分级：①病情严重程度（表 5-2）；②控制水平（表 5-3）；③哮喘急性发作时病情的严重程度（表 5-4）。

表 5-2 哮喘病情严重程度分级表

分级		临床特征
第 1 级	间歇状态	症状每周出现 1 次以下； 短暂出现； 夜间哮喘症状每月出现不超过 2 次； $FEV_1 \geq 80\%$ 预计值或 $PEF \geq 80\%$ 个人最佳值； FEV_1 或者 PEF 变异率小于 20%
第 2 级	轻度持续	症状每周出现 1 次及以上，但每天少于 1 次； 可能影响活动或睡眠； 夜间哮喘症状每月出现 2 次以上，但每周少于 1 次； $FEV_1 \geq 80\%$ 预计值或 $PEF \geq 80\%$ 个人最佳值； FEV_1 或者 PEF 变异率为 20% ~ 30%

续表

分级		临床特征
第3级	中度持续	每天有症状； 影响活动或睡眠； 夜间哮喘症状每周出现 1 次及以上； FEV_1 60% ~ 79% 预计值或 PEF 60% ~ 79% 个人最佳值； FEV_1 或者 PEF 变异率大于 30%
第4级	重度持续	每天有症状； 频繁出现； 经常出现夜间哮喘症状； 体力活动受限； FEV_1 < 60% 预计值或 PEF < 60% 个人最佳值； FEV_1 或者 PEF 变异率大于 30%

表 5-3 哮喘控制水平分级表

A. 评估当前临床控制（最好超过 4 周）			
	控制（满足以下所有条件）	部分控制（在任何 1 周内出现以下任一表现）	未控制（在任何 1 周内）
白天症状	无（每周不超过 2 次）	每周 2 次以上	出现 3 项及以上部分控制特征
活动受限	无	有	
夜间症状 / 憋醒	无	有	
需要使用缓解药的次数	无（或每周不超过 2 次）	每周 2 次以上	
肺功能（PEF 或 FEV_1）	正常或高于正常预计值（或个人最佳）的 80%	低于正常预计值（或个人最佳）的 80%	
B. 评估风险（急性发作、病情不稳定、肺功能迅速下降、药物不良反应）			
风险增加的因素：临床控制不佳、过去一年频繁急性发作、因严重哮喘住院治疗史、FEV_1 低、烟草暴露、高剂量药物维持治疗			

表 5-4 哮喘急性发作时病情严重程度分级表

临床特点	轻度	中度	重度	危重
气短	步行、上楼时	轻微活动时	休息时	休息时

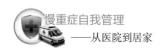
续表

临床特点	轻度	中度	重度	危重
体位	可平卧	喜坐位	须端坐	须端坐
讲话方式	连续成句	单词	单字	不能讲话
精神状态	可有焦虑，尚安静	时有焦虑或烦躁	常有焦虑、烦躁	嗜睡或意识模糊
出汗	无	有	大汗淋漓	大汗淋漓
呼吸频率	轻度增加	增加	超过 30 次 /min	超过 30 次 /min
辅助呼吸及三凹征	常无	可有	常有	胸腹矛盾运动
哮鸣音	散在，呼气末期	响亮、弥漫	响亮、弥漫	减弱乃至无
脉搏（次 /min）	100 以下	100 ~ 120	120 以上	脉率变慢或不规则
最初支气管扩张药治疗后 PEF 占预计值或个人最佳值（%）	80% 以上	60% ~ 80%	60% 以下或作用持续时间在 2 h 以下	60% 以下或作用持续时间在 2 h 以下
PaO$_2$（mmHg）	正常	60 及以上	60 以下	60 以下
PaCO$_2$（mmHg）	45 以下	45 及以下	45 以上	45 以上
SaO$_2$（%）	95 以上	91 ~ 95	90 及以下	90 及以下
pH 值	正常	正常	正常或降低	降低

五、哮喘的治疗

哮喘治疗目标在于达到对哮喘症状的良好控制，维持正常的活动水平，同时尽可能减少急性发作、死亡、肺功能不可逆损害和药物相关不良反应的风险。经过适当的治疗和管理，绝大多数哮喘患者能够达到这一目标。

（一）非药物治疗

哮喘是内在因素和外在因素共同作用的结果，同时受诱发因素刺激发作。针对内在因素，如肥胖，可指导患者控制体重；针对外在因素，如变应原，首先需要加强对患者的教育，帮助患者早期识别变应原并在生活中注意避免接触变应原，对于职业性变应原暴露的患者，必要时调整工作岗位。烟草暴露是诱发哮喘发生和发作的病因之一，对于吸烟患者，应及时戒烟。另外，空气污染是多种呼吸系统慢性疾病的诱发或加重因素，对于哮喘患者，空气污染严重时佩戴口罩并减少室外活动时间十分有必要。此外，急性上呼吸道感染也是哮喘的一大诱因，在流行季节加强呼吸道防护有助于预防哮喘的急性发作。

（二）药物治疗

治疗哮喘的药物有许多种，可大致分为以下 4 类：①缓解性药物，又称为急救药物，是在哮喘急性发作时紧急处理、可以短期应用的药物；②控制性药物，又称维持药物，患者需要每天使用并长时间维持治疗，包括糖皮质激素、白三烯调节剂（LTRA）、长效 β_2 受体激动剂（LABA）、茶碱等；③抗 IgE 抗体药物，如奥马珠单抗；④免疫疗法药物。以下简单介绍常见的哮喘治疗药物。

1. 糖皮质激素

可通过吸入、口服及静脉给药。吸入糖皮质激素（ICS）由于是局部用药，全身副作用少，常常用作哮喘控制性药物。口服糖皮质激素（OCS）或静脉糖皮质激素属于全身用糖皮质激素。OCS 常常用作哮喘缓解性用药，但也并非绝对，也可在 ICS 和 LABA 对哮喘控制不佳时短期联合使用，静脉糖皮质激素常作为严重哮喘急性发作时的紧急用药，不宜长期使用。使用糖皮质激素时要注意不同种类之间的区别，在更换糖皮质激素时需要注意它们之间的换算关系。

2. β_2 受体激动剂

按照起效时间可分为速效和慢效；按照作用维持时间可分为短效和长效。临床上常用的短效 β_2 受体激动剂（SABA）是沙丁胺醇吸入剂，其也是轻度、中度哮喘急性发作的首选急救药物。临床上常用的 LABA 是福莫特罗和沙美特罗，但通常不单一使用，而是与 ICS 形成复合制剂联合使用。

3. LTRA

LTRA 常用于轻度、中重度哮喘的治疗，尤其适用于合并变应性鼻炎、阿司匹林哮喘、运动型哮喘患者的治疗。

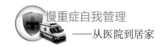
4. 茶碱

有舒张支气管及抗炎的作用。临床常用的为缓释茶碱，有口服给药和静脉给药两种形式。口服缓释茶碱可作为控制用药与其他药物联合使用，静脉缓释茶碱是重度或危重哮喘发作时的常用药物之一。

5. 抗胆碱药物

短效抗胆碱能药物（SAMA）如异丙托溴铵、长效抗胆碱能药物（LAMA）如噻托溴铵，是常用的支气管舒张剂。前者多用于哮喘急性发作的治疗，后者常用于哮喘维持用药的联合治疗。与 β_2 受体激动剂具有互补作用，可联合应用，但需要注意的是，青光眼、前列腺肥大的患者以及妊娠早期妇女应慎用。

6. 抗 IgE 抗体药物

奥马珠单抗是抗 IgE 单克隆抗体，被推荐应用于中度、重度变应性哮喘患者。在计划使用奥马珠单抗治疗前，需要首先明确以下两个问题：①患者是否是中度或重度哮喘？②患者是否处于变应状态？变应原或变应状态可以通过体内、体外变应原检测来确定。针对无法进行上述检查来明确变应原或变应状态的患者，可以通过变应性疾病筛查问卷（表5-5）来评估。若有1项为"是"，则存在患变应性疾病的风险。

表 5-5　变应性疾病筛查问卷

问题	选项
家庭成员中有变应性疾病患者吗？	○是　○否
目前或曾经有频繁皮肤肿胀或皮肤风团吗？	○是　○否
除了感冒，比别人更常打喷嚏或鼻子发痒吗？	○是　○否
经常眼睛发红，流泪并发痒吗？	○是　○否
是否有任何食物或药物过敏的病史？	○是　○否
是否曾被诊断有变应性疾病？	○是　○否
是否曾使用抗过敏药物（如抗组胺药、局部糖皮质激素）？	○是　○否

此外，在使用奥马珠单抗治疗前，还需要明确患者有没有以下禁忌证或排除条件：①对该药物活性成分或辅料过敏；②哮喘急性加重或急性发作；③ TIgE < 30 IU/mL 或 TIgE > 1500 IU/mL。对于不同患者，奥马珠单抗的给药剂量及频率也不尽一致，需要根据患者治疗开始前 TIgE 水平及体重共同决定。

7. 免疫治疗

（1）特异性免疫治疗：即大众所知的"脱敏治疗"，是指将变应原提取物（如螨虫、花粉等）定期、反复地以剂量逐渐增加的方式为患者进行皮下注射，以诱导患者机体产生免疫耐受，以控制或减轻患者的症状。脱敏治疗可通过皮下、舌下、口服、鼻用和吸入等多种方式，其中皮下和舌下免疫治疗最为常见。尽管脱敏治疗的局部反应（如皮肤红肿、风团、瘙痒等）发生率较低，全身反应（如荨麻疹、支气管痉挛以及过敏性休克等）仅有个别死亡报道（死亡率在 1/10 万以下），但仍要求脱敏治疗在有抢救措施的医院进行。

（2）非特异性疗法：指注射卡介苗、转移因子、疫苗等抑制变应原反应的方法，对哮喘的治疗有一定帮助。

（三）哮喘的长期治疗策略

哮喘的长期治疗是一个"评估→调整并观察治疗反应→再评估"的循环过程。对于不同严重程度的哮喘患者，治疗方案采取阶梯式治疗，并根据患者病情做升级及降级治疗的调整。若哮喘控制理想达 3 个月以上，可以考虑降级治疗并以控制疾病的最低级别维持治疗。

（四）哮喘急性发作的治疗

哮喘的急性发作是哮喘致死、致残的重要原因。多数发作于已经确诊的病例，但也有首次便急性发作的病例。接诊哮喘急性发作患者时及时、规范地处理可以帮助患者及时缓解症状并尽早识别重症病例，及时将其转入 ICU 进行抢救治疗。哮喘急性发作患者的医院内治疗流程（图 5-1）可简述为"评估→治疗→再评估"。

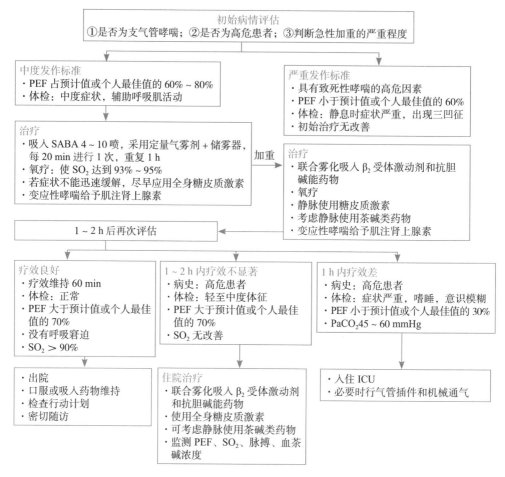

初始病情评估
①是否为支气管哮喘；②是否为高危患者；③判断急性加重的严重程度

中度发作标准
· PEF 占预计值或个人最佳值的 60% ~ 80%
· 体检：中度症状，辅助呼吸肌活动

严重发作标准
· 具有致死性哮喘的高危因素
· PEF 小于预计值或个人最佳值的 60%
· 体检：静息时症状严重，出现三凹征
· 初始治疗无改善

治疗
· 吸入 SABA 4 ~ 10 喷，采用定量气雾剂 + 储雾器，每 20 min 进行 1 次，重复 1 h
· 氧疗：使 SO_2 达到 93% ~ 95%
· 若症状不能迅速缓解，尽早应用全身糖皮质激素
· 变应性哮喘给予肌注肾上腺素

加重

治疗
· 联合雾化吸入 β₂ 受体激动剂和抗胆碱能药物
· 氧疗
· 静脉使用糖皮质激素
· 考虑静脉使用茶碱类药物
· 变应性哮喘给予肌注肾上腺素

1 ~ 2 h 后再次评估

疗效良好
· 疗效维持 60 min
· 体检：正常
· PEF 大于预计值或个人最佳值的 70%
· 没有呼吸窘迫
· SO_2 > 90%

1 ~ 2 h 内疗效不显著
· 病史：高危患者
· 体检：轻至中度体征
· PEF 大于预计值或个人最佳值的 70%
· SO_2 无改善

1 h 内疗效差
· 病史：高危患者
· 体检：症状严重，嗜睡，意识模糊
· PEF 小于预计值或个人最佳值的 30%
· $PaCO_2$ 45 ~ 60 mmHg

· 出院
· 口服或吸入药物维持
· 检查行动计划
· 密切随访

住院治疗
· 联合雾化吸入 β₂ 受体激动剂和抗胆碱能药物
· 使用全身糖皮质激素
· 可考虑静脉使用茶碱类药物
· 监测 PEF、SO_2、脉搏、血茶碱浓度

· 入住 ICU
· 必要时行气管插件和机械通气

图 5-1　哮喘急性发作患者的医院内治疗流程

（五）重症哮喘

重症哮喘是指在过去 1 年内需要使用全球哮喘防治创议建议的第 4 级或第 5 级哮喘药物治疗才能维持哮喘控制或者即使进行以上治疗下仍不能控制的哮喘。重症哮喘患者急性发作风险更高、肺功能更易受损、因哮喘急性发作致死或致残风险更高。

针对重症哮喘患者，需要进行以下 3 个方面的内容评估。①明确哮喘的诊断：明确患者是不是真正意义上的"难治性哮喘"，因为许多"难治性哮喘"患者经过综合评估后发现其实是由哮喘诱因未去除、治疗不规范、装置使用错误导致的，甚至有的是其他疾病被误诊为哮喘。②评估混杂因素和并发症：哮喘患者合并鼻

炎 / 鼻窦炎 / 鼻息肉、声带功能障碍、胃食管反流、睡眠呼吸暂停低通气综合征
（SAHS）等，均不利于哮喘的控制，需要对这些混杂因素及并发症进行同步治疗
才有利于哮喘的控制。③借助其他检验、检查，进一步明确哮喘的表现，结合生
物标记物选择合适、精准的治疗方案。

重症哮喘的治疗需要制订个体化的治疗方案，可在原有治疗基础上调整剂量
或增加治疗药物种类以及应用生物靶向药物。此外，还可以考虑应用哮喘的其他
治疗药物和技术，如大环内酯、支气管热成形术等。

六、哮喘患者的自我管理

（一）哮喘患者自我管理的意义和目标

哮喘患者开展有效的自我管理具有 3 个方面的意义：①改善患者肺功能，减
轻患者气道炎症，改善哮喘控制水平，提高治疗效果，改善生活质量，降低个人
经济负担；②减少急性事件的发生，包括急性加重、急诊就诊及住院等；③增加
患者的依从性。自我管理适用于下列患者：症状严重和肺功能评分较高的患者、
曾因哮喘发作而急诊就医的患者以及对疾病严重程度缺乏恰当的认知的患者。

哮喘患者自我管理的长期目标：①达到良好的症状控制并维持正常水平；②最
大程度减少哮喘发作、肺功能不可逆损伤和药物相关不良反应的风险。

（二）哮喘患者自我管理的内容

哮喘患者自我管理的主要内容包括相关的健康教育、工具的使用方法、哮喘
急性发作先兆的识别和处理等。

1. 了解哮喘的特征和预后

总的来说，哮喘是一种慢性疾病，无法"治断根"，但其也是一种"可防可
控"的疾病，接受正确、规范的治疗，可以有效地控制哮喘症状，避免急性发作。

2. 了解并避免接触哮喘的诱发因素

很多变应原和触发因素会导致哮喘急性发作，患者要知道哪些变应原或触发
因素是引发自己哮喘发作的诱发因素，并尽可能避免或减少接触这些诱发因素。
常见的诱发因素见表 5-6。

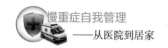
表 5-6　常见的哮喘诱发因素

诱发因素	变应原或相关触发因素
急性上呼吸道感染	病毒、细菌、支原体等
室内变应原	尘螨、家养宠物、霉菌、蟑螂等
室外变应原	花粉、草粉等
职业性变应原	油漆、饲料、活性染料等
食物	鱼、虾、蛋、牛奶等
药物	阿司匹林、抗生素等
非变应原因素	寒冷、运动、精神紧张、焦虑、过劳、烟雾（包括烟草、厨房油烟、污染空气等）、刺激性食物等

3. 哮喘患者病情的自我评估和监测

为了方便患者评估自己的病情，推荐两个病情监测工具：一个是哮喘问卷评估工具，即哮喘控制测试问卷（ACT）（表 5-7）；另一个是峰流速仪，每天使用峰流速仪进行峰流速监测。峰流速仪携带方便，操作简单，能直接反映气道通气情况，患者可在家自我监测峰流速，结合哮喘日记预测是否会发生急性发作。

表 5-7　ACT

问题	1分	2分	3分	4分	5分
在过去的 4 周内，在工作、学习或家中，哮喘有多长时间会妨碍您进行日常活动？	所有时间	大多数时候	有些时候	很少时候	没有
在过去的 4 周内，您有多少次呼吸困难？	每天不止 1 次	每天 1 次	每周 3~6 次	每周 1~2 次	完全没有
在过去 4 周内，因哮喘症状（喘息、咳嗽、呼吸困难），您有多少次在夜间醒来或早上比平时早醒？	每周 4 次或更多	每周 2~3 次	每周 1 次	1~2 次	完全没有
在过去 4 周内，您有多少次使用急救药物（如沙丁胺醇）？	每天 3 次以上	每天 1~2 次	每周 2~3 次	每周 1 次或更少	没有
您如何评价过去 4 周内，您的哮喘控制情况？	没有得到控制	控制得很差	有所控制	控制得很好	完全得到控制

注：得分 25 分提示哮喘控制理想；得分 20~24 分提示哮喘部分控制，需要继续用药以完全控制病情；得分小于 20 分提示哮喘未控制，应再次评估病情、调整治疗。

4. 哮喘行动计划

哮喘行动计划是一种结合患者症状和控制水平，与患者共同制订的指导哮喘患者如何正确进行自我管理的方案。包括识别变应原、避免接触变应原和诱发因素、合理使用哮喘药物、识别和处理哮喘急性发作，以及在严重发作时立即就医等。制订哮喘行动计划有助于改善患者肺功能、增加治疗依从性和提高生活质量，减少急诊或住院次数，降低病死率。

5. 正确使用吸入装置

吸入装置种类繁多，使用不当会因药物未到达气道，不能起到充分抗炎作用而导致哮喘控制不佳，并增加哮喘急性发作的风险；或因口咽部沉积药物过多而增加吸入药物的不良反应，甚至使患者产生抵触吸入制剂的情绪。在临床诊断中，许多患者自述用药后哮喘控制不佳，经过询问后发现，多数是因自行停药或者随意增减使用剂量、频次，或者吸入装置使用方法错误而导致的。

6. 哮喘急性发作先兆的识别及处理

多数哮喘在急性发作前都有不同程度的前驱症状与表现，及时发现并采取相应的处理措施，可以减少严重的哮喘急性发作。目前有两种识别方法：一是依据症状，哮喘急性发作前的症状有咳嗽、胸闷、气促等；二是依据 PEF 的监测结果，如果患者的 PEF 在近期内下降至正常预计值或个人最佳值的 60% ~ 80% 甚至更低，需要谨防近期急性发作的风险。如果不知道自己的正常预计值或个人最佳值，PEF 较平常的基础值下降 20% 以上，也需要特别注意。但是由于患者对于气流受限的感知和症状的敏感性不同，所以最好结合以上两种方法来进行识别和判断。

出现哮喘急性发作先兆时的自我处理方案。①使用 SABA：必要时可间隔 4 ~ 8 h 吸入，但 24 h 内最多不超过 8 喷。②增加控制类药物：当使用缓解药物后依然有症状或 PEF 不能恢复正常，就需要增加缓解类药物，如增加吸入糖皮质激素或其他控制类药物。③加用口服激素和就医：当采取以上措施后症状持续加重，可加用口服激素，并及时到医院就诊。

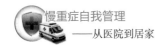
参考文献

[1] HUANG K, YANG T, XU J, et al. Prevalence, risk factors, and management of asthma in China: a national cross-sectional study [J]. Lancet(London, England), 2019, 394（10196）: 407-418.

[2] 林江涛, 王文巧, 周新, 等. 我国30个省市城区门诊支气管哮喘患者控制水平的调查结果 [J]. 中华结核和呼吸杂志, 2017, 40（7）: 494-498.

[3] 王文雅, 林江涛, 苏楠, 等. 2010—2011年北京地区14岁以上人群支气管哮喘患病率调查 [J]. 中华医学杂志, 2013（18）: 1383-1387.

[4] 中华医学会呼吸病学分会哮喘学组. 支气管哮喘防治指南(2020年版)[J]. 中华结核和呼吸杂志, 2020, 43（12）: 1023-1048.

[5] 中华医学会呼吸病学分会哮喘学组. 支气管哮喘患者自我管理中国专家共识 [J]. 中华结核和呼吸杂志, 2018, 41（3）: 171-178.

[6] 中华医学会呼吸病学分会哮喘学组, 中国哮喘联盟. 支气管哮喘急性发作评估及处理中国专家共识 [J]. 临床医学研究与实践, 2018, 3（6）: 201-211.

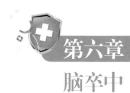

第六章
脑卒中

脑卒中是由脑部血管突然破裂或血管阻塞导致的脑组织损伤，具有高发病率、高致残率、高死亡率、高复发率、高经济负担的特点。近几年，脑卒中发病率及患病率不断攀升，已成为我国成人致死、致残的首位病因。而脑卒中作为一种可防可控的疾病，早期筛查、早期干预可取得显著的效果。本章通过介绍脑卒中的预防、风险评估、诊断与治疗以及脑卒中的康复相关知识，帮助提高民众对脑卒中知识的了解。

一、脑卒中的概念

脑卒中，俗称"中风"，又称脑血管意外，是一种急性脑血管疾病，由脑部血管突然破裂或血管阻塞导致血液不能流入大脑而引起的脑组织损伤或功能障碍。脑卒中包括缺血性脑卒中和出血性脑卒中。其中，缺血性脑卒中占85%；出血性脑卒中就是人们常说的脑出血或脑溢血，蛛网膜下隙出血也属于这一类。脑卒中是严重危害中国国民健康的重大慢性非传染性疾病，是我国成人致死、致残的首位病因，具有高发病率、高致残率、高死亡率、高复发率、高经济负担五大特点。

二、脑卒中的危险因素

（一）危险因素分类

美国心脏协会/美国卒中协会卒中一级预防指南将脑卒中的危险因素分为3

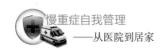
类：一是不可改变的危险因素，二是证据充分且可以控制的危险因素，三是证据不充分或潜在可控制的危险因素。

（1）不可改变的危险因素：包括年龄、性别、低出生体重、种族、遗传因素等，这些因素通常被认为是无法控制或无法改变的危险因素。

（2）证据充分且可以控制的危险因素：包括高血压、吸烟、糖尿病、房颤、其他心脏疾病、血脂异常、无症状颈动脉狭窄、不合理的饮食与营养、缺乏身体活动、肥胖等。针对上述危险因素进行积极治疗与控制，可以显著降低脑卒中发病风险。

（3）证据不充分或潜在可控制的危险因素：包括偏头痛、代谢综合征、饮酒、高同型半胱氨酸血症、口服避孕药、绝经后激素治疗、睡眠呼吸紊乱、高凝状态、药物滥用、脂蛋白（a）水平增高、炎症和感染等。治疗与控制上述危险因素是否能够降低脑卒中发病风险，现有的研究证据还不够充分。

（二）危险因素的治疗与控制

（1）高血压：高血压是脑卒中最重要的危险因素，脑卒中的风险随着血压水平的升高而上升。40多年来临床研究的强有力证据已经表明，降压药物治疗不仅能预防脑卒中，而且能减少由于血压升高导致的相关器官的损害，包括心衰、冠心病及肾功能衰竭。关于血压控制，有以下建议。①30岁以上者应每年至少测1次血压。②血压高者应改善生活方式，并每年监测血压。③早期、轻度高血压病患者应首先改善生活方式，3个月效果仍不佳者，加用药物治疗；中度及以上高血压病患者除改善生活方式外，应持续给予药物治疗。④降压目标：普通患者应将血压降至140/90 mmHg以下；伴糖尿病或蛋白尿肾病的患者应进一步降至130/80 mmHg以下；65～79岁的老人可降至150/90 mmHg以下，如能耐受，还应进一步降至140/90 mmHg以下；80岁及以上的老人一般降至150/90 mmHg以下。⑤"H型"高血压是伴有高同型半胱氨酸血症的原发性高血压病，可通过改善生活方式（补充富含叶酸、维生素 B_{12} 的食物，如猕猴桃、菠菜、黄豆）和药物治疗控制"H型"高血压。

（2）吸烟：吸烟不仅会增加脑卒中的发病风险，同时也可能会引发其他危险因素。戒烟是一种能迅速降低脑卒中风险及心脑血管疾病严重程度的有效方法，建议吸烟者戒烟，不吸烟者避免被动吸烟。可通过心理辅导、尼古丁替代疗法、口服戒烟药物等综合性措施对吸烟者进行干预。

（3）糖尿病：糖尿病是脑卒中的独立危险因素，可使脑卒中的发病风险增加数倍，大约20%的糖尿病患者死于脑卒中。糖尿病患者的干预包括降低血糖、血压，调节血脂和抗血小板治疗。建议：①脑血管疾病高危人群应定期检测血糖，部分患者需进行糖化血红蛋白检测或糖耐量试验，以尽早识别糖尿病或糖尿病前期状态；②糖尿病患者应积极改进生活方式，控制饮食，加强身体活动，必要时口服降糖药或采用胰岛素治疗。

（4）房颤：房颤是导致脑栓塞的主要原因。建议：①成年人应定期体检，早期发现房颤，对于65岁以上的人群，建议通过常规心电图检查联合脉搏评估进行房颤筛查，高危患者长程心电监测可提高房颤检出率；②应根据房颤患者危险因素分层、出血风险、经济条件以及是否有条件监测国际标准化比值，进行个体化抗栓治疗，如抗凝或抗血小板治疗；③对不适合长期抗凝治疗的房颤患者，可行左心耳封堵术。

（5）其他心脏疾病：除房颤外，增加脑卒中风险的其他心脏疾病包括急性心肌梗死、心肌病、瓣膜性心脏病、卵圆孔未闭合并房间隔瘤、心脏肿瘤和大动脉粥样硬化等。有上述心脏疾病的患者应在积极治疗和控制原发病的同时，根据临床情况确定是否需要抗凝治疗。

（6）血脂异常：血脂异常是动脉粥样硬化和脑卒中的重要危险因素之一，但血脂水平与脑卒中的关系比较复杂。建议：①绝经后的女性和40岁以上的男性应每年进行血脂检查，脑卒中高危人群应定期（3～6个月）进行血脂检测；②推荐将他汀类药物作为首选降脂药物，将低密度脂蛋白胆固醇水平作为脑血管病危险防控的首要干预靶点。

（7）无症状颈动脉狭窄：无症状颈动脉狭窄患者脑卒中的发病风险明显升高。建议：①推荐无症状颈动脉狭窄患者每日服用阿司匹林和他汀类药物，筛查其他可治疗的脑卒中风险因素，进行合理的治疗并改变生活方式；②脑卒中高危患者在有条件的医院（围手术期脑卒中和死亡发生率小于3%的医院）可以考虑行颈动脉内膜切除术（CEA），行CEA的患者，如无禁忌证，围手术期与手术后均建议服用阿司匹林。

（8）不合理饮食与营养：饮食与脑卒中发病风险有关联，水果与蔬菜的摄入

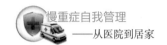
量与脑卒中发病风险呈显著负相关。建议膳食种类多样化，推荐以蔬菜、水果、海鲜、豆类、坚果类、谷类为主的地中海饮食。具体建议如下：每天摄入谷类250 ~ 400 g，蔬菜300 ~ 500 g，水果200 ~ 350 g，牛奶300 g；每天摄入鱼、禽、蛋和瘦肉总量120 ~ 200 g；每天摄入食盐不超过6 g，烹调油25 ~ 30 g，建议用橄榄油；每天摄入糖控制在25 g以下。

（9）缺乏身体活动：现有的研究已经证实，适量增加身体活动者脑卒中风险比缺乏身体活动者低25% ~ 30%。身体活动的保护作用在一定程度上可通过降低血压、减少其他心脑血管疾病危险因素等而产生。虽然身体活动的总量或强度与脑卒中之间的关系仍然不确定，而且可能存在性别的差异，但适量身体活动与脑卒中发病率下降之间的联系已经明确。建议：①脑卒中高危人群及老年人应根据最大运动负荷检测制订个体化运动方案进行锻炼；②建议健康成人进行每周3 ~ 4次且每次至少40 min的有氧运动（如快走、慢跑、骑自行车、游泳等）；③日常工作以静坐为主的人群，建议每坐1h进行2 ~ 3 min的身体活动。

（10）肥胖：超重或肥胖可增加脑卒中的发病风险，尤其是增加缺血性脑卒中的发病风险。还有研究提示减轻体重能够降低包括脑卒中在内的心血管疾病的发病和死亡风险。

（11）饮酒：每天饮酒量男性不应超过25 g，女性不超过12.5 g。目前尚无充分证据表明少量饮酒可预防脑血管病，故不提倡用少量饮酒的方法预防心脑血管疾病。

（12）高同型半胱氨酸血症：非妊娠、非哺乳期的普通人群可通过食用蔬菜、水果、豆类、肉类、鱼类和加工过的强化谷类增加叶酸、维生素 B_6 和维生素 B_{12} 的摄入；高同型半胱氨酸血症且既往有心血管病或糖尿病史的患者，采用叶酸联合维生素 B_6、维生素 B_{12} 治疗；高血压病伴有高同型半胱氨酸血症（"H"型高血压）的患者，在治疗高血压的同时酌情加用叶酸可能会减少脑卒中风险。

（13）睡眠呼吸暂停：睡眠呼吸暂停俗称鼾症，是脑卒中的独立危险因素。建议对脑卒中或短暂性脑缺血发作（TIA）患者进行睡眠呼吸监测。使用持续气道正压通气可改善脑卒中合并睡眠呼吸暂停患者的预后。

（14）偏头痛：减少偏头痛发作频率有可能降低有先兆偏头痛女性患者的脑卒中风险，但应避免过度使用收缩血管的药物。不推荐采用封堵术对伴有卵圆孔未闭的偏头痛患者进行脑卒中一级预防。

（15）其他因素：尚未被充分证实或有可能控制的脑卒中危险因素包括代谢综合征、口服避孕药、绝经后激素治疗、睡眠呼吸紊乱、高凝状态、药物滥用、脂蛋白（a）水平增高、炎症和感染等。治疗与控制这些危险因素是否能够降低脑卒中的发病风险，现有的研究证据还不够充分，但纠正与控制上述疾病状态无疑会有益于身心健康。

三、脑卒中的风险评估

脑卒中首次发病风险评估与预警是脑卒中预防的重要内容和手段。使用风险评估工具有助于识别脑卒中高危人群，建立基于脑卒中发病风险的个体化预防策略，提高被评估者及医师的脑卒中风险意识，按照指南积极控制危险因素，必要时进行专科检查评估及诊治，自觉采取预防措施。下面依据中国缺血性脑卒中风险评估量表介绍国内外已有的一些缺血性脑卒中发生及复发风险的评估工具。

1. 改良的弗明汉卒中量表

弗明汉卒中量表（表6-1）是最早提出并得以广泛应用的简易脑卒中风险评估工具，于1991年首先在弗明汉研究中提出。研究筛选出年龄、收缩压、降压治疗、糖尿病史、吸烟、心血管病病史、房颤史及心电图诊断的左心室肥厚等预测因子并赋予分值权重，预测未来10年脑卒中发病风险。评估标准：评估得分越高，10年内脑卒中发病风险越高。男性：21～30分为高度危险，11～20分为中度危险，1～10分为低度危险。女性：19～27分为高度危险，10～18分为中度危险，1～9分为低度危险。

表6-1　改良的弗明汉卒中量表

（a）

男性	分值										
	0	1	2	3	4	5	6	7	8	9	10
年龄（岁）	54～56	57～59	60～62	63～65	66～68	69～72	73～75	76～78	79～81	82～84	85
未治疗收缩压（mmHg）	97～105	106～115	116～125	126～135	136～145	146～155	156～165	166～175	176～185	186～195	196～205

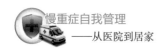

	分值										
治疗收缩压（mmHg）	97 ~ 105	106 ~ 112	113 ~ 117	118 ~ 123	124 ~ 129	130 ~ 135	136 ~ 142	143 ~ 150	151 ~ 161	162 ~ 176	177 ~ 205
糖尿病	否		是								
吸烟	否			是							
心血管病病史	否				是						
房颤	否				是						
左心室肥厚	否					是					

（b）

分值	10年脑卒中风险率（%）	分值	10年脑卒中风险率（%）	分值	10年脑卒中风险率（%）
1	3	11	11	21	42
2	3	12	13	22	47
3	4	13	15	23	52
4	4	14	17	24	57
5	5	15	20	25	63
6	5	16	22	26	68
7	6	17	26	27	74
8	7	18	29	28	79
9	8	19	33	29	84
10	10	20	37	30	88

（c）

	分值										
女性	0	1	2	3	4	5	6	7	8	9	10
年龄（岁）	54 ~ 56	57 ~ 59	60 ~ 62	63 ~ 64	65 ~ 67	68 ~ 70	71 ~ 73	74 ~ 76	77 ~ 78	79 ~ 81	82 ~ 84
未治疗收缩压（mmHg）		95 ~ 106	107 ~ 118	119 ~ 130	131 ~ 143	144 ~ 155	156 ~ 167	168 ~ 180	181 ~ 192	193 ~ 204	205 ~ 216
治疗收缩压（mmHg）		95 ~ 106	107 ~ 113	114 ~ 119	120 ~ 125	126 ~ 131	132 ~ 139	140 ~ 148	149 ~ 160	161 ~ 204	205 ~ 216

续表

	分值							
糖尿病	否			是				
吸烟	否			是				
心血管病病史	否		是					
房颤	否					是		
左心室肥厚	否				是			

（d）

分值	10年脑卒中风险率（%）	分值	10年脑卒中风险率（%）	分值	10年脑卒中风险率（%）
1	1	11	8	21	43
2	1	12	9	22	50
3	2	13	11	23	57
4	2	14	13	24	64
5	2	15	16	25	71
6	3	16	19	26	78
7	4	17	23	27	84
8	4	18	27		
9	5	19	32		
10	6	20	37		

2. 汇集队列方程

汇集队列方程可运用在线计算器或手机软件评估个体未来10年动脉粥样硬化性心血管疾病（ASCVD）发生风险（致死性及非致死性心血管疾病及脑卒中）。

3. 卒中风险计算器

卒中风险计算器用于预测20岁以上人群的5年及10年卒中发生风险，同时兼具卒中教育功能。

4. 房颤患者缺血性脑卒中发生风险评估表

CHADS$_2$评分量表（表6-2）是目前应用最为广泛的预测非瓣膜性房颤患者发生缺血性脑卒中风险的评分量表。0分为低危组，可不给予抗栓治疗；1分为中危组，可不抗栓或使用1种口服抗凝剂或阿司匹林治疗；2分以上为高危组，建议给予抗凝剂治疗。CHADS$_2$评分相对简单，方便应用，能较好地识别高危脑卒

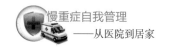
中患者，但对低危脑卒中患者的评估不够细致。后来经过研究推出了 CHA_2DS_2-VASc 评分量表（表 6-3）。该评分量表预测脑卒中风险与 $CHADS_2$ 评分量表相比并无太大优势，但 CHA_2DS_2-VASc 评分量表更易于识别真正低危的房颤患者。0 分为低危组，可不给予抗栓治疗；1 分为中危组，可不抗栓或使用 1 种口服抗凝剂或阿司匹林治疗；2 分以上为高危组，推荐使用口服抗凝剂治疗。

表 6-2　$CHADS_2$ 评分量表

危险因素	分数
既往充血性心衰	1
高血压病史	1
年龄在 75 岁及以上	1
糖尿病	1
TIA / 脑卒中病史	2

表 6-3　CHA_2DS_2-VASc 评分量表

危险因素	分数
心功能衰竭	1
高血压病史	1
年龄在 75 岁及以上	2
年龄在 65 ~ 74 岁	1
糖尿病	1
脑卒中病史 / TIA / 血栓栓塞	2
女性	1
血管性疾病（包括既往心肌梗死、主动脉斑块、周围动脉疾病）	1

5. ABCD 评分系统

ABCD 评分系统（表 6-4）用于预测缺血性脑卒中及 TIA 后 7 d 内脑卒中的复发风险。早期识别高危患者有助于尽早开展脑卒中二级预防。

表 6-4　ABCD 评分系统

项目	描述	ABCD	ABCD 2	ABCD 3-I
年龄	60 岁及以上	1	1	1
血压	收缩压大于 140mm Hg 和（或）舒张压大于 90 mmHg	1	1	1

续表

项目	描述	ABCD	ABCD 2	ABCD 3-I
临床特征	一侧肢体无力	2	2	2
	不伴无力的言语障碍	1	1	1
症状持续时间	60 min 以上	2	2	2
	10~59 min	1	1	1
糖尿病	有	—	1	1
双重 TIA 发作	7 d 内至少发作 2 次	—	—	2
影像学检查	同侧颈动脉狭窄率高于 50%	—	—	2
	磁共振弥散加权成像呈高信号			2

注：ABCD 评分系统总分为 6 分，3 分及以下为低危，3 分以上为高危；ABCD 2 评分法总分为 7 分，4 分以下为低危，4~5 分为中危，5 分以上为高危；ABCD 3-I 评分法总分为 13 分，3 分及以下为低危，4~7 分为中危，8 分及以上为高危。

6. Essen 卒中风险评估量表

Essen 卒中风险评估量表（表 6-5）是一个简便、易于临床操作的 9 分量表，该量表来源于氯吡格雷与阿司匹林对比用于缺血事件高危患者的国际多中心随机双盲试验。

表 6-5 Essen 卒中风险评估量表

危险因素	评分
年龄在 65~75 岁	1
年龄大于 75 岁	2
高血压	1
糖尿病	1
既往心肌梗死	1
其他心血管疾病（除外心肌梗死和房颤）	1
周围动脉疾病	1
吸烟	1
既往缺血性脑卒中或 TIA	1

注：0~2 分为脑卒中复发低风险患者，3~6 分为脑卒中复发高风险患者。

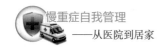
7.SPI-Ⅱ评分量表

SPⅠ-Ⅱ评分量表（表6-6）是用于评估脑卒中患者的长期复发风险，其预测脑卒中复发与 Essen 评分量表预测作用相近，但二者对缺血性脑卒中复发风险的预测作用有限。

表6-6 SPI-Ⅱ评分量表

危险因素	分值
年龄大于 70 岁	2
重度高血压	1
糖尿病	3
冠心病	1
充血性心衰	3
既往脑卒中	3
脑卒中（非 TIA）	2

注：0～3分为低危，4～7分为中危，8～15分为高危。

四、脑卒中的诊断和治疗

脑卒中的救治效果具有极强的时间依赖性，急性期脑卒中患者若能得到及时、有效的治疗，可大大降低其病死和致残的风险。对于缺血性脑卒中，溶栓治疗可以使 13% 的患者迅速痊愈，20% 的患者病情显著改善；取栓可以使 50% 的患者病情改善。但溶栓和取栓都有严格的时间窗，每延误 1 min，就会有 190 万个脑细胞死亡。但是我国目前缺血性脑卒中溶栓率仅为 7%，提高脑卒中急救意识至关重要。

（一）脑血管病症状的早期识别

常用脑卒中早期快速识别方法如下。

1.中风"1-2-0"三步识别法

"1"是指"看到 1 张脸（口角歪）"，"2"是指"查两只胳膊（一侧不能抬）"，"0"是指"聆（零）听语言（说话不清楚）"。若发现异常，应立刻拨打急救电话 120。

2.FAST 快速评估

"F"（Face）脸部：让患者微笑一下，如果微笑时面部不对称，提示患者面瘫。

"A"（Arm）手臂：让患者双手平举，如果 10 s 内一侧肢体下落，提示肢体瘫痪。

"S"（Speech）语言：让患者说一句较长的话，如果不理解、说话有困难或者找不到词，提示语言障碍。

"T"（Time）时间：上述症状为疑似脑卒中，请立即拨打120。

3.BEFAST 快速识别

在 FAST 基础上增加了平衡障碍和视力障碍，以免遗漏后循环梗死的患者。"B"（Balance）是指平衡：平衡或协调能力丧失，突然出现步态不稳；"E"（Eyes）是指眼睛：突发的视力变化，视物困难；"F""A""S""T"同上。

（二）缺血性脑卒中的救治

1. 卒中绿色通道

一旦疑似脑卒中应立即前往最近的卒中中心。在卒中中心可进入医院内的卒中绿色通道：先救治，后缴费；检查、取药优先。国家卫生健康委脑卒中防治工程委员会要求卒中中心从患者进入医院到静脉溶栓开始用药的时间（DNT）在 60 min 以内，取栓患者从进入医院到穿刺成功的时间（DPT）在 90 min 以内。

2. 静脉溶栓治疗

静脉溶栓治疗是最为有效的恢复脑血流的措施。在发病 4.5 h 内有适应证的缺血性脑卒中患者可用重组组织型纤溶酶原激活剂（rt-PA）（如阿替普酶），发病 6 h 内可用尿激酶静脉溶栓治疗。

3. 急诊血管内手术治疗

急诊血管内手术治疗包括桥接、机械取栓、血管成形和支架术，用于大血管病变患者，通过血栓抽吸、支架取栓等方式实现血管再通。可与溶栓治疗联用，发病 6 h 内的患者可行桥接（先溶栓后血管内治疗）和血管内取栓；发病 6～24 h 的患者，经过多模影像评估，符合适应证的患者可行血管内手术治疗。

4. 缺血性脑卒中的其他急性期治疗

溶栓、取栓患者术后应密切观察病情变化，按时间节点进行评分，评估有无再梗死或出血现象。无论是否溶栓或取栓，都应密切观察患者症状和体征的变化，预防和处理可能发生的进展性脑卒中。除了血压、血糖的管理，还需进行抗血小板和调脂治疗，重症患者需入住 ICU 监测生命体征，降颅内压，防止并发症。丁苯酞（注射液和胶囊）可开放侧支循环、保护线粒体；依达拉奉（依达拉奉右莰醇）可清除自由基、抗兴奋性氨基酸毒性，二者都被证实可改善缺血性脑卒中患

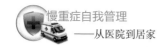
者的神经功能，改善预后。

（三）出血性脑卒中的急性期治疗

行头部 CT 确诊为脑出血或蛛网膜下隙出血的患者应尽快转至有治疗条件的神经外科或神经内科。急性期控制血压和稳定生命体征，尽快明确病因，根据病情采取保守或手术治疗：脑出血进行微创穿刺引流术或开颅手术；蛛网膜下隙出血针对动脉瘤等病因进行血管内治疗或夹闭术治疗以防再出血，同时积极控制相关并发症。

五、脑卒中的早期康复治疗

据报道，我国每年新发脑卒中患者约 240 万，而脑卒中后 70%～80% 的存活者遗留瘫痪、失语、认知功能障碍等。卒中康复是经过循证医学证实的对降低致残率最有效的方法。以下介绍患者稳定期或居家康复时的主要治疗措施。

（一）体位摆放的技术规范

（1）仰卧位：患者仰卧位，头部枕于枕头上，不要使胸椎屈曲。患侧肩胛骨下方放置 1 只枕头，使肩前伸、肘部伸展、腕背伸、手指伸开；患侧臀部及大腿下面放置 1 只枕头，防止患侧腿外旋；患侧下肢呈伸展位。

（2）患侧卧位：采取患侧卧位可以增加对患侧的刺激，并使患侧拉长，从而减少痉挛，此时健侧手可以自由活动。正确的患侧卧位是头部稍前屈，躯干稍向后倾，后背用枕头稳固支持；患侧上肢前伸，与躯干的角度不小于 90°，手心向上，手腕被动背伸；患侧下肢伸展，膝关节稍屈曲。

（3）健侧卧位：健侧卧位有利于患侧的血液循环，可减轻患侧肢体的痉挛，预防患侧肢体水肿。采取健侧卧位时，头仍由枕头支持，以确保患者舒适；躯干与床面保持直角，不要向前成半俯卧位；患侧上肢由枕头在前面垫起，上举约 100°；患侧下肢向前屈髋、屈膝，并完全由枕头垫起，足不能悬在枕头边缘。健侧肢体放在床上，取舒适的体位。

（二）床上被动运动的技术规范

1. 上肢关节被动运动的技术规范

（1）肩关节屈曲：治疗师一手扶于患侧肩部，另一手持患侧腕部，向前、向上抬起患侧上肢。注意伸直患者肘关节，且患者肩关节不要内旋。

（2）肩关节外展：患者仰卧，治疗师一手扶住患侧肩部，另一手持患侧腕部，在水平方向将患侧上肢向外活动。注意保持患者肘关节伸直，扶于患者肩部的手轻轻向下压肱骨头。

（3）肘关节伸展：患者仰卧，治疗师一手握住其患侧上臂，另一只手握住患侧腕部，将患者肘关节由屈曲位拉至伸展位。注意保持患者患侧腕关节伸直。

（4）前臂旋后：患者仰卧，肘关节屈曲90°，治疗师一手握住肘关节上部，另一手把持患侧腕部，使患侧前臂直立于床面，做由内向外的旋转动作。注意保持患侧腕关节伸直。

（5）腕关节背屈及手指伸展：患者仰卧，肘关节屈曲90°，治疗师一手以拇指将患者患侧拇指伸直，其余四指握住患侧拇指根部与腕部之间；另一手将患者患侧手其余四指伸直，使患侧前臂直立于床面，双手同时向下压患者患侧手。

2. 下肢关节被动运动的技术规范

（1）髋关节及膝关节屈曲：患者仰卧，治疗师一手放在患侧腘窝部，另一手握住患侧足跟，以前臂抵住患侧脚掌，使患者踝关节与小腿呈90°；上抬小腿，使髋关节及膝关节屈曲。

（2）髋关节伸展：患者双手交叉握，健侧卧位，双肘前伸，膝关节屈曲。治疗师坐于床边，以腰部顶住患者臀部，一手托住患侧膝关节，另一手托住患侧足跟，水平向床外活动，完成患者髋关节伸展。

（3）髋关节旋转：患者仰卧，髋关节屈曲90°，膝关节也屈曲90°。治疗师一手扶住患侧膝关节，另一手扶住患侧足跟，将足跟向内侧转，使髋关节外旋；然后将足跟向外侧转，使髋关节内旋。注意旋转时应固定患侧膝关节。

（4）髋关节外展：患者仰卧，下肢伸展，治疗师一手托住患侧膝关节后侧，另一手从踝关节内侧托住患侧足跟，然后水平向外活动，使髋关节外展。注意保持患者患侧膝关节伸直。

（5）踝关节背屈：患者仰卧，下肢伸展，治疗师一手扶于患侧踝关节上方，另一手扶于患侧足跟部，以前臂抵住患者脚掌，扶于足跟部的手向患者头部方向用力压，使患者踝关节背屈。

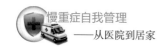
（三）床上翻身及移动的技术规范

1. 辅助患者向患侧翻身的技术规范

患者仰卧，抬起健侧下肢向前摆动，健侧上肢也向前摆动。治疗师将一只手放在患侧膝上，促进患侧腿向外旋，完成翻身后将患侧肢体摆放在正确的位置。

2. 辅助患者向健侧翻身的技术规范

患者双手交叉握在一起支持患侧上肢，患侧下肢屈曲，治疗师双手分别置于患侧臀部和足部，用适当的力量将患者翻向健侧，再将患侧肢体放在正确的位置。

3. 患者独立向患侧翻身的技术规范

患者仰卧，双手交叉握，健侧上肢带动患侧上肢伸展；健侧下肢屈曲，患侧下肢伸直。双上肢先摆向健侧，再摆向患侧，可重复摆动，当摆向患侧时，顺势将身体翻向患侧。

4. 患者独立向健侧翻身的技术规范

患者仰卧位，将健侧腿置于患侧腿下方，双手交叉握，向上伸展上肢，左右摆动，当摆至健侧时，顺势将身体翻向健侧，同时以健侧腿带动患侧腿，翻向健侧。

5. 辅助患者向侧方移动的技术规范

患者腿屈曲，足放在床上，抬臀，并向一侧移动；治疗师可在患侧协助；然后患者将肩向同样方向移动，最后将双腿向同样方向移动，使身体成直线。

6. 辅助患者向前方或后方移动的技术规范

患者坐于床上，先把重心移到一侧臀部，对侧臀部抬起并前移，然后将重心转移到前移的臀部，另一侧臀部再抬起并前移；治疗师可站在其患侧，用手把住患侧大腿外侧根部，帮助患者转移重心。应用同样的方法，可让患者两侧臀部交替后移。

（四）从床转移到椅的技术规范

1. 辅助患者从床转移到椅的技术规范

患者坐于床边，双足平放地上。治疗师面对患者，以自己的双膝抵住患者双膝，将患者前臂放在自己的肩上，把自己的手放在患者的肩胛部。抓住肩胛骨的内侧缘，使患者向前，将其重心前移至其足上，直到患者臀部离开床面，以健侧足为轴，使臀部对准椅面，协助患者缓慢坐在椅子上。

2.部分辅助患者从床转移到椅的技术规范

患者有部分主动运动时，在患者前面放一把椅子，椅子与患者之间有足够的距离，患者双手交叉握，放在上面时，头部前伸能超过足，治疗师抓握患者的臀部，协助其从床上抬起臀部并站起，然后转坐到椅子上。

3.患者主动从床转移到椅的技术规范

患者借助前面的椅子，将交叉握的双手主动向前、向下伸，当重心置于双足上时，抬起臀部，躯干顺势站起，重心落于健侧腿上，转身，使臀部对准椅面慢慢坐下。

4.患者在椅子的坐姿

使用合适的椅子，保持直立的坐姿。如果椅子的靠背使脊柱屈曲，可在患者背后放一块硬板，协助其保持直立的坐姿。上肢应放在前面的桌子上，双手交叉握，肘部尽量伸直。

（五）从坐到站的技术规范

1.协助患者站起的技术规范

患者取坐位，双足平放地上，交叉握的双手放在前面的椅子上，椅子所放位置应使患者的手放在上面时两肘能伸直，头向前能超过足。治疗师站在患者患侧，一手将患侧膝部向前拉，另一手放在对侧髋部帮助患者抬起臀部，完成站立。

2.患者独立站立训练的技术规范

患者的手分开平放在椅子上，重心前移置于双足，抬起臀部。最后患者可以不用椅子，双手向前伸直，或双上肢稍向前摆动，练习由坐到站。

（六）行走训练的技术规范

1.步行训练前应具备的条件

患者要完成站立、平衡和重心转移的训练，同时还要掌握屈膝、屈踝、伸髋屈膝、伸髋屈膝屈踝、患侧腿的负重、扶持站立下患侧腿的摆动，以及患侧腿负重、健侧腿前后摆动等步行前的训练。

2.帮助患者屈膝练习的技术规范

患者俯卧位，治疗师一手握住患者患侧腿踝部，另一手放在患者臀上，帮助患者练习屈膝。

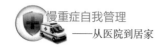
3. 帮助患者屈踝练习的技术规范

患者仰卧，患侧足支撑在床上，治疗师用一只手向下压患者踝关节，另一只手将患者足和足趾提至充分背屈，并呈外翻位。

4. 帮助患者伸髋屈膝练习的技术规范

患者仰卧，治疗师一手托住患者患侧足，让患者屈膝并将患侧下肢放在床沿以下，此时患者已伸髋，然后治疗师再协助其将患侧足放回原位。可逐步过渡到患者主动进行练习。

5. 帮助患者伸髋屈膝屈踝训练的技术规范

患者仰卧，将患侧腿屈膝垂于床边，伸髋，治疗师托患侧足于背屈位，将足推向患者头的方向，协助患者在不屈髋的情况下继续屈膝和背屈踝。

6. 帮助患者患侧腿负重训练的技术规范

（1）帮助患者用患侧腿站立，骨盆呈水平位，将健侧足放在患侧腿前面，与患侧足成直角。

（2）患者健侧足放到患侧腿足跟后面，并与之成直角。

（3）治疗师用双手控制好患者骨盆，患者患侧腿负重并防止膝关节过伸，让健侧腿的脚划"8"字。

（4）治疗师用大腿内侧夹住患者患侧腿膝部，一手帮助患者伸髋，另一手控制患者患侧躯干，患者将健侧腿抬起。

7. 帮助患者站立时患侧腿向前迈步的技术规范

治疗师站在患者患侧后方，双手扶持其骨盆，患者躯干保持竖直。患者用健侧手扶住栏杆，重心移至健侧腿，膝关节轻度屈曲，治疗师扶持其患侧骨盆，帮助患侧骨盆向前下方运动，并防止患侧腿迈步时外旋。

8. 帮助患者站立时健侧腿向前迈步的技术规范

治疗师站在患者患侧后方，一手放置在患侧腿膝部，防止患者健侧腿迈步时膝关节突然屈曲以及发生膝反张；另一手放置在患侧骨盆部，以防其后缩。患者躯干竖直位，健侧手扶住栏杆，重心前移，健侧腿开始时只迈至患侧腿平齐位，随着患侧腿负重能力的增强，健侧腿可适当超过患侧腿。

9. 帮助患者练习行走的技术规范

治疗师位于患者患侧，一手握住其患侧手，使手指伸展、腕背屈，并使患侧肩保持外旋位；另一手通过患者腋下放于患者胸前，使患者保持躯干竖直并向前行走。治疗师也可在患者后方，双手扶持其骨盆进行步行训练。

（七）个人卫生训练的技术规范

个人卫生训练包括洗手和脸、拧毛巾、刷牙、梳头、化妆、刮胡子、修剪指甲等。学习适应或代偿方法，如开瓶盖时将容器夹在两腿之间；拧毛巾时将毛巾绕在水龙头上，用健手操作。学会使用适应性辅助用具，如刷子和牙刷可固定在水池边，用于洗手、洗指甲和刷牙；大号指甲刀固定在木板上有利于修剪健侧手指的指甲；改造后的细毛刷放在洗手池壁上，以健手带动患侧手在毛刷上来回刷洗。

（八）辅助用具使用的技术规范

为了提高脑卒中患者自身能力，使其较省力、省时地完成一些本无法完成的日常生活活动，可选择使用辅助用具。如平衡功能较好的患者可使用手杖，平衡稍差的患者可使用助行器。

1. 利用手杖练习走路

原则是先用四足杖，走稳后改用三足杖，三足杖走稳后改用单足杖。也可由四足杖直接改为单足杖。

2. 利用助行器练习走路

（1）三点步行：绝大部分偏瘫患者的步行顺序为伸出助行器，然后迈出患足，再迈出健足；少数患者为伸出助行器，迈出健足，再迈出患足。

（2）两点步行：即同时伸出助行器和患足，再迈出健足。这种方法步行速度快，适合偏瘫程度较轻、平衡功能好的患者。

（九）康复训练的注意事项

1. 主动训练的注意事项

衣着宽松舒适，不妨碍运动；运动前后要放松肌肉；运动时用力要柔和、缓慢，循序渐进，以不加剧患者的劳累和疼痛为度。

2. 被动训练的注意事项

患者应处于舒适的体位，肢体充分放松；关节被动活动的顺序应从近端至远端；关节被动活动时，应固定或撑托好肢体，以便充分活动肢体远端；撑托或抓握肢体的手应尽可能靠近关节，在活动中可对关节稍加牵拉，结束活动前对关节

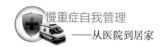
稍加挤压；动作应缓慢、柔和、平稳，活动范围逐步加大，切忌暴力，以免造成新的损伤或引起反射性痉挛。一般应在无痛范围内进行，加大关节活动范围时，可能会出现酸痛或轻微疼痛，应以患者能忍受、不引起肌肉反射性痉挛为度。

参考文献

[1] WANG P, WANG Y, ZHAO X, et al. In-hospital medical complications associated with stroke recurrence after initial ischemic stroke: A prospective cohort study from the China National Stroke Registry [J]. Medicine, 2016, 95（37）: 4929.

[2] PAN Y, JING J, CHEN W, et al. Risks and benefits of clopidogrel-aspirin in minor stroke or TIA: Time course analysis of CHANCE [J]. Neurology, 2017, 88（20）: 1906-1911.

[3] YAN F, YI Z, HUA Y, et al. Predictors of mortality and recurrent stroke within five years of intracerebral hemorrhage [J]. Neurological research, 2018, 40（6）: 466-472.

[4] MESCHIA J F, BUSHNELL C, BODEN-ALBALA B, et al. Guidelines for the primary prevention of stroke: a statement for healthcare professionals from the American Heart Association/ American Stroke Association [J]. Stroke, 2014, 45（12）: 3754-3832.

[5] 常丽英, 何小明, 曹学兵, 等. 脑卒中防治科普宣教专家共识 [J]. 卒中与神经疾病, 2021, 28（6）: 713-718.

[6] 黄久仪, 王文志. 脑血管健康管理与脑卒中早期预防专家共识 [J]. 中华健康管理学杂志, 2017, 11（5）: 397-407.

[7] 许予明. 中国缺血性脑卒中风险评估量表使用专家共识 [J]. 中华神经科杂志, 2016, 49（7）: 519-525.

[8] 严隽陶, 杨佩君, 吴毅, 等. 脑卒中居家康复上海地区专家共识 [J]. 上海中医药大学学报, 2020, 34（2）: 1-10.

[9] 中华医学会神经病学分会, 中华医学会神经病学分会脑血管病学组. 中国脑血管病一级预防指南 2019[J]. 中华神经科杂志, 2019, 52（9）:684-709.

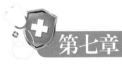

第七章

胸部手术术后并发症

胸外科围手术期气道并发症不但影响患者术后的顺利康复和生活质量，也是导致手术失败和死亡的主要因素。常见并发症如肺不张、肺炎、呼吸衰竭、肺栓塞等。本章从胸部手术术前准备及术后管理两大方面，详细介绍胸部手术术后患者并发症的预防与管理，为患者的康复打下基础。

肺部并发症是胸外科围手术期最常见的，严重影响术后患者的康复，甚至引起死亡。围手术期常见肺部并发症包括肺不张、肺水肿、肺炎、支气管炎、支气管痉挛、急性呼吸窘迫综合征（ARDS）、呼吸衰竭、肺栓塞等。研究显示，术后肺部并发症是胸部手术围手术期主要风险之一，发病率高达 5% ~ 40%，其中肺炎 19.5%、肺不张 8.4%、7 d 以上持续肺漏气 7% ~ 15%、胸腔积液 6.8%、肺水肿 5.5%、痰潴留 4.7%、呼吸衰竭 0.5% ~ 3.7%、ARDS 0.3%，导致患者住院时间延长 1 ~ 2 周。

一、术前准备

除急诊手术外，择期手术患者做好术前准备、了解手术过程及术后治疗要点有助于术后的康复，可减少并发症的发生。

（一）询问病史

术前，患者或患者家属应向医生全面、细致地介绍患者病史。尤其应注意介绍咳嗽、咳痰、呼吸困难、吸烟史、治疗史等情况。积极配合医师进行体格检查，

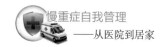
包括体型与外貌、呼吸情况（频率、模式）、胸部听诊、肺部叩诊和其他（如心脏听诊等）。

（二）术前健康教育

术前，患者或患者家属应主动了解手术相关内容。一般医护人员会进行健康教育，主要内容包括麻醉方式、手术过程及围手术期处理等内容。向患者详细介绍手术相关内容可以缓解患者的焦虑、恐惧情绪。为了术后更好的康复，医护人员会针对患者的手术特点介绍术后早期进食、早期活动方法等，请患者详细了解。

（三）术前戒烟、戒酒

吸烟是术后肺部感染的重要危险因素，可导致呼吸道黏液纤毛清除功能紊乱、分泌物增加。长期吸烟者发生气道炎症及肺部并发症的相对危险度明显高于非吸烟者。吸烟不仅显著增加术后心肺并发症发生率，还会增加围手术期死亡风险。术前戒烟时间越长，效果越好，一般建议术前至少戒烟4周。

戒酒可显著降低术后并发症的发生率。戒酒2周就可以显著改善血小板功能，缩短出血时间，一般建议术前戒酒4周。

（四）术前营养支持

术前医护人员会进行营养筛查。由各种原因引起的营养不良、贫血以及肥胖是手术后气道炎症及肺部并发症的危险因素，患者应配合医护要求改善全身营养状况。对长期营养不良、蛋白质消耗而造成严重贫血、水电解质失衡者，应积极予以纠正。

（五）术前禁食禁饮

术前须按照医护人员要求，严格执行禁食禁饮。不能擅自进食。禁食禁饮对手术并发症的预防以及术后康复具有重要意义，必须严格执行。

（六）术前肺功能检测及动脉血气分析

肺功能检测是目前胸外科手术前检查的常规项目，既能预测围手术期患者的并发症风险和远期生活质量，也能为手术决策提供客观依据。动脉血气分析是胸外科手术常用的术前评估手段，传统上认为患者术前存在高碳酸血症（即 $PaCO_2 >$ 45 mmHg）是术后不良事件的危险因素。以上两项一般为必查项目。

（七）呼吸功能训练

合并高危因素的患者，术前应至少进行为期1周的综合肺康复训练。肺康复训练包括物理康复和药物康复。建议患者术前进行以下几个方面的呼吸锻炼。

（1）深呼吸训练：在围手术期内进行深呼吸锻炼有助于术后康复。

（2）登楼训练：登楼训练可刺激呼吸中枢，使呼吸频率加快，肺容量加大，与此同时呼吸肌和呼吸辅助肌也得到了锻炼，有助于患者肺功能的改善。登楼的高度和时间根据患者的具体情况确定，以不加重患者疾病负担，同时达到锻炼效果为宜。

（八）心理支持

心理支持的首要目的是消除焦虑，使患者放松，建立战胜疾病的信心。可鼓励患者表达自己的感受，采用睡前听音乐等多种方式进行心理调节。心理支持的另一个目的是增强患者完成预康复运动和营养计划的信心。存在焦虑、抑郁风险的患者，可由心理医学科的医生进行有效干预。同时，对于有严重睡眠障碍的患者，应寻找其危险因素，控制焦虑、抑郁状态，建议患者术前采用多种形式的放松调节方法。

二、术后管理

（一）术后生活护理

术后患者一般多疼痛、虚弱，因身体功能还未恢复，易出现黑蒙、四肢无力、步态不稳等情况。应当采取护理措施有效降低活动时的风险，具体如下。

（1）保持地面清洁干燥，卫生间安装防滑设施。

（2）提供足够的照明设施。

（3）清除室内、床旁和走廊的通道障碍。

（4）将日常用品放在易取处。

（5）教会患者操作床头灯和呼叫器。

（6）活动的时候要有专人陪护。

（7）病号服大小合适，穿防滑鞋。

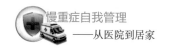
（二）术后体位管理

患者应取适当的体位，以免发生神经受压、压疮、间隔室综合征和形成深静脉血栓。必须要有防止损伤的设备（如凝胶垫、枕头、腋窝或胸部圆滚垫）。约束带应牢固但不应太紧，且不应置于浅表神经走行处或骨突起处。术后清醒患者采取半卧位有以下优点。

（1）半卧位能促进呼吸循环功能的恢复，增加肺活量，增加心脏血液输出量，促进血液循环，提高血液中氧含量，改善全身缺氧情况。

（2）半卧位有利于积液引流，降低机体的炎症反应。

（3）半卧位可以避免胃内容物经胃食管返流至咽喉部而引起误吸。

（三）保证安全的前提下早期活动

术后不及时下床活动与术后并发症的高发病率和住院时间的延长密切相关。患者留置胸腔引流管、导尿管、持续静脉输液和伤口疼痛等是影响患者术后活动的主要因素。由医务人员评估后，鼓励患者术后早期活动是术后康复的重要内容。早期活动既可预防下肢静脉血栓，又可以促进排痰，促进肺膨胀，增加肺容积，降低术后肺部并发症的发生。鼓励患者无头晕、体力允许的情况下尽早下床活动。手术当天，鼓励患者双下肢床上活动。手术第 2 天，可根据患者体力鼓励其下床活动。

（四）尽早拔除导尿管

根据手术的性质和持续时间以及围手术期体液监测的需要，导尿管选择性地用于手术患者。外科患者中，80% 尿路感染由留置导尿管引起。建议一般术后 24 h 后应拔除导尿管，术中麻醉状态下留置的导尿管要求手术当天拔除，以实现患者早期下床活动。但患者及其家属不能擅自拔除导尿管，应由医护人员评估后，由医护人员执行。

（五）有效咳嗽

咳嗽是一种呈突然、爆发性的呼气运动，以清除气道分泌物。咳痰是借助支气管黏膜上皮纤毛运动、支气管平滑肌的收缩及咳嗽反射，将呼吸道分泌物从口腔排出体外的动作。

1. 咳嗽、咳痰的体位

（1）患者在床上咳嗽、咳痰时，采用向前弯腰坐位的同时盘腿。

（2）卧床咳嗽、咳痰时，患者屈膝侧卧位。屈膝侧卧位比半卧位好。

（3）坐着咳嗽、咳痰时，让患者坐在椅子上或床边，双脚着地，身体稍前倾，两肩稍向内弯，头稍向下，双手环抱1个枕头放于胃部。

2. 有效的咳嗽、咳痰方法

（1）患者尽可能采用坐位，进行深而慢的呼吸5～6次后，深呼吸至膈肌完全下降，屏气3～5 s，继而缩唇（噘嘴），缓慢地通过口腔将肺内气体呼出（胸廓下部和腹部应该下陷），在深吸1口气后屏气3～5 s，身体前倾，从胸腔进行2～3次短促有力的咳嗽，咳嗽的同时收缩腹肌，或用手按压上腹部，帮助痰液咳出。也可让患者取俯卧屈膝位，借助膈肌、腹肌收缩，增加腹压，咳出痰液。

（2）经常变换体位有利于痰液咳出。

（3）对胸痛不敢咳嗽的患者，应避免因咳嗽加重疼痛，如胸部有伤口可用双手或枕头轻压伤口两侧，使伤口两侧的皮肤及软组织向伤口处皱起，可避免咳嗽时胸廓扩展牵拉伤口而引起疼痛。

（六）围手术期疼痛管理

疼痛限制患者体位变化，无法有力或有效咳嗽，痰液及气道内分泌物不能充分排出，从而增加肺不张和肺部感染的发生风险。疼痛管理是保证术后镇痛效果的重要环节，在实施时应强调个体化镇痛，现阶段一般提倡预防性镇痛和多模式镇痛联合应用。建议患者使用镇痛泵，但因患者体质不同，对镇痛药物的反应也不一样，患者应将疼痛的性质及使用镇痛药物后的效果告知医护人员。当疼痛突然加剧或突发异常位置疼痛时应及时告知医护人员。

（七）静脉血栓栓塞及肺栓塞预防

静脉血栓栓塞症（VTE）是患者术后住院期间的常见并发症和围手术期死亡原因。胸外科术后深静脉血栓形成（DVT）的发生率为0.4%～51%，肺栓塞发生率为1%～5%，其中有2%的患者甚至会遭遇致死性肺栓塞。鼓励患者术后尽早下床活动，自主的腿部运动（如抬腿）有助于预防下肢DVT。对于病情严重、手术创伤大、活动困难或需要长期卧床的患者，可借助外力辅助进行被动腿部运动。也可以在患者入院时至术后完全恢复自主活动期间使用机械性VTE预防措施（如使用梯度弹力袜、间歇性充气加压装置和足部脉冲装置）。对于大出血风险低的患

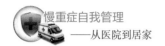
者，应当加用低分子肝素或肝素进行药物预防。

（八）胸腔引流管管理

胸腔引流管留置的主要作用是维持胸腔负压，引流术后胸腔积气、积液。引流管留置期间要妥善固定，避免牵拉，保证引流通常，避免引流液倒流，防止发生感染。术后常规需留置引流管，在无漏气、肺复张良好的情况下应早期拔除引流管。

（九）术后恶心呕吐的预防

恶心呕吐是术后常见的问题。患者发生恶心呕吐的危险因素主要包括术前恶心呕吐、晕动病病史、吸烟、年龄、化疗所致恶心呕吐、麻醉、手术类型等，症状缓解或治疗后一般无后遗症。患者发生呕吐时，在安全给药的前提下应注重心理护理，观察患者病情变化，防止误吸的发生。

参考文献

[1] SCOTT W J, ALLEN M S, DARLING G, et al. Video-assisted thoracic surgery versus open lobectomy for lung cancer: a secondary analysis of data from the American College of Surgeons Oncology Group Z0030 randomized clinical trial [J]. The Journal of thoracic and cardiovascular surgery, 2010, 139（4）: 976-981.

[2] LAI Y, HUANG J, YANG M, et al. Seven-day intensive preoperative rehabilitation for elderly patients with lung cancer: a randomized controlled trial [J]. The Journal of surgical research, 2017, 209: 30-36.

[3] CHRISTENSEN T D, VAD H, PEDERSEN S, et al. Venous thromboembolism in patients undergoing operations for lung cancer: a systematic review [J]. The Annals of thoracic surgery, 2014, 97（2）: 394-400.

[4] 车国卫, 吴齐飞, 邱源, 等. 多学科围手术期气道管理中国专家共识（2018 版)[J]. 中国胸心血管外科临床杂志, 2018, 25（7）: 545-549.

[5] 王天佑. 胸外科围手术期肺部并发症防治专家共识 [J]. 中华胸心血管外科杂志, 2009(4):217-218.

[6] 支修益, 刘伦旭. 中国胸外科围手术期气道管理指南（2020 版)[J]. 中国胸心血管外科临床杂志, 2021, 28（3）: 251-262.

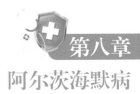

第八章

阿尔茨海默病

一、疾病介绍

（一）定义

阿尔茨海默病（Alzheimer's disease, AD），俗称老年痴呆症，是一种常见的、隐匿起病的、由于脑内神经结构发生病变而引起的认知障碍，属于中枢神经退行性疾病，也是老年痴呆中最常见的类型。临床上以记忆障碍、失语、失用、失认、视空间技能损害、执行功能障碍以及人格和行为改变等全面性痴呆表现为特征。

目前中国约有 1000 万例 AD 患者，AD 和相关痴呆已经上升为中国国民的第五位死亡原因。

（二）病因

目前 AD 的病因尚不明确，普遍认为是一组异质性疾病，在多种因素（包括生物因素和社会心理因素）的作用下才发病，可能与遗传、环境因素相关。

（三）危险因素

（1）无法调控的危险因素：比如年龄、性别、家族史和遗传因素。年龄增长为 AD 的最大危险因素。此病非正常的衰老表现，但年龄的增长会导致患病率增加。据统计，65 岁之前的早发型 AD 还不超过 5%，而 65 岁之后的晚发型 AD 超过了 95%。女性患者比男性多，可能与女性寿命较长有关，也可能与绝经后激素水平改变有关。有家族史的老年人发病率明显较高，特别是若一级亲属（父母/兄弟姐妹）中发现此病，则罹患该病的概率明显升高。遗传因素对发病也有较大的影响。唐氏综合征患者罹患该病的危险性增加，并且发病时间较正常患者提早

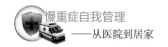
10～20年。

（2）可以调控的危险因素：高血压、高血脂、肥胖、糖尿病、动脉硬化等心血管疾病，吸烟和嗜酒等不良生活习惯。保持开朗乐观的生活态度、鼓励老年人和家人朋友多交流、积极参加社交活动和保持适度的体育活动。

二、临床症状及分期

（一）常见临床症状

AD起病隐匿，症状进行性加重。临床上常分三大核心症状（表8-1），三大核心症状之间紧密联系且相互影响。

表8-1　AD的三大核心症状

核心症状	类型	具体内容、项目或表现
日常生活能力下降	基本日常生活能力	如厕、进食、穿脱衣、梳洗、行走和洗澡等
	工具性日常生活能力	使用电话、购物、备餐、做家务、洗衣、独自乘公交车、遵嘱服药和自理等
精神行为改变	情感淡漠/漠不关心	对日常活动和自我管理关注度下降，社交活动、面部表情、言语交流、情感反应明显减少，动机缺乏等
	激越/攻击	身体的攻击行为如抓、咬、踢等；身体的非攻击行为如尖叫、抵抗、防御、自我保护动作等；非攻击性言语；攻击性言语
	抑郁/心境恶劣	低落、悲观、无助感、无望感等消极情绪
	焦虑	反复询问即将发生的事情，害怕独处，也有患者表现为害怕人群、旅行、黑暗或洗澡等
	易激惹/情绪不稳	容易发火，心情很容易变化，异常缺乏耐心等
	情感高涨/欣快	过于高兴，感觉过于良好，对别人并不觉得有趣的事情开怀大笑，存在与情景场合不符的欢乐等
	食欲和进食障碍	体重增加或减轻，喜欢的食物发生变化等
	睡眠/夜间行为	昼夜节律紊乱，夜间觉醒次数增加，快速眼动期睡眠行为障碍等
	幻觉	包括视幻觉和听幻觉，以视幻觉多见，常见的视幻觉为凭空看见家中有人，或看见死去的亲人等

续表

核心症状	类型	具体内容、项目或表现
精神行为改变	妄想	认为物品被窃，住的房子不是自己的家，配偶（或照料者）是冒充的，自己会被遗弃以及配偶不忠等
	异常运动行为	整天漫无目的地走或跟随照料者，晚间要求外出等
	脱抑制	行为突兀，如与陌生人说话自来熟、不顾及他人感受或出现某些异于社会道德的行为等
认知功能下降	学习与记忆	即刻记忆，近事记忆等
	语言	运动性语言，感觉性语言等
	执行能力	计划，决策，工作记忆，反馈或纠错能力，习惯抑制，灵活性等
	复合性注意	持续注意，分配性注意，选择性注意，处理速度等
	视结构 - 知觉能力	结构，视感知觉等
	社会认知	情绪识别，心理推测，行为调控等

（二）病程进展

在疾病的早期阶段，记忆丧失可能因症状较为轻微而无法识别或可归咎于良性健忘。一旦记忆力损失已引起患者或配偶的注意，此时患者的记忆测试已较标准记忆测试明显降低。中期阶段，患者无法工作，很容易迷失和困惑，需要日常监督。患者开始出现语言障碍，首先是命名障碍，如无法叫出近亲属的名字、无法叫出常见日用品的名字；然后是理解能力下降；最后是语言流畅度下降，无法完整、流畅地表达。在疾病的后期阶段，有些患者可保持活动，但这种活动是漫无目的的，患者不知道自己为什么要做这些动作，要去做什么事情，直至丧失判断和推理能力。终末期的患者可变得强直、迟钝，大小便失禁，卧床不起，最终常常因营养不良、继发感染、肺栓塞、心脏病、压疮等并发症而危及生命。

（三）诊断方式

一旦出现上面的临床症状或者存在各种危险因素，建议及时至专业医院的神经内科就诊，早诊断，早治疗，早预防。

（四）血管性痴呆与 AD 的区别

两者都是老年期常见的痴呆，临床表现有不少类似之处。主要区别在于血管

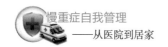
性痴呆认知功能恶化有明显的阶段性，并且和脑血管事件在时间上有明确的相关性，例如某次脑卒中后突然不认识家人；而 AD 认知障碍往往是渐进式的，例如患者记忆力越来越差。

三、治疗

目前尚无治疗 AD 的特效药或者能逆转 AD 的药物。非药物治疗联合药物治疗、加强家庭护理等可以减轻或延缓症状进展。

由于 AD 患者认知功能减退，以致影响正常工作和生活，所以应该建立和加强日常习惯，以及尽量减少需要记忆的任务，有利于改善生活质量。

（一）药物治疗

AD 患者应积极求医，获得专业的指导。目前，有 5 种药物获得美国食品药品监督管理局批准用于改善 AD 患者的临床症状，分别是胆碱酯酶抑制剂——多奈哌齐、卡巴拉汀、加兰他敏，谷氨酸受体拮抗剂——美金刚，靶向 β 淀粉样蛋白——阿杜那单抗。药物治疗的目的在于改善认知功能，延缓疾病进展。

（二）呼吸治疗

一般来说，AD 患者不一定会有呼吸治疗需求，但在照护上需要特别留意，避免过度喂食或逼食，否则可能导致呕吐、食物误吸入呼吸道，形成吸入性肺炎。部分患者可能存在吞咽障碍，导致吸入性肺炎，可以加强气道湿化和排痰处理。

（三）物理治疗

许多研究显示，运动是延缓失智最有效的方法，尤其针对 65 岁以下的患者。认知功能虽然退化，但身体活动功能仍然正常，因此安排合适的锻炼尤其重要。平时可改变生活方式，将体能活动融入日常生活。例如能走路到达的地方就不坐车，膝盖可耐受的状况下多爬楼梯、多跳广场舞等。另外，也可到医院的物理治疗门诊，在治疗师的指导下借助机械做主动或被动运动。

1.常见运动类型介绍

（1）主动运动：散步，跑步，骑自行车，练习瑜伽、八段锦或使用弹力带、瑜伽球等。

（2）被动运动：床上功率自行车、全关节主动或被动运动（由家属协助执行）、神经肌肉低频电刺激（需要时，在医生的评估下使用）。

（3）其他建议运动项目：增加运动力量的项目，如丢沙包；放松肌肉的运动，如散步；提升肌肉耐力的运动，如快步走；提升平衡力的运动，如单脚站立等。

2. 维持社交活动

鼓励参与社交活动，减少在家中独处的时间。建议患者去到室外与邻里聊天、下棋、打牌等；体力可负荷者可参加各种兴趣班，如书法班、棋艺班等，增加患者生活满意度，在培养兴趣爱好的同时也可以促进大脑活动。若因体力不足、家属无法陪护而不便自行外出者，可在家中听收音机、看益智节目、玩猜谜游戏、大声阅读等，进行刺激大脑活动的活动，避免疾病快速恶化。

（四）营养支持

AD 患者目前药物治疗的效果还不太理想，积极采用非药物的治疗方式以及对生活习惯的教育和干预对预防疾病的发生和延缓疾病进展具有较好的帮助。营养治疗是非常关键的环节。AD 患者普遍存在营养不良，而营养不良又会降低患者的生活能力，从而加速病情进展。

总体来说，没有证据表明单独补充抗氧化物、多不饱和脂肪酸、叶酸、维生素 B_{12} 等营养元素有利于改善或延缓认知功能的下降。因此还是推荐 AD 患者选择综合性饮食模式，均衡地摄入营养。建议 AD 患者多食新鲜的蔬菜水果、鱼类、五谷杂粮、豆类以及橄榄油、坚果，强调天然的、植物性食物，尤其推荐绿叶蔬菜和莓类水果，限制碳水化合物的摄入量，不提倡摄入较多的肉类和乳制品，以保护心脑血管系统和保护认知功能。轻度饮酒可以预防 AD 的发生，过量饮酒会加重 AD 的进展。进餐时可以搭配适量红酒，平时喝咖啡和茶有助于刺激大脑，有利于预防 AD 的发生和延缓疾病进展。

需要注意的是，AD 患者可能会时常遗忘日常生活中的细节，例如有些会忘记吃饭或喝水，有些则是重复用餐、暴饮暴食。这些行为可能导致营养摄取不足或过度，引起营养不良、肥胖抑或消化功能紊乱等。保持正常的体重尤其重要，患者家属应该提醒并协助患者按时进食并耐心照看，防止因吞咽问题引发吸入性肺炎甚至窒息危及生命安全。建议患者家属学会对吸入性肺炎的简单判断和处理以及发生窒息时的应急救护措施。

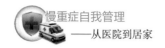
四、预防

AD 的预防分为 3 个级别，一级预防主要针对最早期无病理阶段，可进行超早期干预，主要是控制可调性风险因素以调节 AD 病理物质的正常代谢；二级预防主要针对 AD 临床前阶段，可延缓神经变性进程；三级预防主要针对已经出现轻度认知障碍的患者，以延缓痴呆的出现或进展速度。针对 AD 临床期人群的第三级预防措施收效甚微。对 AD 应该尽量做到早期发现、早期预防和控制。

风险评分通常用于预测一定时间内发生某个事件的后续风险。通过进行 CAIDE 痴呆风险评分（表 8-2）评估可以识别中年人 20 年后发生 AD 的风险。及早采取预防措施有利于降低 AD 的患病率。

表 8-2　CAIDE 痴呆风险评分

年龄	分数	总胆固醇	分数	体育锻炼	分数
40 ~ 47 岁	0	< 6.5 mmol/L	0	经常锻炼	0
47 ~ 53 岁	3	> 6.5 mmol/L	2	不常锻炼	2
53 ~ 65 岁	4			（经常锻炼指每周至少锻炼 2 次）	
受教育年限	分数	BMI 指数	分数	※20 年后发生痴呆的风险	
≥ 10 年	0	< 30 kg/m²	0	总分	风险概率
7 ~ 9 年	2	≥ 30 kg/m²	2	0 ~ 5 分	1%
0 ~ 6 年	3			6 ~ 7 分	1.9%
性别	分数	收缩压	分数	8 ~ 9 分	4.2%
女	0	≤ 140 mmHg	0	10 ~ 11 分	7.4%
男	1	> 140 mmHg	2	12 ~ 15 分	16.4%

参考文献

[1] 窦凯昕，谭兰，郁金泰. 阿尔茨海默病的风险因素及其预防 [J]. 中华行为医学与脑科学杂志，2019（4）:305-310.

[2] 郁金泰. 阿尔茨海默病的精准防、诊、治 [J]. 中华医学信息导报，2021，36（18）:6-6.

[3] 余无寒，吕洋. 阿尔茨海默病的营养治疗 [J]. 中华老年医学杂志，2021，40（8）:1075-1079.

[4] 中国阿尔茨海默病一级预防指南 [J]. 中华医学杂志，2020，100（35）:2721-2735.

[5] 中国老年医学学会认知障碍分会，认知障碍患者照料及管理专家共识撰写组. 阿尔茨海默病患者日常生活能力和精神行为症状及认知功能全面管理中国专家共识（2019）[J]. 中华老年医学杂志，2020，39（1）:1-8.

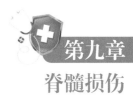

第九章
脊髓损伤

一、疾病介绍

脊髓位于椎管内，呈前后稍扁的圆柱体，成人脊髓全长 42 ~ 45 cm，是中枢神经的一部分。造成脊髓损伤的原因可分为两大类：外伤性原因和非外伤性原因。外伤性原因以车祸居多，其次为高处坠落、重物压伤、运动伤害及刀伤等；非外伤性原因以肿瘤、血管畸形居多。

2018 年的一项研究显示，创伤性脊髓损伤发病率为每百万人口有 50 人左右，男性居多，大多为高处坠落伤，损伤节段多位于颈髓，损伤程度多为不完全四肢瘫，常合并头颈部损伤和呼吸系统的并发症。近 20 年的统计数据表明女性患者、中老年人和跌倒致伤、交通事故致伤的患者在增加。除 2008 年之外，自然灾害致伤较少。

脊髓损伤可以造成不同程度的肢体障碍，如运动、感觉、括约肌和自主神经功能障碍，导致损伤节段以下的肢体瘫痪、大小便失禁及性功能障碍等，还可引起其他一系列并发症。脊髓损伤患者由于部分或全部丧失自理能力，需要被长期照顾。照顾支持任务往往由其配偶、父母及子女承担，繁重的照顾支持任务给家庭照顾者带来沉重的身体、心理、精神压力，同时脊髓损伤患者康复治疗时间长、占用大量医疗资源，给个人、家庭及社会带来沉重的经济负担。

二、常见症状

脊髓损伤根据损伤的平面不同而出现不同的临床症状。颈髓损伤常伴有四肢瘫痪，若为胸、腰、骶髓损伤，常见有下肢瘫痪。脊髓损伤对各系统功能的影响见表 9–1。

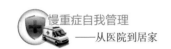
表 9-1　脊髓损伤对各系统功能的影响

系统	影响	建议
呼吸系统	膈神经损伤，导致呼吸肌肉无力，造成呼吸浅快、咳嗽无力，严重时甚至无法自行排出分泌物（痰液）	斜坡或高坡卧位、翻身拍背、气道湿化、鼓励咳痰、呼吸肌肉训练、胸廓训练，必要时可使用膈神经电刺激仪，甚至需要长期气管切开通气、呼吸机辅助通气、纤维支气管镜吸痰，也可以使用语音阀训练
消化系统	整体肠胃蠕动改变，常见有腹胀、便秘等问题	注意饮食结构的调整，使用杜密克或者开塞露等药物或者灌肠帮助排便；可以顺时针方向按摩腹部进行辅助排便。若仍无法改善，请及时就诊寻求帮助。慎用泻药
心血管系统	自主神经系统紊乱，即心脏血管收缩异常，常见问题有心跳减慢、血压降低（直立性低血压）、肢体水肿	动态监测心跳、血压变化，定期交由门诊医师评估直立性低血压患者翻身、位移采用渐进式缓慢移动，若移动过程中有头晕等不适，请暂停动作并回到舒适卧位，监测及记录生命征象，于下次回诊时告知门诊医师
泌尿系统	膀胱功能异常，常见有尿失禁或无法自主排尿、泌尿系统感染	由门诊医师评估膀胱功能，并指导膀胱功能锻炼。必要时留置导尿管，留置导尿管容易引起泌尿系统反复感染，需定期消毒尿道口、更换导尿管，必要时行膀胱造瘘
皮肤系统	伴有瘫痪者，因不能自主活动或翻身不易，皮肤长期受压处血液不流通，导致该处组织缺氧，皮肤坏死或溃烂	日间每 2 h 协助翻身 1 次，夜间视情况可延长至每 4 h 翻身 1 次；经济允许者可使用专门预防压疮的气垫床。坐位时每隔 30 min 用双手将下半身抬起，帮助骶尾部皮肤减压
骨骼系统	伴有瘫痪者，因骨骼肌肉缺乏活动，常伴有肌肉萎缩或关节僵硬等问题	被动性协助上下肢体的关节活动。加强肢体按摩，对小腿部腓肠肌进行挤压按摩，避免下肢深静脉血栓的形成。可以配合神经肌肉电刺激和压力抗栓泵治疗
神经系统	颈脊髓横断损伤时，全身交感神经几乎已完全麻痹，皮下血管网舒张而不能收缩，汗腺停止活动而闭汗，因而无法调节散热，体温随环境温度的高低而起伏	预防和治疗以物理降温为主。由于交感神经已经麻痹，药物降温无效。预防和治疗低温以人工复温为主，温度不宜升得过急、过高

三、诊断

脊髓损伤最常见的病因为外伤。根据患者明确外伤史，伤后出现运动、感觉、反射和自主神经功能障碍等临床和体征，结合患者 X 线、CT、MRI 检查结果明确诊断。

脊髓损伤分完全性损伤和不完全性损伤。以骶尾部是否残留感觉和运动功能为标准。如果刺激肛门皮肤和黏膜交界处皮肤有感觉，可以确定残留感觉功能；如果肛门指检时有肛门外括约肌收缩，则为残留运动功能。如果经过上述检查有感觉功能或者运动功能存在，则为不完全脊髓损伤；如果既无感觉功能又无运动功能，则为完全性脊髓损伤。

四、基础治疗

脊髓损伤分为急诊处置期、急性期、恢复期和回归家庭社会期。其中恢复期指卧床结束后的 4～8 周，患者的脊柱已经重建了稳定性，脊髓损伤导致的病理生理改变已经相对稳定。回归家庭社会期是脊髓损伤患者的终极康复目标，可以看作恢复期的延续和进一步康复。

恢复期是脊髓损伤患者治疗最重要的时期，通过主被动训练和良好的管理尽可能地改善患者的残存功能，减少长期卧床的并发症，争取早日达到生活自理并回归社会。

在进行康复训练前和训练期间必须对患者气道情况、呼吸情况、循环情况和脊柱情况进行动态的评估，确保患者可以进入康复训练，保障基本的安全性。

（一）呼吸治疗

呼吸功能异常是脊髓损伤患者致病和死亡的重要原因，与呼吸肌肌力减退、胸廓容积下降、无效咳嗽及呼吸功上升有关，所以呼吸治疗的介入格外重要，下面将介绍呼吸功能评估（表 9-2）及呼吸治疗处方（表 9-3）。

表 9-2　脊髓损伤患者的呼吸功能评估

评估项目	评估内容
呼吸形态、频率	高位脊髓损伤患者若伤及膈神经，患者为了获得足够的潮气量，呼吸形态会较显费力且频率增快
呼吸肌肉力量	1. 膈肌：监测活动度及增厚率，判断是否有膈肌麻痹问题 2. 胸锁乳突肌：急性期患者通常会佩戴颈托，可监测等长收缩功能 3. 肋间肌：平静和用力吸气时胸部扩张程度，也代表肋间肌功能

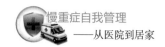
续表

评估项目	评估内容
胸廓活动度	高位脊髓损伤患者常因肋间肌及肩背肌肉衰弱，久而久之导致胸廓僵硬，胸廓活动度下降。一般测量腋下和胸骨剑突处用力吸气时胸围的变化
肺活量	肺活量为用力吸气后可呼出的最大吐气量，脊髓损伤患者肺活量通常会小于同龄人
咳嗽能力	咳嗽能力的有无，以可否有效清除痰液为标准

表 9-3　脊髓损伤患者的呼吸治疗处方

训练项目	呼吸治疗处方
呼吸肌肉训练	1. 呼吸训练器：使用诱发性肺量计；吐气阻力训练 2. 膈肌训练 （1）上腹部施压训练：可徒手加压或是使用沙包，加压力度及重量以不改变目前呼吸形态为主 （2）姿势改变：在可移动状态下，取半坐卧 15° 以增加腹部压力；只能平躺的患者可采取头低脚高的体位。建议在空腹或餐后 2 h 以后进行，以减少返流误吸的风险 （3）使用束腹带：可稳定胸廓活动，坐姿穿戴时也可增加腹压，促使呼气时膈肌回到原位
膈神经刺激	使用体外膈肌起搏器
胸廓活动训练	1. 深呼吸咳嗽和腹肌运动：每天自主做深呼吸、咳嗽及腹肌运动 2. 间歇正压呼吸（咳嗽机）：设定正压由 5 cmH$_2$O 开始，逐步增加压力，最高可至 40 cmH$_2$O，提供被动式的正压肺扩张 3. 运气：用力吸气后，关紧声门、放松膈肌，使空气转移到上腹部，使胸廓扩张
气道管理	1. 体位引流：根据肺部病变引流痰液 2. 手压式咳嗽法：患者深呼吸，将手放至上腹部后，在咳嗽瞬间手用力往下压，并朝胃部方向推压腹部，借助增加腹内压力帮助咳嗽 3. 机械辅助排痰：可配合体位引流进行 4. 咳嗽机：可同时执行肺扩张及肺部痰液清除 5. 呼吸训练器 6. 人工吸痰

（二）物理治疗

1. 伤后卧床期

（1）照护者须协助患者定时翻身，预防压疮的发生，白天 2 h 翻身 1 次，夜间可以适当延长至 4 h。

（2）关节、肌肉运动：瘫痪部位由照护者执行被动式关节运动，避免挛缩发生。被动活动时动作要轻柔舒缓，循序渐进，避免暴力，避免周围软组织和韧带的损伤。患者可自主活动的部位，鼓励患者自行锻炼，避免肌肉萎缩。

2. 轻微活动期

此时患者可以协助坐起，甚至离床活动，可进行以下活动。

（1）坐姿平衡：在协助下尝试坐姿，在无不适感的情况下至少维持 2 h。

（2）垫上运动：练习翻身、坐卧、平躺而起。

（3）行走训练：四肢麻痹进行特制轮椅操作训练，下肢麻痹者可使用平行杆。

注意：过程中若出现直立性低血压，如头晕、心悸等任何不适，请立即暂停动作，并卧床休息。下次活动时建议穿着弹力袜或束腹带，避免血液淤积于下肢。在轻微活动过程中注意保护脊髓，注意不要导致脊髓二次损伤。

3. 积极训练期

可进行肌力、耐力及关节活动训练。

（1）肌力训练：抗阻力运动如辅具的操作、弹力带、盥洗、沐浴、更衣等。尤其加强上臂部位的锻炼，这将有利于日后执行生活必备技能。

（2）耐力训练：加强心肺耐力锻炼，包括使用手摇车、四肢联动训练。

（3）关节活动训练：随病程发展，多数人伴有关节挛缩问题，建议每天早晚各做 1 次被动关节活动，1 次 20 min。

注意：进行训练的患者，若有泌尿道感染、穿着不合适（如鞋子过紧）、压疮等问题，在训练过程中有可能出现肌肉不正常反射，从而导致痉挛。建议在物理治疗师指导下，适当地冷热敷，可避免此类问题的发生。

4. 回归家庭社会期

（1）持续居家运动：每天都需要规律运动，以避免肌肉挛缩、关节硬化。可参与家庭事务的协商、家务的执行，增加患者的家庭地位和生活自信。

（2）回归正常社交：接受肢体存在一定程度上的不便，鼓励患者参与残障运动会或小区活动，必要时可接受心理治疗咨询。

五、膀胱训练和直肠管理

留置导尿管的脊髓损伤患者，需要间断夹闭导尿管以进行膀胱充盈训练，每

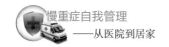
4~6h打开放尿1次。便秘时可以使用开塞露，但最重要的是预防便秘。注意饮食管理和观察排便的次数和周期，必要时加用乳果糖或者使用中药帮助调节排便。

六、营养支持

脊髓损伤后患者活动力较伤前明显下降，居家活动也多以静态或小幅度运动为主。基础代谢率下降，导致所需消耗的热量也减少。患者需要建立良好的饮食习惯、维持适当的体重和保持营养均衡，以减少胆固醇、血中甘油三酯含量。

（1）热量摄取量：一般来说，建议四肢瘫痪患者每天摄取热量23 kcal/kg（1 kcal=4186.8 J）、下肢瘫痪患者每天摄取热量28 kcal/kg（因此类患者活动度通常较前者高）。

（2）食物选择建议：适度蛋白质及钙质、高膳食纤维、低脂肪、低胆固醇、低热量，加强营养。高膳食纤维食物有蔬菜、水果，高蛋白食物有豆类制品、牛肉、鸡肉、鱼肉、虾米、紫菜。不推荐食用肥肉、蛋糕、炸鸡、薯条、冰激凌、动物内脏等高油、高糖类食物。

七、脊髓损伤后神经病理性疼痛的处理

脊髓损伤患者常因脊髓和神经根病变影响躯体感觉系统，引起神经病理性疼痛，可表现为自发的异常疼痛或由于温度、机械、化学性刺激诱发的疼痛，常被患者描述为异常的感觉，包括紧束感、麻木感、电击样痛、枪击样痛、刺痛、冷痛、挤压痛、撕裂或烧灼样痛等，严重的会影响患者的情绪、日常活动及生活质量，导致患者抑郁甚至自杀、残疾，对患者及其家庭造成巨大的心理负担和经济负担。这类情况在女性患者和住院期间发生静脉血栓的患者身上容易发生。研究表明，有40%左右的脊髓损伤患者会伴有这种神经病理性疼痛。建议在物理治疗师的指导下进行肌肉关节的锻炼，以改善肌肉痉挛和关节强直，可以配合药物或者局部热疗处理。

八、其他物理治疗器具和治疗方法

经皮低频神经肌肉电刺激可以刺激肌肉收缩，防止肌肉过度萎缩和痉挛，配合运动疗法可以获得更好的治疗效果。水疗可以利用温水的浮力、压力、热度及传递溶质等多个方面设计训练方案来进行康复训练，有助于提高患者的运动功能、肌力和身体状态。颈部或者胸腰段的矫形器等康复器具和康复外骨骼机器人可以

不同程度地帮助患者恢复功能，改善生活质量。对于颈髓损伤的患者，上肢的训练可以达到完成部分吃饭、穿衣、阅读等基本生活活动；胸腰段脊髓损伤的患者通过矫形器训练可以提高肺活量和稳定性，帮助患者站立和行走并防止肌肉瘫痪。各种款式和功能的辅助用具也可以帮助脊髓损伤患者改善生活品质，提高幸福感。

九、心理干预

脊髓损伤的患者意识清楚，思维正常，但往往因为自己丧失了生活自理能力、拖累了家庭经济、增加了家人的照顾负担以及自尊心受损等多种因素存在严重的心理问题，表现为烦躁、焦虑、抑郁等。抑郁会影响康复训练的进程，负面情绪会损害患者的认知功能，所以脊髓损伤患者需要家庭成员和医护工作者共同进行心理疏导，重建他们回归家庭和社会的信心。乐观向上的心态可以减轻身心疲乏，缓解身心紧张，提高康复锻炼的自我效能，改善生活品质。生活自理能力的恢复是心理干预的基础，必要时可采取药物治疗予以辅助。

参考文献

[1] 曹烈虎，牛丰，张文财，等.创伤性脊柱脊髓损伤康复治疗专家共识（2020 版）[J].中华创伤杂志，2020，36（5）:385-392.

[2] 郝定均，贺宝荣，闫亮，等.2018 年中国创伤性脊髓损伤流行病学特点 [J].中华创伤杂志，2021，37（7）:618-627.

[3] 廖晨霞，李伦兰，祁金梅，等.康复锻炼自我效能和疲乏在脊髓损伤患者抑郁和认知功能间的中介作用 [J].中国实用护理杂志，2022，38（7）:487-492.

[4] 王楚，蔡立柏，谢家兴，等.脊髓损伤患者家庭照顾者照顾负担的研究进展 [J].中华现代护理杂志，2020，26（21）:2960-2964.

[5] 万艳慧，吕桂兰，王珂，等.脊髓损伤患者神经病理性疼痛护理干预最佳证据总结 [J].中国实用护理杂志，2021，37（32）:2511-2515.

[6] 徐沐兰，孙晓龙，吴相波，等.脊髓损伤患者并发神经病理性疼痛危险因素的回顾性研究 [J].中华物理医学与康复杂志，2022，44（3）:199-203.

[7] 张姣姣，于石成，么鸿雁，等.1990—2017 年中国创伤性脊髓损伤疾病负担特点分析 [J].中华创伤杂志，2020，36（11）:1004-1009.

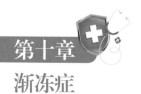

第十章
渐冻症

一、疾病介绍

（一）概念

渐冻症并非医学专业名词，而是近十余年来国内媒体对"肌萎缩侧索硬化"或"运动神经元病"这类疾病的通俗称谓。渐冻症患者的大脑、脑干和脊髓的运动神经细胞受到损害，导致包括球部（指的是延髓支配的这部分肌肉）、四肢、躯干、胸部、腹部的肌肉逐渐无力和萎缩，到最后说话、吞咽和呼吸都变得无力，甚至是控制眼球转动的肌肉，也"难逃一劫"。

渐冻症在临床上可分为两种类型：家族性渐冻症，大约占 10%；散发性渐冻症，大约占 90%。有研究表明，接触重金属和农药、外伤、病毒感染、过度的体力劳动（尤其是职业足球运动员）、严重营养不良对具有易感基因人群的发病具有促动作用。

（二）发病率

2020 年的数据显示，我国渐冻症的发病率为 1.62/10 万，患病率为 2.97/10 万。发病年龄平均 55 岁，并且发病年龄有年轻化趋势，少数患者 20 岁左右即发病。我国渐冻症发病年龄高峰在 50 岁左右，比发达国家早 10 ~ 15 年。患者疾病预后差，多数患者在发病后的 3 ~ 5 年内因呼吸衰竭而死亡；部分患者病情进展极其迅速，发病仅数月即死亡；小部分患者病情发展则极为缓慢，生存时间可能超过10 年。文献报道我国渐冻症患者中位生存时间约为 71 个月。英国物理学家斯蒂芬·威廉·霍金，大概是世界上最著名的"渐冻人"，他从未放弃与病魔做斗争，确诊到离世长达 55 年。

二、疾病表现

（一）常见症状

渐冻症的典型症状是肌肉萎缩、无力、肌束颤动以及痉挛等运动功能受累的表现。患者病情呈渐进性加重，受累区域逐渐扩展，肌肉萎缩逐渐加重。一开始手指活动笨拙、无力，随后出现手部小肌肉萎缩，肢体呈现蚓状肌、双手呈鹰爪形，逐渐延及前臂、上臂和肩胛带肌群。随着病程的进展，逐渐延伸至躯干部和颈部、面肌和咽喉肌，晚期累及呼吸肌。随着受侵犯的肌肉扩展，并发症也随之增加，常见有肺部感染、抑郁、焦虑、失眠、流涎、构音障碍、交流困难、肢体痉挛、疼痛等。

随着对疾病认识的逐渐深入，越来越多的非运动症状逐渐被认识。虽然这些非运动症状并不是诊断所必需的，但认识和关注患者的非运动症状有助于疾病的认识和鉴别、诊断，并帮助提高患者的生活质量。目前普遍的观点认为，渐冻症不是一种单纯的运动受累性变性病，疾病还会累及背根神经节的感觉神经元，导致感觉神经功能障碍，如麻木、刺痛感和温度觉减退。感觉异常体征中振动觉减退最常见，其次为针刺觉减退、热感觉受损以及关节位置觉减退，这些症状与体征多呈手套 – 袜套样分布。在神经电生理检查中发现渐冻症患者感觉异常者占 15%～90%。

有 20%～50% 的渐冻症患者还伴有认知或执行功能受累，甚至出现痴呆的表现。由于认知功能受累和对疾病预后不良的恐惧心理，渐冻症患者常常会出现焦虑、抑郁等严重的情绪问题，甚至会轻生和放弃治疗；因无力导致萎缩的肢体可出现水肿、皮温低；出现呼吸功能下降时可有头晕、困倦、失眠等表现；情绪不好会导致患者食欲差；延髓受累，吞咽困难会导致进食减少和体重明显下降。

（二）渐冻症患者在不同时期的表现（表 10-1）

表 10-1　渐冻症患者在不同时期的表现

时期	表现
症状开始期	手无法握筷，走路会无缘无故跌倒。有的由声音沙哑开始，有时甚至无任何明显的临床症状。此时需由神经肌内科医师做肌电图（EMG）等必要检查，以确定诊断

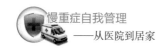
续表

时期	表现
工作困难期	已出现明显肢体无力，甚至肌肉萎缩，生活尚能自理，但在工作时已出现障碍。此时需要适度休息，以免病情加重
生活困难期	病程进入中期，手或脚、或手脚同时已有严重障碍，生活无法自理，可能也无法行走、穿衣、拿筷，且口齿不清
吞咽困难期	进入中末期，四肢几乎完全无力，说话严重障碍，进食时容易呛到，有些需经鼻管喂食，否则易导致吸入性肺炎
呼吸困难期	患者需长期卧床，呼吸肌已受影响，出现呼吸困难，需使用呼吸机，有些患者会需住进呼吸治疗中心

三、诊断

渐冻症是一种罕见性疾病，需要由专业的医疗机构诊断。其早期临床表现多样，缺乏特异的生物学确诊指标。详细地询问病史，包括现病史、家庭史、工作和环境接触史等。细致地进行体格检查，如咀嚼和吞咽的肌肉力量、肌肉萎缩情况，肌肉力量或肌肉跳动情况，腱反射亢进和肌肉痉挛情况等。有些症状不常见，不容易引起重视。临床上诊断渐冻症常需要进行 EMG 检查、神经传导速度检查和血液化验，有时会做肌肉活检、基因检测或腰椎穿刺。头、颈部磁共振成像（MRI）等影像学检查不能提供确诊渐冻症的依据，但有助于与其他疾病做鉴别，排除结构性损害。

四、治疗

渐冻症是一种无法治愈的疾病，早期诊断、早期治疗，加强基础治疗成为提高患者生活质量、延长寿命的重要手段。

（一）药物治疗

渐冻症的治疗药物种类众多，但真正用于临床实践的药物却很少，并且收效甚微。常见药物有力如太、依达拉奉注射液、苯丁酸钠联合牛磺熊去氧胆酸，它们可能可以延缓病情进展，可以配合医嘱尽早使用。在应用过程中需注意肝肾功能，动态复查。其他症状则根据症状用药，例如：口腔分泌物多，可给予少量抗组胺药；痰液多，除给予胸腔物理治疗外，可给予雾化吸入及化痰药物；若出现情绪低落，给予抗抑郁治疗等。

（二）呼吸治疗

1. 加强呼吸肌肉功能锻炼

80% 渐冻症患者由于呼吸肌麻痹及肺部感染死于呼吸衰竭。进行呼吸肌肉的训练，减缓疾病发展对降低死亡率非常重要。可鼓励患者根据病情做适当的呼吸肌肉功能锻炼，如使用呼吸训练器进行呼吸抗阻训练和肺扩张训练。康复运动可改善呼吸功能、增加肺活量和改善咳嗽排痰的能力，从而改善全身的氧合状态，减缓肺功能下降速度、延长生存时间、提高运动耐受性以及改善认知功能。建议定期进行肺功能检查。

2. 气道廓清

1）体位引流

根据痰液存在的位置，给予体位引流，即把痰液肺段放在高处，利用重力的作用引痰流向主气道，再咳嗽排出体外。视情况搭配拍背或机械辅助排痰技术效果更好。

2）咳嗽排痰训练

（1）人工辅助咳嗽：请患者深呼吸，协助向下、向上推挤腹部以增加腹压后用力咳嗽。

（2）机械辅助咳嗽：若发现在人工辅助下仍无法有效咳嗽，可于主治医师评估下使用机械辅助排痰或是使用咳嗽机；可配合指令的患者建议使用呼吸训练器引痰。必要时居家吸痰。

（3）肺容量复张：造成无效咳嗽的原因，除了呼气肌无力之外，也有可能是肺容量较小所致（疾病导致）。可以使用简易呼吸球囊，运输气体到达口、鼻及口鼻腔交接处，增加肺容量，达到最大咳嗽能力。

注意：若有严重呼吸肌无力、呼吸困难时，请及时就医并遵嘱使用无创或有创辅助通气。

（三）物理治疗

主要包括吞咽功能训练、呼吸肌肉训练及四肢关节训练三大部分。

舌咽呼吸：吸气肌肉训练可使渐冻症患者吸气肌力加强，除使用呼吸训练器之外，建议可尝试舌咽呼吸。通过此技术可使声门吸入大量空气，增加潮气量。有研究指出，舌咽呼吸适用于吸气肌无力患者，可能可以延迟或避免气切，或允

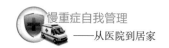
许患者由有创改为无创辅助通气模式。

膈肌起搏器：对膈肌呼吸有着重要的影响，通过合理的膈肌训练来调节自身呼吸的方法可以提高呼吸肌肉的力量和效率。

注意：如出现流涎、构音障碍、交流困难、肢体痉挛、疼痛等，应根据患者具体情况，到医院的康复门诊进行针对性的指导和治疗。

四肢肌肉无力及关节僵硬是渐冻症无法避免的病程，及早开始进行关节训练，尽可能维护身体自行活动能力。渐冻症患者运动训练方式包括肌力训练、有氧训练、灵活性训练及平衡训练等，不同训练方法其作用不同。肌力训练在维持肌力及改善功能障碍方面具有重要作用；有氧训练在减少功能失调及改善功能独立性、情绪、睡眠、痉挛和生活质量方面疗效比较好；灵活性训练（包括伸展运动、关节活动）有助于减轻肌肉僵硬、抽搐、疼痛及痉挛；而平衡训练能降低跌倒的风险。建议早期渐冻症患者每周进行 3 次有氧训练，每次 30 min，肌力训练强度建议为低到中等强度负荷，灵活性训练建议每天进行 1 ~ 2 次。

1. 肌力训练

（1）行走锻炼：对于尚能活动的患者，适量的日常行走锻炼是有益的。行走速度、持续时间和地形取决于患者耐受程度。也可以在室内跑步机上进行行走锻炼。

（2）骑车锻炼：静止性的或常规的骑车锻炼对渐冻症患者都有好处，室内四肢联动机或外出骑脚踏车皆为好的选择。

（3）替代性锻炼方法：瑜伽、普拉提和太极都是全身性的低冲击活动。

2. 关节训练

身体所有关节都需要伸展，需要循序渐进，避免过度训练导致损伤。若过程持续出现疼痛，则建议于专业康复师指导下进行关节肌肉活动。

（1）上肢：首先从上部肢体的最远端开始，由双手的活动逐渐上升至肌肉的按摩，活动肘关节，转动肩关节，同时鼓励患者做相应的呼吸运动，由深至浅。

（2）下肢：上肢结束后，对下部肢体的肌肉进行按摩，且必须对踝部位、膝部位、髋部位进行活动；髋关节还应当进行内外的收旋活动。

需要注意的是，运动训练需考虑实施的可行性、便利性、安全性及患者耐受性，尤其是对那些运动障碍程度较重或躯干控制能力较差的渐冻症患者。渐冻症患者应尽早开始并坚持适当的运动锻炼，小到中等强度的抗阻训练联合耐力训练具有积极作用，但高强度训练并没有优势甚至会加重病情进展。锻炼计划必须随着个人耐受程度、病情进展随时调整，若在锻炼过程中出现气促、过度的肌肉抽筋、异常的大量出汗等症状，应立即停止锻炼活动，并评估是否减少运动强度、项目等问题。如果要参加锻炼班，一定要在开始之前向指导老师说明自己的疾病情况以制订个体化训练方案。

（四）营养支持

（1）为了减少"兴奋性氨基酸毒性作用"，建议患者不要食用味精、鸡精等各种鲜味剂，尽量少食含谷氨酸钠、谷氨酸钾的食物，尽量进食新鲜的饭、菜和水果。

（2）建议平时的饮食以高热量、高蛋白为主，可以食用瘦肉炖香菇等增加营养，保证体重不降低甚至略有增加。尽量让肚子上长点肉，哪怕是肥肉，体重增加对患者有一定的保护作用。

（五）心理安抚

渐冻症患者能清醒地看到病情不断恶化，却没有有效的治疗方法。因此，绝望、恐惧、无助等情绪一直伴随着患者，并且进行性加重。患者需要医护人员及家属的帮助与关心。医生在进行病情交流时，应避免生硬地告知渐冻症无药可治，应委婉地告知治疗现状以及未来的希望，应客观交流目前治疗药物的效果和利弊。建议与患者家属讨论，选择药物治疗方案。同时作为陪伴患者时间最长的家属，在陪护时尽量给予更多的精神鼓励，鼓励患者多进行康复训练、给予更多的生活信心。同时，患者也可积极参与病友间的交流，与他人分享自己的治疗体会，重塑自信。

参考文献

[1] 胡一婷，侯漩，唐北沙，等.肌萎缩侧索硬化感觉神经系统损害研究进展 [J]. 中华神经科杂志，2021，54（3）:296–302.

[2] 刘明生.肌萎缩侧索硬化的诊治现状与未来 [J]. 中华医学信息导报，2021，36（13）:12.

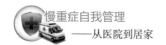
[3] 杨璇，巫嘉陵. 肌萎缩侧索硬化的康复研究现况 [J]. 中华物理医学与康复杂志，2020，42（7）:660-664.

[4] 张逸璇，樊东升. 期待东风解冻时，我们一直在前行：肌萎缩侧索硬化的诊治新进展 [J]. 中华医学信息导报，2021，36（13）:11.

[5] 张凤霞，鲁银山，夏楠，等. 运动训练治疗肌萎缩侧索硬化症的研究进展 [J]. 中华物理医学与康复杂志，2021，43（7）:660-663.

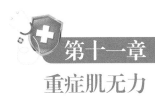

第十一章
重症肌无力

一、疾病介绍

（一）概念

重症肌无力（myasthenia gravis，MG）是一种由乙酰胆碱受体抗体介导的神经－肌肉接头处传递功能障碍所引起的自身免疫性疾病。此疾病顾名思义会造成肌肉的无力和易疲劳，活动后症状加重，经休息后症状可减轻。

MG 具体发病机制是由于不正常的抗体攻击运动神经接收器（乙酰胆碱）导致肌肉无力，而此类不正常的抗体通常来源于胸腺，这也是 MG 患者要检查胸腺的原因。

MG 的全球患病率为（15～25）/10 万，发病率为（0.4～1.0）/10 万。MG 在各个年龄阶段均可发病，女性患病率大于男性（约 3∶2），30 岁和 50 岁左右为发病双峰（女性最常见为 20～30 岁、男性为 50～60 岁）。在中国，儿童及青少年时期 MG 为第 3 个发病高峰。

（二）发病原因

MG 发病与自身免疫功能紊乱密切相关，与感染、药物、环境因素也可能有关；有 65%～80% 患者合并有胸腺增生，10%～20% 患者伴发胸腺瘤。

（三）诊断

在具有典型 MG 临床特征（波动性肌无力）的基础上，药理学检查、电生理检查及血清抗 AChR 等抗体检测有 1 项异常即可诊断，同时需排除其他疾病。所有确诊 MG 患者需进一步完善胸腺影像学检查（纵隔 CT 或 MRI）。

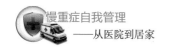

（1）病史与临床症状。全身骨骼肌均可受累，表现为波动性无力和易疲劳性，症状晨轻暮重，活动后加重，休息后可减轻。眼外肌最易受累，表现为对称或非对称性上睑下垂和（或）双眼复视。面肌、咀嚼肌、咽喉肌、颈肌、呼吸肌受累可出现不同的临床表现，肌肉无力常从一组肌群开始，逐渐累及其他肌群，直到全身肌无力。部分患者短期内病情可出现迅速进展，累及呼吸肌，需要机械通气，称为肌无力危象。出现以上症状的患者建议接受胸部 CT，排除胸腺瘤或其他胸腺肿瘤的可能。

（2）肌电图。

（3）监测血清内乙酰胆素受体的抗体。MG 相关抗体对诊断具有特征性意义，但抗体水平与临床症状的严重程度并不完全一致。

（四）疾病类型

MG 的类型及临床表现详见表 11–1。

表 11–1　MG 的类型及临床表现

类型	临床表现
Ⅰ型：眼肌型	只侵犯眼肌，表现为上睑下垂、复视等
ⅡA 型：轻度全身型	轻微的全身肌无力，不会影响呼吸肌
ⅡB 型：中度全身型	较严重的全身性肌无力，常合并延髓功能受侵犯而影响呼吸肌。另外，也会出现咀嚼、吞咽和发音障碍
Ⅲ型：重度激进型	较严重的全身性肌无力。进展快，数周或数月内累及咽喉肌，半年内累及呼吸肌，且对药物反应不佳
Ⅳ型：迟发重度型	缓慢进展，2 年内侵犯呼吸肌肉
Ⅴ型：肌萎缩型	起病半年内出现骨骼肌萎缩。神经科查体可见四肢近端、躯干、颈部、颅面部肌肉无力，不耐疲劳，部分患者可进展至呼吸衰竭，出现肌无力危象

二、常见表现

（一）常见症状

此疾病最大特点为早晨精神体力好，到下午或傍晚逐渐出现眼皮下垂、复视、说话含糊不清且体力不支的症状。若有足够休息或是片刻午睡，症状可改善。

（二）肌无力危象

肌无力危象是 MG 患者在病程中由于某种原因突然发生病情急剧恶化，呼吸困难，危及生命的危重现象。根据不同的原因，肌无力危象通常分为以下 3 种类型。①肌无力危象：大多是由于疾病本身的发展所致，也可因感染、过度疲劳、精神刺激、月经、分娩、手术、外伤而诱发。临床表现为患者的肌无力症状突然加重，出现吞咽和咳痰无力、呼吸困难、烦躁不安、大汗淋漓等症状。②胆碱能危象：见于长期服用较大剂量或一时服用过多的溴吡斯的明的患者，发生胆碱能危象之前常先表现出恶心、呕吐、腹痛、腹泻、多汗、流泪、皮肤湿冷、口腔分泌物增多、肌束震颤以及情绪激动、焦虑等精神症状。③反拗危象：患者溴吡斯的明的剂量未变，但突然对该药失效而出现了严重的呼吸困难，也可因感染、电解质紊乱或其他不明原因所致。

三、基础治疗

（一）一般治疗

1. 药物治疗（遵嘱使用）

（1）抗乙酰胆酶药物：可抑制乙酰胆素被分解，增加其在体内的浓度。但该药物治标不治本，不能单药长期应用，用药方法应从小剂量渐增。常用的有甲基硫酸新斯的明、溴吡斯的明。应根据患者对溴吡斯的明的敏感程度进行溴吡斯的明剂量的个体化应用，达到治疗目标时可逐渐减量或停药。不良反应包括恶心、流涎、腹痛、腹泻、心动过缓及出汗增多等。

（2）类固醇：常见有泼尼松，可抑制淋巴组织免疫功能，使症状减轻。为了避免口服大剂量激素或单用激素无法改善症状，治疗初期可与其他非激素类口服免疫抑制剂联用，以更快达到治疗目标。

（3）免疫抑制剂：主要抑制不正常的淋巴细胞，但有潜在毒性及副作用，使用时须遵医嘱，常见的有硫唑嘌呤、他克莫司、吗替麦考酚酯、环孢素等。

（4）靶向免疫治疗：使用以免疫细胞、补体、新生儿 Fc 受体以及细胞因子为靶点的治疗性抗体或拮抗剂。临床上常用有利妥昔单抗、贝利木单抗、依库珠单抗等。

（5）血浆置换术：当病情恶化导致严重无力或呼吸困难，且药物无效时，可在医生评估下使用血浆置换术以减轻症状。

（6）静脉注射免疫球蛋白：人类免疫球蛋白中含有多种抗体，可以中和自身

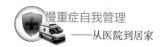
抗体、调节免疫功能，其效果与血浆置换术相当。

（7）中医药治疗：中医在 MG 的治疗中越来越受到重视。MG 属"痿症"范畴。根据中医理论，在治疗上加用中医中药，可以减少免疫抑制剂带来的副作用，而且能重建自身免疫功能。

注意：无论使用哪种药物，皆必须遵守医生处方，不可随意调整药物剂量及使用频率。

2. 外科治疗

（1）MG 患者中有 10% 合并胸腺瘤，70% 有良性胸腺增生。外科治疗适合确诊胸腺瘤且药物治疗效果不佳者。对其他治疗无效的 MG 患者行胸腺切除，缓解率为 6%～50%。

（2）手术方式分为经胸骨腺切除、经胸骨扩大胸腺切除、内视镜胸腺切除、经颈部胸腺切除等。不论何种手术，目的皆为将胸腺及周边异位组织切除干净。

（二）呼吸治疗与物理治疗

MG 患者骨骼肌特别是呼吸肌、咀嚼肌的物理治疗、呼吸治疗、吞咽障碍评估及治疗，在康复过程中也尤为重要，可明显提高生活质量、加快康复。

（三）营养支持

治疗此类疾病通常会使用激素，长期可能会导致血糖升高、骨质疏松等问题，故针对上述情形，有以下建议可供参考。

（1）维持理想体重，定期监测体重并记录，做好前后对比。

（2）六大类食物均衡摄取，食欲不佳者可少量多餐。

（3）吞咽功能轻微受限者，可延长进食时间并细嚼慢咽。

（4）若发生低血钙问题时，可适当补充小鱼干、豆类制品、牛奶、带壳海鲜等。

（5）若发生低血钾问题时，可适当补充香蕉、番石榴、橙子、硬柿子及深绿色蔬菜等。

注意：①疾病分级为中度及以上的患者，通常会伴有咀嚼无力、吞咽困难及饮水呛咳的问题，同时也易合并肺部感染，须按照进食能力评估适当进食方式，以及在医师的建议下，使用鼻饲管或其他营养途径；②此疾病可能合并甲状腺亢进，营养摄取上仍以主治医师建议为主。

（四）自我效能干预

所谓自我效能，就是指个体运用学习到的信息及技能去处理日常生活中刺激性事件的信心。自我护理能力是指个体运用学习到的知识及技能采取相应健康行为进行自我照顾的能力。自我效能感越高，自我护理能力也越强。在疾病对工作和生活的影响、不良预后以及家庭照顾负担和经济负担增加等诸多的影响下，MG患者背负着巨大的心理压力，常伴有负疚感、焦虑、抑郁、悲观、绝望、自暴自弃，生活自信心不足等情况，导致他们自我护理能力低下，生存质量很差。

自我效能干预主要包含以下几个方面。

（1）心理疏导：采取换位思考等方式，引导患者主动倾诉内心的真实感受并积极沟通，让患者懂得良好的自我护理有助于改善肌无力症状、减轻其家人照顾负担，进而提高生存质量。

（2）同伴支持：选择有较好表达能力和积极心态的MG病友进行现场交流，彼此分享自己的治疗经历及自我护理经验等，增强患者自我护理及维持病情稳定的信心。

（3）信息支持：不同类型的MG患者，其症状的表现及进展、预后也不同，应教育患者对自身疾病进行了解，及时纠正错误认知，增强患者的自信心。

（4）避免负性刺激：应避免一切可引起患者强烈不适的负面信息，最大限度减少对患者的不良刺激。

（5）强化激励：对MG患者进步性表现如治疗依从性提高、精神状态好转等给予表扬和激励，如口头赞美、邀请患者向其他病友分享进步的喜悦和感受等。

（6）强化家庭支持：对MG患者家属提供良好的社会支持，对家庭负担较重者可提供相关渠道寻求经济帮助，指导培训患者家属相关照顾技能，鼓励其尽可能在情感及经济方面关心患者。

参考文献

[1] 李柱一，常婷 . 重症肌无力的诊断与治疗 [J]. 中华神经科杂志，2022，55（3）:238-247.

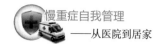
[2] 李海峰 . 重症肌无力治疗策略的演变及个体化治疗路径 [J]. 中华医学杂志，2021，101
（31）:2492–2496.

[3] 赵凤，顾志娥 . 自我效能干预对重症肌无力患者自我护理能力及生存质量的影响 [J]. 国际护
理学杂志，2020（3）:526–529.

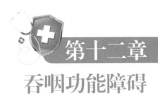

第十二章
吞咽功能障碍

一、疾病介绍

（一）概念

吞咽是指从外界经口摄入食物并经食管传输到达胃的过程，是人类最复杂的行为之一。当患者下颌、双唇、舌、软腭、咽喉、食管等器官结构功能受损，使得摄食吞咽过程中出现问题，食物不能被安全、有效地经口腔送达胃内进行消化营养吸收，即可初步判断为吞咽功能障碍。有相关器官解剖结构异常改变的，为器质性吞咽障碍；而由中枢神经系统或周围神经系统损伤、肌病等引起运动功能异常，无器官解剖结构改变的吞咽障碍，称为功能性吞咽障碍。

（二）好发吞咽功能障碍的疾病

常见的引起吞咽功能障碍的疾病主要有：老年人器官功能退化、帕金森病（PD）、AD、脑卒中、多发性肌炎、多发性硬化症、渐冻症以及严重的营养不良、心脏相关疾病等。

（三）病因

正常人的吞咽运动可分为 4 个阶段：口腔准备期、口腔期、咽期、食管期。任何一个阶段的异常都可能导致吞咽障碍。

1. 口咽部功能性吞咽障碍的病因

对于年轻人，口咽部吞咽困难主要是由肌炎、MG 等引起。对于年龄较大的患者，主要原因是中枢神经系统障碍，包括脑卒中、PD 和 AD。

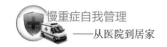
2. 食管功能性吞咽障碍的病因

（1）黏膜病：继发于胃食管反流病的溃疡性狭窄、食管肌炎、食管肿瘤、化学性损伤、放射性损伤、感染性食管炎、嗜酸细胞性食管炎。

（2）纵隔疾病：恶性肿瘤（如肺癌、淋巴瘤）、感染（如结核、组织胞浆菌病）、心血管疾病（如心耳扩张、血管受压）。

3. 神经肌肉病

如贲门失迟缓症、硬皮病等。

4. 器质性吞咽障碍

由口、咽、喉、食管等解剖结构异常引起的吞咽障碍。常见有吞咽通道及邻近器官的炎症、损伤或肿瘤，以及外伤手术或放射治疗等。

（四）诊断

1. 使用吞咽障碍筛查量表（EAT-10）（表 12-1）筛查

表 12-1　EAT-10

1. 吞咽问题已经使我的体重减轻	0 □　1 □　2 □　3 □　4 □
2. 吞咽问题影响到我在外就餐	0 □　1 □　2 □　3 □　4 □
3. 吞咽液体费力	0 □　1 □　2 □　3 □　4 □
4. 吞咽固体食物费力	0 □　1 □　2 □　3 □　4 □
5. 吞咽药片（丸）费力	0 □　1 □　2 □　3 □　4 □
6. 吞咽时有疼痛	0 □　1 □　2 □　3 □　4 □
7. 吞咽问题影响到我享用食物时的快乐	0 □　1 □　2 □　3 □　4 □
8. 吞咽时有食物卡在喉咙里的感觉	0 □　1 □　2 □　3 □　4 □
9. 吃东西时会咳嗽	0 □　1 □　2 □　3 □　4 □
10. 吞咽时感到紧张	0 □　1 □　2 □　3 □　4 □

注：合计分数 0 分为正常；3 分及以上视为吞咽功能障碍出现（需及时就医）；4 分及以上为严重的吞咽障碍。

2. 临床吞咽障碍筛查试验

目前还没有公认统一的吞咽障碍筛查方法，但通常由洼田饮水试验和判断有无误吸危险因素存在等方法构成。下面是几种广泛使用的方法。

（1）耶鲁吞咽筛查方案：一种简单的认知能力筛查。口唇闭合能力检查后，观察患者是否能在 1 min 内喝完 90 mL 水，如果不能饮完或饮水过程中、饮水后立即出现呛咳、咳嗽、失声则为"失败"，若无上述表现则为"通过"。"失败"的患者需要进行全面吞咽功能评估。

（2）洼田饮水试验（表 12-2）：通过饮用 30 mL 水来筛查患者有无吞咽障碍，并可反映病情的严重程度。该方法安全快捷。结果判断：正常为 1 级，5 s 之内将水咽下；可疑为 1 级（5 s 以上将水咽下）或 2 级；异常为 3 ~ 5 级。

表 12-2　洼田饮水试验

分级	呛咳情况
1 级（优）	顺利地 1 次将水咽下
2 级（良）	分 2 次以上，不呛咳地咽下
3 级（中）	分 1 次咽下，但有呛咳
4 级（可）	分 2 次以上咽下，但有呛咳
5 级（差）	频繁呛咳，不能全部咽下

（3）染料测试：一种筛检有无误吸的方法。对于气管切开患者，可以利用亚甲蓝染料（一种无毒的蓝色食物色素）进行测试。患者喝入含有亚甲蓝染料的水后，如果气管切开套管中或者气囊上方吸引管中很快吸出蓝色染料，则说明存在误吸。

（4）吞咽造影录像检查（VFSS）：可用于大多数可疑吞咽障碍患者，对隐性误吸的诊断具有决定意义。VFSS 不适用于意识障碍、无法配合或病情重不适合转运的患者，对这类患者可考虑床边纤维内镜吞咽功能检查（FESS）。FESS 可对整个吞咽过程进行详细的评估和分析，通过观察侧位及正位成像对吞咽的不同阶段的情况进行评估。

（五）吞咽障碍分期

吞咽障碍分期为认知期障碍、准备期障碍、口腔期障碍、咽期障碍、食管期障碍。下面将介绍每期的评估方式（表 12-3）。

表 12-3　吞咽障碍分期

分期	评估方式
认知期障碍	多见于意识障碍、情感障碍、严重高级皮层功能障碍的患者，表现为对食物的认知、摄食程序及进食动作等发生障碍

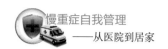
续表

分期	评估方式
准备期障碍	从食物进入口腔到完成咀嚼形成食团这一过程发生障碍,可表现为张口接食物困难,食物从口角流出,颊部藏饭,食物提前跨过舌根进入咽部等。常见于口唇闭锁不全、口腔感觉障碍、咀嚼肌与舌肌运动障碍、牙齿异常等
口腔期障碍	舌运动障碍时,舌根向咽部挤压推送食团困难,导致食团在口腔内滞留。腭肌无力时,咽腭弓和腭肌不能开放
咽期障碍	此期吞咽反射动作失调,气管闭锁不全可导致食团通过咽部时,喉入口不能及时关闭而引起误吸。吞咽力量减弱,部分残留于咽部的食物于呼吸时进入气管也会引起误吸。咽部括约肌收缩无力时,不能将食团或液体推送入食道。环咽肌肌张力高,不能松弛开放时,食物无法进入食道
食管期障碍	食团通过食管蠕动进入胃,当肌肉括约肌肌力减弱,不能形成正常的蠕动波时,食物滞留在食管内,造成机械性梗阻或食管、胃内容物返流。常见于食道癌、食道相关病变

二、临床症状

（一）表现

（1）吃东西呛咳。

（2）吃东西耗时久。

（3）吃东西时嗜睡。

（4）吃东西后声音改变。

（5）不知道口中有食物残渣。

（6）食欲差。

（7）进食后喉咙有异物感。

（8）进食中、进食后一直咳。

（9）频繁发烧、肺部感染。

（10）不明原因的体重下降。

（二）常见并发症的治疗方式（表12-4）

表 12-4　吞咽障碍常见并发症的治疗方式

常见并发症	治疗方式
吸入性肺炎	1. 一般性防治措施：避免口水、食物或胃内容物吸入，如昏迷患者取头低位或（及）侧卧位，尽早留置胃管，必要时行气管插管或切开，保持气囊压在正常范围内，迅速找到并去除病因；通畅气道，纠正缺氧或纠正血容量不足 2. 使用抗菌药物：恰当地应用抗菌药物是治疗感染性吸入性肺炎的重要环节，并根据药敏结果针对性选用抗生素
营养不良	首先进行营养筛查，明确患者是否存在营养不良问题或风险。营养支持的途径选择包括肠内营养、肠外营养（通过外周或中心静脉途径）。若经口进食食欲差者，一般优先考虑鼻胃管喂食。停留鼻胃管超过4周仍不能经口进食的患者，建议进行胃造瘘术
脱水	在不引起误吸的前提下，对饮食结构进行优化和调整。给患者提供液体或含水量高的食物，如果汁和蔬菜汁。没有禁忌证的患者可以在专业人士的监督下，多次少量经口补充水分，应注意的是，药丸和水不能同服，不要使用吸管饮水，注意采取恰当的体位和饮用量。如果上述办法不能奏效，可采用静脉补液或胃管内注水的方法

三、基础治疗

（一）一般治疗

吞咽障碍者需要接受规范的治疗，目的为：①减轻吞咽食物的残留和防止误吸，降低经口进食难度或尽早实现经口进食；②减少和（或）缩短管饲喂养的比例和时间，以改善营养状况。

吞咽障碍的治疗方式详见表12-5。

表 12-5　吞咽障碍的治疗方式

治疗方式	详细内容
直接治疗	选择最适合的食物
	选择最佳吞咽姿势
	学会将食物放置在口腔内的正确位置
间接治疗	口腔运动：主要系口腔感觉运动训练，目前开展的包括舌压抗阻反馈训练、舌肌主被动康复训练、K点刺激、口面部震动刺激、冰酸刺激
	刺激吞咽反射
	喉部运动

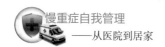
续表

治疗方式	详细内容
其他	手术治疗：解决需要外科干预的原发病
	药物治疗：适用于动力障碍，各种炎症、胃酸逆流及精神因素导致的吞咽障碍
	1. 康复治疗 （1）吞咽训练 （2）抬头训练：提高食管上括约肌开放的时间和宽度，促进咽部残留食物的清除 （3）呼吸、构音训练：使用说话瓣膜，同时进行语音、语调的控制及吐气训练 （4）低频电刺激：主要有神经肌肉电刺激疗法和经皮神经电刺激疗法，主要通过刺激外周神经来激活所支配的肌肉，强化无力肌肉，帮助恢复喉上抬 （5）针刺疗法：传统中医康复治疗手法，也在吞咽障碍中广泛使用 （6）说话瓣膜使用：能改善咳嗽反射、提高嗅觉和味觉功能、提高呼吸功能，减少肺部感染，改善患者生活质量 （7）运动治疗：肢体肌力训练，从加强腰背肌和平衡训练开始，训练躯干稳定性以及相关转移性活动，以维持坐姿、改善进食姿势 2. 康复护理 （1）有人工气道者，给予气道护理、胸腔物理治疗 （2）指导食物调配、鼻饲体位，控制鼻饲总量 （3）鼻饲后观察患者胃内容物残留量，评估是否有反流 （4）吞咽姿势的调整：改变患者的头部或身体的姿势有时候就可缓解吞咽障碍的症状 （5）口腔护理：口腔卫生的维护是非常重要的治疗措施，也是减少吸入性肺炎的重要措施之一

（二）团队协助

吞咽障碍的评估和治疗需要多专业人员的共同参与，包括患者本人、患者家属、ICU 医师、神经内科医师、呼吸治疗师、物理治疗师、语言治疗师等。所有人员共同讨论患者情况，决定治疗方案，共同配合，帮助患者建立信心。

参考文献

[1] 卢璨, 孙洁. 卒中后吞咽障碍患者肺部感染相关危险因素分析 [J]. 中华物理医学与康复杂志,

2021，43(11):978–982.

[2] 寿飞燕，李刚，范虹，等.社区 ≥ 60 岁轻度认知功能障碍患者吞咽障碍发生情况与相关因素分析 [J]. 中华全科医师杂志，2021，20(12):1295–1299.

[3] 徐蕾，龚涛.卒中后吞咽障碍和认知障碍的评估 [J]. 中华全科医师杂志，2022，21(4):397–400.

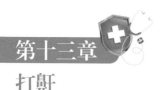

第十三章
打鼾

一、疾病介绍

（一）概念

人在睡眠过程中，气体通过鼻腔、咽喉、气管，到达肺部，最终进入血液。如果气道一路顺畅，进出气道的气流会发出均匀、平稳、低沉的呼吸音。而打鼾主要是在呼吸过程中，由于睡眠导致神经兴奋性下降，咽部肌肉松弛和舌根后坠，加重了气道的狭窄，气流高速通过上呼吸道狭窄部位时，振动气道周围的软组织发出声音。多数打鼾的原因为上呼吸道阻力增加，常见原因为喉咙或鼻子结构异常。大部分打鼾为单纯性鼾症，简单来说就是不会出现呼吸暂停、低通气甚至缺氧，但若出现打鼾，仍建议到相关门诊进行咨询评估。

阻塞性睡眠呼吸暂停（obstructive sleep apnea，OSA）是一种被严重低估的慢性疾病，其特点是由于睡眠期间上气道部分或全部塌陷，引起反复的呼吸暂停和低通气事件，导致间歇低氧和睡眠片段化。近 20 年来，随着肥胖及老龄化的发展，我国该病患病率迅速增长，目前患病人数约 1.76 亿，男、女患病率分别为 5.19% 和 2.17%，患病人数位居世界前列。

（二）常见素因

（1）超重与肥胖。男性颈围大于 43 cm 者及女性颈围大于 38 cm 者容易打鼾。

（2）性别。男性患者为女性患者的 2 ~ 9 倍。

（3）口鼻腔结构异常，如扁桃体肥大、鼻中隔偏曲、舌后坠、下颚后缩或下颚过小。

（4）家族遗传病，特殊基因疾病。

（5）内分泌疾病，如甲状腺功能低下、肢端肥大症。

（6）使用酒精、镇静剂及安眠药等。

（三）长期打鼾的危害

（1）影响他人睡眠：和打鼾的人夜间同睡一间屋子非常难受。当不打鼾的人还没入睡时，旁边已经鼾声如雷、此起彼伏，这种鼾声会吵得同屋人整夜不得安睡，次日头脑昏昏沉沉，无法工作和学习。

（2）打鼾与疾病：长期打鼾者或是打鼾严重的人往往都伴有睡眠呼吸暂停综合征，在睡眠的全过程中出现呼吸暂停，血中氧气减少，从而引起一系列相关疾病。

（四）分辨单纯打鼾与 SAHS 的方法

建议打鼾患者可做多导睡眠图监测，评估严重程度及 SAHS 类型以指导用药。

（五）SAHS 的分类

表 13-1 为 SAHS 的 3 种类型。

表 13-1　SAHS 的 3 种类型

中枢性 SAHS	阻塞性 SAHS	混合性 SAHS
1. 较少见的睡眠暂停种类。大多数患者的主要临床表现非打鼾，而是以陈 - 施呼吸呈现 2. 呼吸频率忽快忽慢，慢至呼吸暂停后又再度吸气。每一呼吸循环持续 30 ~ 120 s 3. 中枢型呼吸暂停主要为大脑出现呼吸控制异常导致。常见于使用会造成呼吸抑制的药物止痛药物、心衰或至高海拔地区的人群	1. 最常见的睡眠暂停类型，原因为睡眠过程中喉咙或上气道反复闭合产生 2. 睡眠中呼吸反复中断超过 10 s，且每小时发生 5 ~ 30 次 3. 常发生于肥胖、颈脖结构短小肥胖或是患有内分泌疾病（如甲状腺机能减退、肢端肥大症）的人群	合并前两者的呼吸暂停模式。多按照处理阻塞性 SAHS 的方式进行处理

二、常见表现

（一）OSA 的常见症状

OSA 的常见症状见表 13-2。

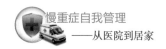
表 13-2　OSA 的常见症状

日间	夜间
1. 日间嗜睡，注意力不集中 2. 睡眠质量下降，伴头晕、疲倦、乏力 3. 头痛：常在清晨或夜间出现，可持续 1～2 h 4. 烦躁、易激动、焦虑等 5. 性功能减退	1. 打鼾 2. 睡眠中呼吸暂停：多随着喘气、憋醒或响亮的鼾声而终止，且伴四肢不自主抽搐，或忽然坐起，感觉心慌、胸闷或心前区不适 3. 多动不安 4. 多汗：出汗较多，以颈部、上胸部明显 5. 夜尿增多，个别出现遗尿 6. 睡眠行为异常：表现为恐惧、惊叫、呓语、夜游、幻听等

（二）OSA 的常见并发症

OSA 与心血管疾病、血糖异常、血脂肪异常、认知学习功能受损息息相关，若未妥善治疗可能会造成以下问题。

（1）心血管疾病：睡眠障碍会产生过氧化物，使得炎症性蛋白质增加，造成血管的内皮细胞功能不良，进而形成动脉粥状硬化。常见的有高血压、脑卒中、心脏衰竭及冠状动脉疾病。

（2）代谢综合征（三高）：由于交感神经的过度刺激以及胰岛素抵抗的增加，患者更容易罹患代谢综合征，且进一步也将增加心脏血管疾病的发生率。

（3）认知与执行功能障碍：进行注意力的测试，患者最初 10 min 内和正常人相当，但超过 10 min 就出现反应时间延长的现象。除此之外，患者的语言流利性、计划能力、思考及建构能力也受到很大的影响。此认知、行为异常的原因可能与睡眠断续及间歇性低氧血症相关，干扰了原本睡眠应有的复原作用及身体细胞内分泌的恒定，导致前额叶脑皮质功能失调，最终造成各种表现失常。

三、基础治疗

（一）一般治疗

1. 培养生活良好习惯

以控制健康状态及维持睡眠质量为主。

（1）增强体育锻炼，保持良好的生活习惯。

（2）戒烟戒酒。吸烟能引起呼吸道症状加重。饮酒尤其是睡前饮酒会导致血糖、血压升高，睡眠后出现舌根后缀，导致呼吸道变窄，呼吸不畅，加重打鼾、夜间呼吸紊乱及低氧血症。

（3）对于肥胖者，要积极减轻体重，加强运动。

（4）打鼾患者多有血氧含量下降，故常伴有高血压、心律失常、血液黏稠度增高，心脏负担加重，容易导致心脑血管疾病的发生，所以要重视血压的监测。

（5）睡前禁止服用镇静、安眠药物，以免加重对呼吸中枢调节的抑制。

（6）采取侧卧位睡眠姿势，尤以右侧卧位为宜，避免在睡眠时舌、软腭、悬雍垂松弛后坠，加重上气道堵塞。可在睡眠时背部垫一个翻身垫，有助于强制性保持侧卧位睡眠。

（7）使用加湿器，保持卧室空气湿润能避免喉部和口腔干燥。

（8）睡前饮用蜂蜜，有助于润滑喉咙、通畅呼吸道。

2. SAHS 治疗建议

见表 13-3。

表 13-3　SAHS 治疗建议

阻塞性 SAHS	中枢性 SAHS
1. 针对体态做调整，必要时可进行减肥手术 2. 单纯性鼾症并有口腔结构异常者，建议使用口腔矫治器，但若患颞颌关节炎或功能障碍则避免使用 3. 内分泌系统疾病如甲状腺机能低下、肢端肥大症患者，尽可能治疗基础疾病 4. 强调戒烟、戒酒，避免使用镇静安眠药物	尽可能治疗基础疾病，例如心衰患者可用药减轻疾病严重程度，以改善整体状况

3. 药物治疗

目前尚无确定有疗效的药物可治疗 SAHS。乙酰唑胺、甲状腺素片可促进新陈代谢，可能具有一定功效，在一定程度上缓解症状。建议有基础疾病的患者先治疗基础疾病，注意睡前应避免使用酒精、安眠药等中枢神经系统抑制剂。

（二）呼吸治疗

持续气道正压通气（CPAP）作为当前最重要的治疗手段，其使用时间与嗜睡、生活质量、血压的改善呈线性关系，因此患者需尽可能地在睡觉期间多使用 CPAP，但这种疗效依赖于较高的依从性。目前认为依从性好的标准是每晚至少使

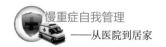
用 4 h，每周至少 70% 的夜间使用。详见表 13-4。

表 13-4　SAHS 的呼吸治疗

阻塞性 SAHS	中枢性 SAHS
白天嗜睡明显者，建议可于夜间使用 CPAP。此机器可提供单一水平正压，支撑上呼吸道，通过面罩导入气流，压力设定可维持在 5 ~ 15 cmH$_2$O 之间，避免造成呼吸道阻塞	针对睡眠时血氧降低的患者，可使用鼻导管，减少呼吸中止频率；另外，也可使用 CPAP 改善呼吸中止的问题

注：具体机器设定值请咨询主治医师。

（三）物理治疗

对于不同原因造成的打鼾，需要找出问题根源并进行不同的治疗。一般来说，打鼾是上呼吸道咽喉软组织与肌肉震动引起的，因此必须加强这部分肌肉的训练。以下推荐平日可以做的口咽运动。

1. 口咽运动操

6 个动作为 1 组，每个动作执行 20 次，依照个人耐受力评估执行次数，但必须持之以恒。

（1）用舌尖顶住上颚。

（2）咬住舌头，往嘴内上方顶。

（3）将舌头推向咽喉，让舌头触摸前排牙齿。

（4）抬起会厌。

（5）用食指伸入嘴内挤压脸颊肌肉。

（6）咀嚼时舌头往上，吞咽时不要使用脸颊肌肉。

2. 日常运动

选择适合自己的运动方式，如快走、慢跑、散步、骑自行车或跳广场舞等。运动时以心率不超过 120 次 /min 为宜。请持之以恒，当体重减轻后，可一定程度上缓解症状。

（四）营养支持

根据打鼾原因配合营养治疗，一般无特殊禁忌，均衡饮食即可。因肥胖导致的打鼾，建议避免食用高油、高糖食物。肥胖造成的睡眠时呼吸道的压迫是因为颈部脂肪的外在堆积，减重亦是治疗 SAHS 相当重要的一环。据统计，患者减肥

10 kg 可改善 50% SAHS 症状。此外，鼻子过敏及单纯的口腔内扁桃体及腺样体肥厚，则是因为患者本身为过敏体质或是长期反复性的发炎造成腺体进一步肥大，建议寻找变应原，避免食用致敏的食物；或在医师评估后进行相关腺体切除手术。

（五）手术治疗

根据阻塞的平面选择不同的手术方法，如有鼻阻塞的患者应该进行鼻部的手术，使鼻道通畅。咽部狭窄的患者可以行腭咽成形术，主要是通过切除部分悬雍垂及扁桃体，增大咽部的间隙，从而治疗打鼾，它是治疗打鼾及睡眠呼吸暂停最常用的手术方法。该疗法效果显著，但是风险大，易产生手术并发症。

超低温等离子微创消融术是治疗打鼾的新一代技术，它利用等离子高频产生的能量迅速分解蛋白，在局部病灶消融、凝固、止血方面具有独创性。

参考文献

[1] 曹文浩，肖毅 . 阻塞性睡眠呼吸暂停的困境和展望 [J]. 中华医学信息导报，2022，37(6):14.

[2] 韩德民 . 睡眠呼吸障碍的大众化诊疗 [J]. 中华耳鼻咽喉头颈外科杂志，2021，56(12):1233–1237.

[3] 王玮 . 阻塞性睡眠呼吸暂停精准治疗面临的挑战 [J]. 中华结核和呼吸杂志，2021，44(10):867–869.

[4] 肖毅 . 阻塞性睡眠呼吸暂停诊治存在的问题及思考 [J]. 中华结核和呼吸杂志，2021，44(10):861–863.

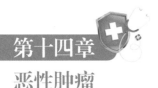

第十四章
恶性肿瘤

一、疾病介绍

（一）概念

一般情况下，人体细胞增长和分化皆为满足身体需要，且总数基本不会改变。但是，当细胞增殖的过程中出现错误，导致细胞大量异常分裂，这些失控的、过度增殖的、不成熟的细胞就会形成肿瘤。恶性肿瘤（俗称癌症、癌）细胞转移到邻近淋巴、血液系统或器官，则为俗称的癌症转移。

癌症的发生是一个多因子、多步骤的复杂过程，分为致癌、促癌、演进 3 个过程，与吸烟、感染、职业暴露、环境污染、不合理膳食、遗传等因素密切相关。

（二）国内现状

我国恶性肿瘤的发病率、死亡率均居世界首位。近 10 年来，我国恶性肿瘤发病率每年保持约 3.9% 的增幅，死亡率每年保持 2.5% 的增幅，给我国国民带来了巨大的经济负担。

（三）危险因素

无论良性或恶性，肿瘤及癌症密不可分。常见的危险因素有基因遗传、病毒感染、不健康的饮食、肥胖、抽烟、酗酒、暴露于紫外线或辐射环境、暴露于高污染环境中。

（四）诊断方式

不同部位的恶性肿瘤可具有不同的临床症状，恶性肿瘤转移后相应转移部位也可出现症状，如疼痛、肿块等。根据肿瘤发生的不同部位和性质，对患者的临床表现和体征进行综合分析，结合实验室检查和影像学、细胞病理学检查通常能做出明确诊断。除了明确是否有恶性肿瘤，还应进一步了解其范围和程度，以便拟订治疗方案和评估预后。

（五）恶性肿瘤与呼吸困难之间的关系

恶性肿瘤患者出现呼吸困难症状通常并非单一因素导致，如肺癌或肿瘤侵及肺部时，根据其位置不同，会阻塞不同级别的支气管，导致肺通气量下降；并且由于肿瘤局部反复发生炎症反应，引起肺部限制性和弥散性通气障碍，也会导致呼吸困难。肿瘤导致的严重营养不良也会引起呼吸困难。晚期恶性肿瘤患者常合并营养不良、消瘦，导致呼吸肌萎缩、呼吸肌无力，这些都可导致呼吸困难。

（六）恶性肿瘤的预防

恶性肿瘤的三级预防：一级预防是消除或减少可能导致恶性肿瘤的因素，防止恶性肿瘤的发生；二级预防是指恶性肿瘤一旦发生，须在早期阶段发现并予以及时治疗；三级预防是治疗后的康复，为了防止病情恶化，提高生存质量，减轻痛苦，延长生命。

为预防恶性肿瘤的发生，建议做到以下几点。

（1）保持积极运动的生活方式（每周进行 150 min 以上的中等强度运动，或 75 min 的高强度运动）。

（2）避免吸烟和吸入二手烟。

（3）保持合理的体重。

（4）坚持健康的饮食。

体力活动过少是结肠癌、胰腺癌、子宫内膜癌和前列腺癌发生的独立危险因素；久坐不动也是癌症发生的独立危险因素。

二、常见表现

（一）临床症状

恶性肿瘤前期大多数无特殊症状，即使有症状也无特征性，但皆会有统一的主诉为感到疲劳、呼吸困难和疼痛。恶性肿瘤的临床症状见表 14-1。

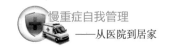

表 14-1　恶性肿瘤的临床症状

范围	临床症状
局部性	1.肿块：皮下浅表处可摸到肿块，常见于乳癌、甲状腺癌，若转移至淋巴结则会触及淋巴结肿大。若肿块于较深处，用力触摸也有可能摸不到。恶性肿瘤表面不平滑、不易推动；良性肿瘤表面平滑如鸡蛋般，可滑动 2.疼痛：肿瘤膨胀生长、溃疡或感染皆可能使末梢神经受到压迫，导致局部疼痛。随着病程的推进，疼痛症状将加重，昼夜不停，且以夜间最难忍受 3.溃疡：体表或胃肠道的肿瘤若生长过快，可能因局部供血不足造成组织缺血，或继发感染导致溃疡 4.梗阻：癌组织快速生长时容易在空腔脏器如食管、胆道、膀胱、胃部中产生梗阻 5.出血：癌组织侵犯血管或组织小血管破裂而形成出血
全身性	食欲不振、体重减轻、大量出汗（夜间盗汗）、贫血、全身乏力、恶病质、呼吸困难
其他	1.神经系统症状：颅内肿瘤压迫视神经，产生视力模糊、压迫颜面神经，造成面瘫 2.骨折：出现于骨髓瘤 3.腹腔积液：常见于肝癌

（二）临床分期

对恶性肿瘤进行分期有助于制订合理的治疗方案，正确地评价疗效和判断治疗预后。国际抗癌联盟提出的 TNM 分期法是目前广泛采用的分期方法。在 TNM 分期系统中，T 表示原发肿瘤的大小和范围；N 代表区域淋巴结，反映与肿瘤有关的淋巴结转移情况；M 表示远处转移情况。

不同的 T、N、M 组合诊断为不同的期别，各种肿瘤的 TNM 分期标准由各专业会议协定。有些肿瘤的治疗和预后与病理分级或浸润深度有关，因此也可以采用其他的分期方法。

三、基础治疗

恶性肿瘤治疗是多方面的，其管理不仅包括临床医师的药物及手术治疗策略，也应考虑物理和呼吸治疗策略，以及心理治疗、疼痛治疗，需要多学科团队的共同努力。

（一）一般治疗

详见表 14-2。

表 14-2　恶性肿瘤的一般治疗

治疗方式	介绍
手术治疗	切除原发肿瘤、减少残留病灶（手术后结合化疗、放疗等）、切除转移病灶
化学治疗	化疗药物经全身血流到达癌细胞进行毒杀，根据药物类型不同，可能会产生副作用
标靶治疗	可精准攻击癌细胞，也称为"导弹式"治疗，可阻碍癌细胞的生长及其修复能力，或是抑制肿瘤中血管新生，使其无法供应养分
放射治疗	利用具有穿透力的高能波光束或粒子光束来杀死局部的癌细胞或阻碍其生长
免疫治疗	利用自身免疫力歼灭癌细胞，简单来说就是透过药物，等待身体产生免疫力攻击癌细胞
激素治疗	针对与激素相关的癌症，如前列腺癌，可通过阻断体内激素与其接受体的结合，或降低体内性激素含量，抑制癌细胞生长，从而达到治疗效果

（二）疼痛治疗

首先要了解患者疼痛的程度，可以用以下方式进行评估。

1. 疼痛等级线形图

详见图 14-1。评估方式：在纸上画一条长 10 cm 的线段，线段最左端为 0 分，最右端为 10 分，每 1 cm 增加 1 分；0 分为无痛，10 分为剧烈疼痛，用以表示疼痛的程度。

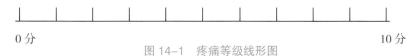

0 分　　　　　　　　　　　　　　　　　　　　　　　　　　10 分

图 14-1　疼痛等级线形图

2. 疼痛等级脸谱图

详见图 14-2。

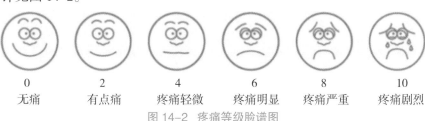

0	2	4	6	8	10
无痛	有点痛	疼痛轻微	疼痛明显	疼痛严重	疼痛剧烈

图 14-2　疼痛等级脸谱图

3. 三阶梯止痛法

详见表 14-3。三阶梯止痛法是由世界卫生组织推荐的，应用此法，90% 以上

123

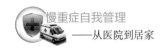
的恶性肿瘤患者的疼痛可以得到缓解。疼痛解决了，患者的心理负担减轻了；痛苦减少了，生存质量得到提高了，生命得以延长了。因此，疼痛的处理尤其重要。

表 14-3　三阶梯止痛法

第一阶梯	轻度疼痛：使用非阿片类药物 ± 辅助药物 常用非阿片类药物有对乙酰氨基酚、阿司匹林、布洛芬等
第二阶梯	中度疼痛：使用弱阿片类药物 ± 非阿片类药物 ± 辅助药物 常用弱阿片类药物有可待因、布桂嗪、奇曼丁、双克因等
第三阶梯	重度疼痛：强阿片类药物 ± 非阿片类药物 ± 辅助药物 常用强阿片类药物有吗啡、芬太尼等

对恶性肿瘤患者的疼痛干预需要心理医师和疼痛医师的共同参与，与患者积极沟通，对患者的心理特质和社会支持情况进行详细评估，从而为其提供有效的情绪和认知干预方式。另外，还应该结合患者疾病进展及疼痛现状、疼痛感觉 - 情绪 - 认知的循环状况，联合进行抗癌治疗、镇痛治疗和情绪调节，最大程度改善患者状况，提高其生存质量。

（三）呼吸治疗

根据患者的情况给予相应的呼吸治疗措施。如在肺部肿瘤手术前和手术后给予患者呼吸指导：术前使用缩唇式呼吸锻炼呼吸功能；术后使用诱发性肺量计避免术后肺不张。

（四）物理治疗

物理治疗评估应系统化，对患者进行个体化治疗。了解患者呼吸、循环、皮肤、神经肌肉骨骼各系统主诉，帮助减轻患者的痛苦、不适，增加其活动性和生活质量。

1.恶性肿瘤的管理

既往给恶性肿瘤患者的建议为静养，但现在有越来越多高级别的循证医学表明，恶性肿瘤患者进行体力活动甚至运动训练是安全有效的。可改善患者的运动能力、肿瘤相关的症状，提高其生活质量。

目前已有大量研究证实，体力活动和运动训练在预防和降低恶性肿瘤发病率方面具有很好的效果。恶性肿瘤患者的运动处方应根据患者的自身情况，结合学习、工作、生活环境和运动喜好等个体化定制，不同肿瘤类型和不同分期的患者功能障碍异质性很大，目前并没有根据特定的肿瘤类型或治疗方案推荐不同的运动处方。建议患者每周累积 150~300 min 的中等强度有氧运动，或 75~150 min 较大强度的有氧运动（如果可能的话），每周至少进行 2 次抗阻运动。在进行有氧运动和阻力运动时，需结合患者的平衡能力和柔韧性。运动处方以运动频率（frequency）、强度（intensity）、时间（time）、类型（type），即 FITT 为要素进行制订，虽然大多数循症医学证据来自乳癌、结肠癌或前列腺癌，少部分来自肺癌，但得出结论相似。见表 14-4。

表 14-4 恶性肿瘤患者运动处方制订原则

要素	有氧运动	抗阻练习	柔韧性练习
频率	每周 3~5 d	每周 2~3 d	每周 2~3 d。每天进行更有效
强度	中等（40%~59% HRR；64%~75% HRmax；RPE 12~13）到较大强度（60%~89% HRR；76%~95% HRmax；RPE 14~17）	从低强度开始，小幅度地增加	在可以忍受的情况下，在关节活动范围内活动
时间	每周 150 min 中等强度或 75 min 较大强度运动，或两者相结合的等量运动	至少 1 组 8~12 次，重复次数	静力性拉伸保持 10~30 s
类型	动用大肌群的，长时间的，有节奏的活动（如快走、骑车、有氧舞蹈、慢跑、游泳等）	自由重量、抗阻器械或自身体重的功能活动（如坐站转换），活动所有大肌群	所有大肌群的拉伸或关节活动范围的运动，明确因类固醇、放射线或外科手术治疗引起的关节或肌内受限的特定区域

注：HRR 为储备心率、HRmax 为最大心率；RPE 为主观体力感觉。

有一部分恶性肿瘤患者可能无法耐受循证 FITT，因此应基于患者的耐受性对运动处方进行调整，低强度、缓慢进展的运动处方可以降低症状加重的风险。可考虑的调整包括降低运动的强度、减轻运动持续时间、减少运动的频率以及调整运动方式。考虑到许多恶性肿瘤患者的机体功能的减退和疲劳的情况，短时间的抗阻运动可能是更有益的。抗阻运动中可调整的内容包括：减少每个肌群的训练组数、降低负荷、减少同等负荷下的重复次数、增加每组之间休息的时间。

2.恶性肿瘤患者常见症候及其物理治疗建议

详见表 14-5。

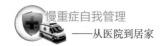
表 14-5　恶性肿瘤患者常见症候及其物理治疗建议

常见症候	疲倦	疼痛	水肿	呼吸困难	功能/生活质量下降
物理治疗建议	适度运动（阻力、有氧、伸展放松运动）	轻微徒手疗法或按摩	轻微淋巴按摩，伸展软组织操作疗法	放松训练，节约能量消耗的技巧与放慢动作或活动节奏	功能锻炼，复原训练，使用辅具

3.恶性肿瘤常见并发症及物理治疗建议

详见表 14-6。

表 14-6　恶性肿瘤常见并发症及物理治疗建议

常见并发症	物理治疗建议
肿瘤压迫导致的呼吸困难或痰液坠积形成的肺部感染	1. 体位引流：促进痰液排出 2. 指导性咳嗽：人工或机械式辅助排痰
肿瘤术后膈肌麻痹	体外膈肌起搏电刺激膈神经治疗
营养差或因其他原因长期卧床	抗栓泵、神经肌肉电刺激仪、床上功率自行车并配合相应营养支持

注：上述物理治疗手段请在专人指导下进行。

4.不同癌症的物理治疗建议

详见表 14-7。

表 14-7　不同癌症的物理治疗

癌症种类	物理治疗建议
头颈部癌	头颈部癌症影响最大的是功能和美观，鼻咽癌患者接受放射治疗后，常有疼痛、味嗅觉改变、吞咽困难的问题，物理治疗应视情况，给予颈部、肩部和上斜方肌的运动，颜面神经通常也会受损，所以脸部运动、咀嚼和吞咽的练习也十分重要；气切口的照护和痰液的排除，也应加以注意
乳癌	除了造成妇女心理上的问题外，生理上也常有因放射治疗引起的臂神经丛病变、停经症候、淋巴水肿等后遗症。淋巴水肿的处理应从急性期开始，术后第 1 天以肢体摆位最重要，将患肢放在外展 90°，前臂和手部用枕头支撑好以防淋巴水肿；术后第 2 天就可以做些简单的日常生活上的动作，例如吃东西、刷牙、梳头等；术后第 3 天可以做些简单的运动。乳癌患者淋巴水肿的问题应予重视，每天数次架高患侧是绝对需要的，最好再辅以淋巴按摩。如果水肿较严重或上述方法无效，可采取压缩疗法，鼓励患者穿着有压缩效果的套筒，有助于控制水肿

续表

癌症种类	物理治疗建议
软组织癌	包括有结缔组织、血液、平滑肌和横纹肌、脂肪、肌膜和滑膜组织以及骨癌。处理的方法依部位大小而定，从局部切除到截肢都有可能，强调依功能缺损给予适当的物理治疗，患者活动和行走能力皆可能造成骨头或软组织癌；建议可植入固定物或购买义肢
中枢神经系统癌、骨髓癌	除术后照顾，还要加强功能训练、运动治疗和一般性的活动
消化道癌、内脏癌	大多为术后的呼吸照顾和早期活动，应同时提供出院后癌症照护相关信息和卫教，强调功能训练和一般性的活动
转移癌	前列腺癌、乳癌或肺癌常会转移到骨骼，如脊椎、骨盆、股骨等，使用类固醇、放射线疗法或手术是常见的做法，可预防或减少患者功能的丧失。如果患者真的不能行走，教导适当的轮椅转位技巧是非常重要的。若发生病态骨折，可在骨科医师评估下植入骨针、骨板或置换关节，以减少患者固定或卧床的时间，早日恢复活动能力。患者活动和行走能力取决于患者的年纪、体能和训练，并应避免高冲击或接触性体育竞技的活动

（五）心理治疗

心理压力对于肿瘤进展和生活质量的影响在近年来越来越多地受到重视。恶性肿瘤患者的呼吸困难与其疲乏、焦虑、抑郁、幸福感消失症状明显相关。通过心理治疗给患者提供身心灵支持、陪伴，建立正向态度，鼓励患者参与病友会，增加自我信心及认同感等，改善生活质量及呼吸困难发作频率。

四、营养支持

恶性肿瘤患者一经确诊，即需进行营养风险筛查和营养评估，包括膳食调查、人体测量指标及实验室检查。其目的是发现已发生营养不足或存在营养风险的患者，从而决定是否需要制订营养支持计划。

（一）营养状况评估

详见表 14-8。

表 14-8 营养状况评估

营养状况	判断标准
重度营养不良	体重下降超过 30%，BMI $< 16.0\,\mathrm{kg/m^2}$（BMI $< 15\,\mathrm{kg/m^2}$ 时，并发症的病死率明显增加）
中度营养不良	体重下降 20% ~ 30%，BMI 为 16.0 ~ 16.9 $\mathrm{kg/m^2}$

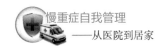
续表

营养状况	判断标准
轻度营养不良	体重下降 10% ~ 20%，BMI 为 17.0 ~ 18.4 kg/m^2
正常	体重变化范围在 10% 以内，BMI 为 15.5 ~ 23.9 kg/m^2

（二）饮食建议

鼓励恶性肿瘤患者能达到或维持理想体重，饮食建议见表 14-9。

表 14-9　恶性肿瘤患者饮食建议

建议	饮食种类
均衡饮食计划	1. 高蛋白质：每天 2 杯牛奶或豆浆，肉类食品（牛、猪、鸡、羊、鱼肉） 2. 高维生素：①每天摄取 2 份（1 份约饭碗半碗）以上的水果（其中有 1 种可挑选柑橘类）；②每天摄取 3 份以上的深绿色蔬菜 3. 高碳水化合物：每天食用 3 ~ 6 碗白米饭（4 片吐司热量等于 1 碗饭） ※ 补充：此类患者多半有食欲不振，无法摄取足够的营养，此时建议少量多餐，同时可摄取高热量、高油脂类食物，如冰激凌、布丁、热巧克力、果冻、甜点、奶油浓汤等，以增加进食意愿

注：当肿瘤影响吞咽功能的时建议介入胃肠营养支持。若有上消化道梗阻的时候可留置空肠营养或胃造口、肠造口，部分患者则可能需要留置深静脉进行静脉输注营养

五、预防及预后

癌症预防的目标就是减低癌症的发生，包括减少接触致癌物的机会，改变饮食及生活习惯。

（1）避免接触致癌物，采取预防措施，防止接触有毒、有害化学品，减少辐射暴露。

（2）戒烟、戒酒。

（3）均衡饮食，不要吃油腻、腌制、熏烤类食物。

（4）保持运动、适当休息，养成良好的作息规律。

（5）及时治疗炎症、感染等疾病。

（6）定期体检，特别是有癌症家族史或肿瘤癌前病变者。

癌症已成为危险人类健康的重要疾病之一，并且耗费大量的人力、物力和财力，给家庭和社会带来很大的影响及负担。早期患者经过及时治疗有可能痊愈，中晚期患者治疗难度较大，复发及转移率高，但经过积极治疗能延缓疾病进展，改善生存质量，提高生存率。

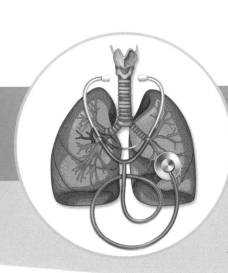

第三篇

技术卫教

JISHU WEIJIAO

第十五章
呼吸运动疗法

呼吸运动疗法可以通过调节呼吸形式、协调参与呼吸运动的膈肌和腹肌的活动减轻呼吸困难症状。本章详细介绍缩唇呼吸、腹式呼吸，以及诱发性肺量计等呼吸训练器的使用方法及注意事项。这些运动多数可作为居家治疗，对慢重症患者的管理具有重要意义，熟练掌握可提高患者的运动能力和生活质量。

据统计，我国现有慢阻肺患者约 1 亿，慢性呼吸系统疾病成为致残、致死的主要疾病负担。慢阻肺患者由于不完全可逆的气流受限，常伴有呼吸肌无力、过度充气、呼吸弹性负荷增加和内源性呼气末正压，临床表现主要为进行性加重的气喘和呼吸困难。呼吸康复对于慢性呼吸系统疾病患者是一种非常有效的治疗方法，是慢性呼吸系统疾病长期管理的核心组成部分，能够帮助患者提高运动能力、减轻呼吸困难症状、提高与健康相关的生活质量和减少住院次数。呼吸运动疗法是呼吸康复治疗的主要治疗措施之一，目的为改善呼吸肌功能，并减轻呼吸困难。在呼吸康复中，除了运动之外，最有效的就是掌握呼吸控制技巧。有效的呼吸训练与常规治疗相比，可改善慢阻肺合并呼吸衰竭患者的气体交换、肺功能以及呼吸频率，提高其运动能力和生活质量，减轻呼吸困难症状。本章将介绍各种日常呼吸训练方式，此类锻炼不论是对慢阻肺或其他慢性肺部疾病患者，皆有促进肺康复的作用。

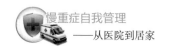
第一节　呼吸调节方式

在日常生活中，呼吸困难和气流受限的患者常出现异常的呼吸模式，包括快速呼吸、潮式呼吸和间歇呼吸等。为了扩张气管、减轻呼吸困难症状、提高呼吸效率，患者需要建立正确、有效的呼吸模式，主要包括腹式呼吸和缩唇呼吸。

一、缩唇呼吸

缩唇呼吸是呼吸困难患者常用的一种呼吸模式。缩唇呼吸通过保持气道较长时间开放，防止小气道过早闭合，增加通气及肺内残存气体释放，延长呼气过程，从而降低呼吸速度，减少呼吸功，同时还能增加残气的排出和新鲜气体的吸入，改善呼吸方式，减轻呼吸急促。

重度至极重度慢阻肺患者通过缩唇呼吸康复训练可以在不同程度上改善其呼吸困难的症状、日常生活活动能力、运动耐力、呼吸肌功能及每分钟最大通气量。

1. 操作方法

用鼻子吸气，嘴巴呼气，呼气过程嘴唇收缩呈吹哨状，缓慢呼气 4~6 s。动作要领：尽可能延缓呼气流速，延长呼气时间。训练时要放松颈部和肩部肌肉，鼻子吸气时保持嘴唇关闭，避免深吸气。适用于慢阻肺患者。

2. 注意事项

在进行缩唇呼吸时，呼气时间要比吸气时间长，最好在心里默念秒数，建议吸气时间与呼气时间比为 1∶（2~3）。例如吸气 2 s，呼气 5 s。对于没有出现大气道陷闭的患者，缩唇呼吸增加的呼吸阻力和潮气量可能使呼吸功增加。

二、腹式呼吸

腹式呼吸又称膈肌呼吸，是通过有意识地延长吸气、呼气时间，以腹部的起伏为主，进行深、慢的呼吸运动。其关键在于协调参与呼吸运动的膈肌和腹肌的活动，增强膈肌的收缩能力和效率。一方面，腹式呼吸时隔肌上下移位较平静呼吸时增加了 5~10 cm，提高了肺通气量、肺循环和血氧含量；另一方面，腹壁的上下运动加大按摩腹内脏器的力度，使胃肠蠕动增强，排空加快，提高了消化系统功能。除此之外，腹式呼吸还能够降低交感神经系统兴奋性，使内分泌和自主神经系统协调地发挥作用，同时增加人体副交感神经张力。

1. 操作方法

可用三种体位（卧位、坐位、立位）训练。以患者卧位为例，双腿蜷曲，采取吸鼓呼缩的呼吸方式，双手分别置于胸前及腹部。患者用鼻子缓慢吸气，吸气时小腹尽量鼓起，吸满气后稍做停顿或不停顿，然后缓慢呼气，腹部尽量回收，同时置于腹部的手向上、向内轻轻按压，帮助膈肌上升，同时做深、长呼气。可以先由治疗师辅助指导操作，在患者适应腹式呼吸后，再由患者独立完成，每天 3～5 组，每组持续 15～20 min，每分钟 6～10 次，以不感觉憋气为宜。当患者掌握了卧位呼吸模式后，再逐渐进行坐位、立位、步行和上下楼梯的适应性呼吸训练，由浅入深，循序渐进。

2. 注意事项

患者应取舒适放松体位，如仰卧位或半侧卧位，屈膝，放松腹部肌群。全程缓慢轻松呼吸，感受呼吸模式，避免深呼吸、用力呼吸或憋气，以免引起不必要的呼吸肌群做功和呼吸氧耗增加。注意呼吸过程中上胸部的起伏与躯干位置的变化。吸气时间与呼气时间比保持在 1：（1～2），原发性呼吸功能障碍，如慢阻肺者，可延长呼气时间，保持吸、呼时间比在 1：（3～4）；量力而行，不引起过度疲劳。

第二节　呼吸训练器

完整的呼吸运动主要包括吸气和呼气两个过程，主要吸气肌是膈肌和肋间外肌，主要呼气肌为肋间内肌和腹肌，此外，还有一些辅助吸气肌，如斜角肌和胸锁乳突肌。呼吸训练器，顾名思义，能帮助呼吸肌肉进行训练，通过在呼吸过程中适当增加压力，进行对抗性的阻力训练，从肌肉的力量和耐力等各方面重塑各呼吸肌，从而达到肺康复的目的。使用呼吸训练器进行呼吸康复训练可改善稳定期慢阻肺患者的肺功能、血气指标，提升运动耐力，缓解临床症状，改善生活质量，减少急性加重风险。下面介绍几种常见的呼吸训练器，可根据不同训练的要

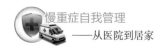

求，选择不同功能的训练器。

一、诱发性肺量计

诱发性肺量计的原理是患者进行持续最大吸气动作来激发其最大的跨肺压，从而使肺泡达到最佳充盈状态。当患者对着诱发性肺量计咬嘴深吸一口气，可肉眼观察到球体或圆盘上升，依照上升对应的数值判断目前的肺容积，也通过此视觉回馈增加患者使用的依从性。诱发性肺量计的使用效果取决于患者自己的努力程度，所以必须重视对患者的宣教与示范，最好的状态是患者能对自己使用诱发性肺量计治疗做自我评价，也就是患者可以正确描述自己的使用感觉及治疗水平。

诱发性肺量计可以显示患者的吸气容积或吸气流量，所以在进行治疗时可自行进行监测。目前市面上的诱发性肺量计分为流量型（图 15-1）和容积型（图 15-2）两种。容积型可直接监测并显示深吸气的容积，方便了解是否达到预期的治疗目标。流量型则是测量吸气时的气流量，也可以利用公式（容量 = 流量 × 时间）计算容量。在流量的显示上是用深吸气时吸起来球的多少来表示，因为流量型诱发性肺量计用三颗球的数量代表吸气流量的多少，所以流量型诱发性肺量计也常常被称为"三球仪"。但是无论是流量型还是容积型装置，都是鼓励患者进行深吸气，预防或校正肺扩张不全。从目前的数据来看，容积型和流量型的治疗效果并没有差异。

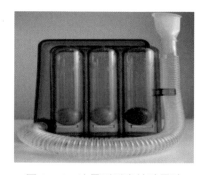

图 15-1　流量型诱发性肺量计

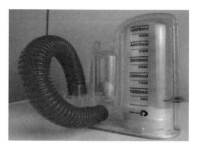

图 15-2　容积型诱发性肺量计

根据美国呼吸治疗协会（AARC）关于诱发性肺量计的临床使用指南，适应证包括：①有肺扩张不全的表现；②预防肺扩张不全（如接受上腹部手术、胸腔手术以及慢阻肺患者施行手术时）；③原有限制型肺部疾病合并四肢麻痹和（或）膈肌功能障碍。禁忌证包括：①无法接受教导或无法正确使用诱发性肺量计者；②无法执行有效的深呼吸者，如肺活量低于10 mL/kg 或深吸气容积低于 1/3 预测值。有气管切开造瘘者非禁忌证，但须有合适的接合管与诱发性肺量计接合。

诱发性肺量计在使用过程中强调持续最大吸气的要领：吸气尽可能缓慢深、长，吸气末屏气 3～5 s，然后缓慢放松地呼气。患者清醒时，每小时做 8～10 次，每次最大吸气后应休息 1 min 左右。尽可能使球体或圆盘上升的时间延长，3～5 s 后吐气。治疗期间不要过于频繁地连续多次吸球，防止因过度换气引起呼吸性碱中毒出现头晕现象。如果出现这种表现，建议停止治疗，坐下休息防止摔倒，可以用手捏住鼻子屏气或缓慢小口呼吸。

二、呼气正压治疗装置

呼气正压治疗装置的原理是通过患者的主动呼气来对抗一个可变或固定的流量阻力器，改善充盈不足或未充气肺泡单元的通气状况，避免呼气相气道塌陷。常用的呼气正压治疗装置（图 15-3）机身前端有一个钢珠，朝机身用力吐气以振动钢珠，钢珠振动后产生 10～25 cmH_2O 的正压，并产生大约 15 Hz 的振荡波，此振荡波可传

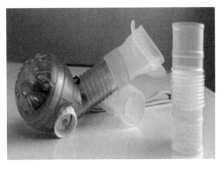

图 15-3 呼气正压治疗装置

回至气道，使痰液和气道壁结合松动，达到协助清除痰液效果。在治疗上，每次呼吸后可紧接着做一个哈气或用力呼气动作，以帮助排出痰液。

此装置适用于痰液多且清除困难、无法有效咳嗽的患者，其优点是有视觉回馈，可增加使用意愿。缺点是钢珠本身有重量，需要患者有足够吐气力量才可正确使用。以下患者禁用：有气胸病史、结核病、咳血、动脉瘤、胸膜或血管受损患者。感冒、呼吸道感染或肺部受伤患者，在尚未痊愈之前不建议使用本装置。治疗频率：每小时可进行 5～10 次训练（睡觉时除外）。操作时患者采取舒适坐位，调整呼吸，做比平时稍大的呼吸，将咬嘴含在口中然后呼气振动钢珠，不要用太大力，此动作重复 10～20 s，即完成 1 次训练。操作中注意吐气训练时球面需要保持水平。不要过度频繁训练，以避免呼吸性碱中毒。

另外一种常用的呼气正压治疗装置是舒呼乐（图 15-4），此装置可以训练吸气和吐气，训练强度可以调整。该装置可调整训练级数，渐进式增加肌肉适应程度，可同时满足吸气和吐气肌肉训练需求。适用于慢阻肺患者，帮助囊性纤维化和慢性支气管炎患者松动蓄积的分泌物。治疗原理是利用吸、呼气产生力量，克

服机身前端弹簧阻力，如同让呼吸肌举哑铃的概念，两个方向可以满足吸气和呼气使用，故可增加吸气肌和呼气肌的耐力及强度。治疗频率：每周训练 3 ~ 5 d，每天 2 ~ 3 次，每次 30 min。

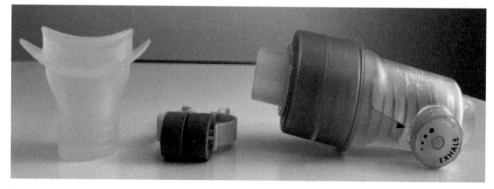

图 15-4　舒呼乐呼吸训练器

第三节　呼吸功能监测仪器

操作时患者采取舒适坐位，调整呼吸，将咬嘴含在口中，对着咬嘴呼气或吸气，装置将产生一个 10 ~ 20 cmH$_2$O 的压力，由此达到训练呼吸肌目的。

一、峰流速监测仪

肺功能仪可以对患者肺功能进行最完整的检查，但肺功能仪价格贵、使用也麻烦，并且只能在医院里使用，患者无法随时进行肺功能检测。而呼气峰流速与 FEV$_1$ 有很好的相关性，能较好地反映气道的通畅性。呼气峰流速可通过简易峰流速监测仪（简称峰流速仪）方便、快捷地测得。

许多哮喘患者对自己气喘、呼吸困难的症状感受不准确，需要使用峰流速仪来监测，使用客观的指标表示哮喘病情。可以说对于哮喘患者，峰流速仪就像高血压患者的血压计、糖尿病患者的血糖仪，是哮喘患者进行自我管理的良好工具之一。但是国内报道显示，仅 10.1% 的哮喘患者使用过峰流速仪，而每天规律使用者仅 4.3%。此外，通过峰流速仪筛查还能发现早期慢阻肺患者，对气流受限程度重、急性加重风险高、需要药物治疗以缓解症状的患者尤为敏感。

1. 使用方法

呼气峰流速仪（图15-5）可监测患者呼气时的最大流速，作为哮喘的严重、控制程度依据，适用于哮喘、慢阻肺等患者，可作为日常居家监测仪器，具有费用低、容易操作的特点。患者居家期间或日常生活中可以简单地监测及追踪目前疾病严重程度，并能通过每天数值的变化，及时发现是否有肺功能下降的情况，以便及早就医。

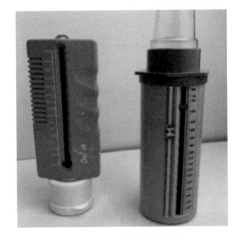

图 15-5　呼气峰流速仪

峰流速仪的正确使用步骤如下。

（1）取出峰流速仪，装上一次性使用的配套吹嘴。

（2）确定游标无随意晃动，且已经归零（图15-6）。

（3）取站立（推荐），或坐位腰背挺直，水平手持峰流速仪，避免遮挡游标及出气口（图15-7）。

（4）深吸气，含住咬嘴，以最大力气和最快速度呼气（图15-8）。

（5）保持峰流速仪水平，观察峰流速仪游标箭头所指刻度并读取数值（图15-9）。

（6）连续测量3次，取最大值。

（7）每天消毒吹嘴，按照说明书固定时间消毒峰流速仪。

注意事项：呼气时应用最大的力气及最快的速度进行，操作时要含紧吹嘴，舌头放松，避免舌头堵塞呼气口，手也不可放在峰流速仪末端出气孔处。操作过程中尽量避免漏气及因操作不当影响数值，如果操作中出现咳嗽或错误，应重新操作。

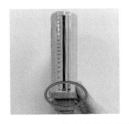

图 15-6　峰流速仪归零

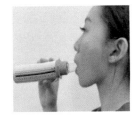

图 15-7　水平手持峰流速仪

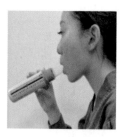

图 15-8　快速呼气

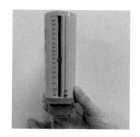

图 15-9　读取数值

峰流速的评估时机有以下 4 种。

（1）昼夜检查法：每天早、晚分别测量 3 次，并在记录表中记录早晚最大 PEF 值。

（2）4 次检查法：每天早上、中午、傍晚和睡前进行测量，如 6：00、12：00、18：00、24：00。

（3）按症状检测：当患者出现胸闷、气促、咳嗽等症状的时候进行检测，以判断症状与通气功能是否同步。

（4）用药前后检测：在应用支气管舒张剂前后进行检测。

需要特别指出的是，在患者哮喘严重发作或有明显呼吸困难时，不宜再行 PEF 检测，应立即就近就医。对于出现新发症状、临时加用药物的，应尽量于用药前及用药后 10～15 min 监测并记录 PEF，并同步记录应用药物日期、名称、剂量和使用频率。

2. 监测结果评估

PEF 的正常参考值：男性 400～600 mL/min，女性 300～500 mL/min。日常生活中建议按照比较直观的颜色区域管理模式（图 15-10）进行评估，按照严重程度将病情分为绿灯区、黄灯区及红灯区。此模式能够帮助患者了解气喘的严重程度，并能监视病况，在气喘恶化时，及时提出警示，并迅速予以控制。

使用颜色区域管理模式前，需要患者先使用峰流速仪检测出自己的 PEF 最佳值。例如：患者王某的呼气峰流速最佳值为 500 mL/min，那么王某的绿色区就是最佳值的 80% 以上，也就是大于 400 mL/min；黄色区域是最佳值的 50%～80%，也就是 250～400 mL/min；红色区域为小于 50% 的最佳值，也就是小于 250 mL/min。当患者出现临床症状如气喘、胸闷等时应加测 1 次，如果测量值小于 80% 最佳值，提示哮喘急性发作前兆，应及时干预。日常生活中监测结果已经在绿灯区达 3 个月以上的患者可以考虑降级治疗，减少用药剂量。经常在黄灯区的患者，表示气喘没有得到控制，可能需要进行升级治疗。如果监测结果为红灯区，须马上给药，并观察用药后症状是否缓解，必要时及时就诊。

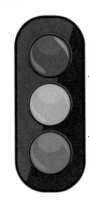

危险 PEF 小于 50% 个人最佳值
·患者休息时也有哮喘症状，需要马上用药或就诊

警告 PEF 为 50% ~ 80% 个人最佳值
·患者有哮喘症状（如咳嗽、胸闷、气喘等），应根据情况调整用药，密切观察病情变化

正常 PEF 大于 80% 个人最佳值
·患者很少出现哮喘症状，日常活动和睡眠不受影响，表示哮喘控制良好

图 15-10　颜色区域管理模式

3. 监测结果记录

呼气峰流速监测可分为短期监测和长期监测。短期监测可以了解急性加重后的恢复情况，评估患者的治疗反应。长期监测用于预测哮喘的急性发作，尤其是对气流受限程度感知不敏感、既往有突发的严重发作以及有难治性哮喘的患者。建议患者开始治疗或调整治疗期间每天早晚进行 1 次呼气峰流速测定，并记录。除了记录呼气峰流速以外，建议将附加症状以及日常用药情况一起记录。记录形式可参考表 15-1，也可根据自身情况使用符合条件的方式进行记录，但应至少包含PEF 值、基本症状及用药情况。

表 15-1　哮喘患者呼气峰流速记录表

哮喘患者呼气峰流速记录表								
最佳 PEF：__L/min；■绿色区域：__L/min；■黄色区域：__L/min；■红色区域：__L/min 以下								
日期								
时间								
800								
700								
600								
500								

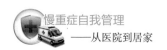
续表

哮喘患者呼气峰流速记录表										
400										
300										
200										
100										
症状 咳嗽										
气喘										
胸闷										
用药情况										

二、简易肺功能仪

慢性呼吸系统疾病患者定期进行肺功能检查是非常有必要的。简易肺功能仪为俗称的"便携式肺功能仪",主要用于检测呼吸道的通畅程度和肺容量的大小,对于早期检出肺和气道病变、评估疾病的病情严重程度及预后、评定药物或其他治疗方法的疗效、鉴别呼吸困难的原因、诊断病变部位、评估肺功能对手术的耐受力或劳动强度耐受力等方面有重要的临床价值。其中通气功能测定是肺功能测定中最基本的内容,也是肺功能检查中的初筛项目。通过肺通气功能测定,可以帮助临床医师诊断常见的气道疾病,如慢阻肺、哮喘。

(一)使用目的

目前由于肺功能检查普及不足,慢阻肺漏诊情况普遍存在,很多慢阻肺患者在病情很严重时才得以确诊,延误了治疗时机。临床需要一种更加方便、价格便宜、易于开展的便携式肺功能仪。

(二)参数及临床应用介绍

1. 参数介绍

可于床边通过仪器监测各项肺功能数据,包括:FVC、FEV_1、FEV_1/FVC、PEF、用力呼出25%肺活量的呼气流量(FEF_{25})、用力呼出50%肺活量的呼气流量(FEF_{50})、用力呼出75%肺活量的呼气流量(FEF_{75})等。

2.临床应用

研究指出，对于有肺部疾病的患者，日常监测肺功能可提早发现潜在问题，及早就医，避免病情加剧。有些型号的机器不仅具有简易肺功能测量功能，也可同时选择呼吸训练模式，训练呼吸肌的力量和耐力，同时还有记录功能，方便回顾，比较训练的效果。

第四节　体外膈肌起搏器

呼吸肌是整个呼吸运动的主要动力来源，其中膈肌是最重要的呼吸肌。膈肌是一个上膨隆呈穹隆形的扁薄阔肌，是完成呼吸泵功能的主要动力来源。在安静状态下，膈肌移动增加 1 cm，可贡献肺通气量约 350 mL，占静息呼吸肺活量的 75%～80%，但耗氧量较低，占所有呼吸肌群消耗氧量的 20%。膈神经是维持呼吸功能的主要神经，支配膈肌运动，维持正常通气功能。体外膈肌起搏器是通过体表的电极刺激膈神经，引起膈肌收缩，从而改善呼吸功能并影响机体其他功能。常规的缩唇呼吸、腹式呼吸、呼吸训练器等都是间接刺激呼吸肌，无法针对性刺激膈肌。膈肌起搏器作为一种被动式呼吸肌锻炼方法，通过低频电脉冲刺激膈神经，使膈肌持续而有节律地收缩，构成近似生理模式的呼吸运动。

（一）治疗原理

体外膈肌起搏的基本原理是利用功能性电刺激膈神经,膈神经运动神经转导,引起膈肌收缩。电刺激膈神经后对呼吸系统产生两种效应。①离心性膈神经兴奋:电刺激膈神经,使运动神经纤维兴奋,产生神经冲动,向下传至神经末梢,经电—化学—电的传递,使膈神经兴奋,表现为深吸气。②向心性膈神经兴奋:膈神经运动纤维受刺激兴奋时,其感觉纤维也会受到刺激,形成神经冲动,向上传导到脊髓,使呼气中枢兴奋,吸气中枢抑制,促使吸气转为呼气,从而加速吸气与呼气活动的交替,表现为补呼气增加。

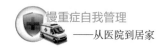
（二）适用人群

（1）中枢神经系统疾病患者。随交通事故的增多和老龄化的日益加剧，颅脑及颈髓损伤、脑卒中等事件发生率逐年上升。高位颈髓损伤会引起胸廓顺应性降低、肋间肌活动度差、膈肌麻痹、肺膨胀不全等。患者咳嗽排痰不畅、呼吸困难，很容易引起肺部感染、低氧血症和高碳酸血症等。针对该类中枢神经系统疾病引起的临床症状，尤其对于气管切开的患者，体外膈肌起搏技术通过增强膈肌收缩力、增加肺的通气和改善肺活量，提高了患者体位引流的效果，使其能够有效地排痰，使气管插管或气管切开者能够早日拔管，从而缩短了患者的康复期。

（2）慢阻肺患者。慢阻肺患者膈肌低平、厚度变薄、活动度小，肺通气量减少，从而导致患者缺氧、二氧化碳潴留、膈肌萎缩、呼吸道阻力增大，使膈肌耐力下降，久而久之形成恶性循环。体外膈肌起搏技术可明显改善气道阻塞或肺顺应性减退患者的通气，同时也增加了呼吸肌氧耗量，加重了呼吸肌做功，导致呼吸肌疲劳。因此，使用体外膈肌起搏器时应该根据患者个体情况，做到起搏强度因人而异、循序渐进，尤其是重症患者，更容易出现呼吸肌疲劳，应用个体化治疗方案，可以达到康复治疗的目的。

（3）肺心病患者。肺心病患者的膈肌改变同慢阻肺患者一致，经体外膈肌起搏治疗，肺心病患者的膈肌收缩增强、肺活量增加、肺功能明显好转，肺动脉压力、肌红蛋白、肌酸磷酸激酶明显下降。因此，体外膈肌起搏有助于肺心病患者的肺功能改善和临床症状的康复治疗。

（4）顽固性呃逆者。顽固性呃逆是一种病因复杂的神经系统疾病，多数由腹部疾病或手术引发。体外膈肌起搏通过增强膈肌收缩力，锻炼膈肌功能，恢复呼吸，达到明显的治疗效果，相关数据显示有效率高达92%。

（5）机械通气相关性膈肌功能障碍者。机械通气相关性膈肌功能障碍是指因机械通气、膈肌去负荷导致的膈肌萎缩、收缩功能障碍，机制不明确，但不能以脓毒血症、药物反应、营养不良、代谢紊乱、获得性神经肌肉疾病等解释。体外膈肌起搏是被动的呼吸肌锻炼方法，通过刺激膈神经，引起膈肌收缩，恢复膈肌功能。

（三）注意事项

患者若有气胸、活动性肺结核或是装有心脏起搏器，则禁止使用。另外，由于膈神经难以精确定位，故对操作者的要求较高。

（四）操作流程

1.清洁皮肤

2.粘贴电极片（图 15-11）

（1）小电极片：贴于胸锁乳突肌外缘下 1/3 的位置。

（2）大电极片：贴于锁骨中线第二肋间。

3.连接导线和电极片，开机

4.调节参数

（1）刺激强度：从低至高调节，在患者能耐受的情况下尽可能增加强度，以实现更佳的治疗效果。

（2）起搏次数：成人 9 次 /min，儿童 10 ~ 12 次 /min，或根据呼吸频率来调节。

（3）治疗时间：每次 30 min，每天训练 2 ~ 3 次。

（4）刺激频率：成人 40 Hz（默认值，无须调节），儿童 30 Hz。

注意：具体治疗参数设定请遵医嘱，上述数值仅供参考。前几次的治疗时间可调为 15 min，其后逐渐延长治疗时间。当贴片黏性下降，无法粘贴在皮肤上时需更换新的贴片，否则将影响治疗效果。另外若使用时出现皮肤过敏，则须停止使用。

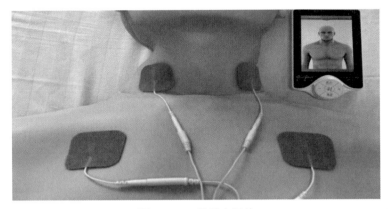

图 15-11　粘贴电极片

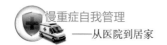
参考文献

[1] LISTED N . AARC（American Association for Respiratory Care）clinical practice guideline. Static lung volumes.[J]. Respiratory Care, 1994, 39（8）:830–836.

[2] SORIANO J B, KENDRICK P J, PAULSON K R, et al. Prevalence and attributable health burden of chronic respiratory diseases, 1990‐2017: a systematic analysis for the Global Burden of Disease Study 2017 – ScienceDirect [J]. The Lancet Respiratory Medicine, 2020.

[3] 林江涛, 王文巧, 周新, 等. 我国 30 个省市城区门诊支气管哮喘患者控制水平的调查结果 [J]. 中华结核和呼吸杂志, 2017, 40(7):494–498.

[4] 刘亚男, 许文兵, 孟淑珍, 等. 探究峰流速仪呼气峰流速检测对慢性阻塞性肺疾病的筛查效力 [J]. 中国呼吸与危重监护杂志, 2015, 14(3):250–254.

[5] 沈娅妮, 魏莉莉, 荆志忻, 等. 呼吸训练对慢性阻塞性肺疾病合并呼吸衰竭患者有效性的系统评价 [J]. 中国康复医学杂志,2021,36（2）:186–192.

[6] 孙晓辉, 贺庆军, 梁国鹏, 等. 肺扩张治疗研究进展 [J]. 中国呼吸与危重监护杂志, 2009,8（1）:95–98.

[7] 田家伟, 蔡丽婷, 侯昕珩. 呼吸训练器在稳定期慢性阻塞性肺疾病患者肺康复中的应用现状 [J]. 中国康复理论与实践,2018,24（4）:416–421.

[8] 王辰, 赵红梅. 呼吸疾病康复指南 [M]. 北京：人民卫生出版社, 2021.

[9] 中华医学会呼吸病学分会慢性阻塞性肺疾病学组, 中国医师协会呼吸医师分会慢性阻塞性肺疾病工作委员会. 慢性阻塞性肺疾病诊治指南(2021 年修订版)[J]. 中华结核和呼吸杂志, 2021, 44（3）：170–205.

[10] 中国医师协会呼吸医师分会, 中华医学会呼吸病学分会, 中国康复医学会呼吸康复专业委员会等. 中国慢性呼吸道疾病呼吸康复管理指南（2021 年)[J]. 中华健康管理学杂志, 2021, 15（6）：521–538.

[11] 张萍,史晓红,张浩, 等.腹式呼吸训练作用机制及临床应用[J].现代中西医结合杂志,2012,21（2）:222–224.

[12] 张在其, 陈荣昌, 杨全坤, 等.针对慢阻肺呼气流速受限的康复训练的效果研究 [J].中国康复医学杂志,2008（6）:499–504.

[13] 中华医学会呼吸病学分会哮喘学组. 支气管哮喘患者自我管理中国专家共识 [J]. 中华结核和呼吸杂志, 2018, 41(3):171–178.

[14] 朱允和, 马路景. 体外膈肌起搏在临床疾病中的研究进展 [J]. 中国继续医学教育, 2021, 13(22):117–120.

咳嗽是保持气道通畅的重要措施。对于慢重症患者，无论是住院或居家照护，如何有效地清除气道分泌物、避免气道阻塞一直是治疗和护理的难点。有效清除气道分泌物不仅能避免堵塞气道，还可避免感染，减少痛苦和不必要的经济负担。本章将介绍临床中促进患者痰液排除的常用治疗方法，如肺部物理治疗、咳嗽训练，以及相关辅助设备的使用与选择。

第一节　排痰训练的生理学基础及适应证

预防和治疗支气管、肺部感染的基本措施就是保障患者能有效排出气道内的分泌物。正常情况下想要排出痰液需要有通畅的气道、功能正常的黏液纤毛系统、充足的水分以及有效的咳嗽能力。任何影响因素改变了气道通畅性、黏液纤毛功能、吸气肌或呼气肌强度、分泌物黏稠度或咳嗽反射有效性的异常都可能损害气道通畅，最终导致气道分泌物潴留。所以患者的排痰功能是极其重要且脆弱的。健康成人每天能产生 10~100 mL 的气道分泌物，其中含有大量经由气道吸入的有害物质和病原微生物，通过气道中的黏液纤毛摆动以及咳嗽反射系统将其清除，可防止出现堵塞气道和肺部感染的风险。而黏液纤毛系统常常因老化、吸烟、环境暴露和支气管扩张等环境、疾病因素受损。此外咳嗽能力也会因为疾病、疼痛、特殊药物（如肌松剂）的应用或重症医学科获得性衰弱等因素下降或丧失，导致气道分泌物潴留。所以住院患者除常规治疗外，排痰治疗也非常重要。并且与常规治疗相比，促进排痰能改善氧合，缩短呼吸机使用时间，减少住院时间，解决肺不张、肺实变和改善呼吸。

咳嗽是痰液排除最重要的方法之一，可清除较大气道中过多的黏液和异物，确保气道通畅。虽然咳嗽动作非常短暂，但是过程却非常复杂，可分为刺激、吸气、屏气、咳出 4 个步骤（图 16-1）。异常因素（如炎症、机械、化学、热）刺激气道中的感觉器，并传向大脑的延髓；位于延髓的咳嗽中枢向呼吸肌发放冲动，使吸气肌收缩，产生吸气动作；吸气结束后声门关闭，同时呼气肌收缩，压缩肺内气体（此阶段一般持续 0.2 s），胸膜和肺泡压力迅速升高（通常大于 100 mmHg）；最后声门打开，伴随着呼气肌的持续收缩，形成高速气流，产生巨大的剪切力，将黏液从气道壁卷入气道，并随气流排出。除了正常的咳嗽过程外，患者咳嗽的有效性往往取决于深呼吸的能力、肺弹性回缩力、呼气肌的强度和气道阻力的大小。

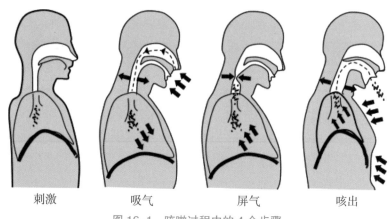

| 刺激 | 吸气 | 屏气 | 咳出 |

图 16-1　咳嗽过程中的 4 个步骤

咳嗽反射在各个阶段都有可能由于一些原因造成损伤（表 16-1）。咳嗽的 4 个步骤中的任何一步受损，都会导致排痰能力下降。导致咳嗽功能受损的主要机制包括以下 3 个方面。

（1）黏液流变学特性的改变：健康成人的黏液是一种黏度和弹性低的凝胶，很容易通过纤毛作用转运，但是病理性的黏液具有较高的黏度和弹性，不易被清除。多种机制能导致健康黏液向病理黏液转化，这些机制改变了黏液的水合作用和生化成分，临床表现主要为痰液黏稠且不宜咳出。

（2）纤毛清除黏液能力减弱：黏液纤毛系统是人体呼吸系统内最重要的防御机制之一，通过纤毛的不停摆动，将吸入的颗粒、病原体及可能损害肺部的有害物质排出肺部。正常情况下，纤毛每秒可拍打 12 ~ 15 次，但慢阻肺、哮喘、肺实质损伤等引起纤毛摆动功能受损时，痰液将不能被有效地咳出。

（3）咳嗽能力下降：咳嗽能力下降或受损是患者排痰功能下降的主要表现。一些神经肌肉疾病，包括急性疾病（如吉兰 – 巴雷综合征）、慢性疾病（如 MG）、进行性疾病（如肌营养不良）、脊髓损伤、多发性神经病以及长时间使用机械通气、卧床等均会使患者的咳嗽能力下降，导致痰液咳出困难。

表 16–1　影响咳嗽的原因

咳嗽步骤	原因
刺激	中枢神经系统抑制，麻醉或镇痛药物的使用
吸气	疼痛，限制性肺病，神经肌肉疾病，腹内高压
压缩	喉神经受损，存在人工气道，腹肌无力，胸腹部手术
咳出	腹肌无力，气道受压，气道阻塞，肺弹性回缩不足（如肺气肿）

第二节　促进痰液清除的常用技术

临床中，用于促进痰液排出的技术有许多，如主动循环呼吸技术、振动正压呼气技术、高频震荡技术等。其中大部分技术经过培训后可适于家庭环境，下面将详细介绍常用痰液清除技术的实施及注意事项。

一、肺部物理治疗

长期以来，肺部物理治疗一直被认为是囊性纤维化患者的标准治疗。其方法包括体位引流和叩击或振动。这些方法有利于黏液转运，促进分泌物排出，但需要在训练有素的医护人员的帮助才能正确进行。

体位引流是使患者采取一定的体位来促进在某一部位的呼吸道内所积滞的痰液在重力作用下向肺门流动而易于排出的治疗方法。通过使患者处于特定的体位，利用重力来帮助支气管分泌物从气道内排出的同时，改善分泌物所在的特定区域的通气，帮助分泌物的清除。为了最大限度地发挥体位引流的作用，可结合雾化、叩击、振动等治疗手段，促进痰液引流。

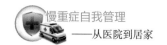
（一）体位引流的适应证、禁忌证、监测指标、终止指征

1. 适应证

（1）气道痰液过多、黏稠，咳痰无力。

（2）AECOPD、肺不张、肺部感染。

（3）支气管扩张、囊性肺纤维化伴大量咳痰。

2. 禁忌证

（1）头部或颈部受伤。

（2）血流动力学不稳定。

（3）内科或外科急症。

（4）疼痛明显或明显不合作者。

（5）近期严重咯血。

（6）活动性肺结核、高血压。

（7）严重心脑血管问题（颅内压大于 20 mmHg）。

（8）肺水肿、气胸。

（9）胃液反流。

（10）严重骨质疏松。

3. 监测指标

（1）主观感受，如胸痛、呼吸困难等。

（2）呼吸幅度、频率及节律，观察是否存在胸腹矛盾运动，辅助呼吸肌是否参与等。

（3）血流动力学状况，如心率、血压等。

（4）氧合状况，如口唇颜色、SO_2 等。

4. 终止指征

（1）痰量少于 30 mL/d。

（2）胸片、CT 较之前明显改善。

（3）体温正常，并维持 24 ~ 48 h。

（4）肺部听诊呼吸音正常或基本正常。

（5）治疗过程中发现有任何呼吸、脉搏或血压的明显改变。

（二）体位引流的实施

（1）治疗的频率：2～3 次 /d，3～15 min/ 次，不超过 30 min。

（2）时机的选择：进餐或喂食之前或之后至少 2 h，也可选择在使用吸入支气管扩张剂或黏液溶解剂时。

（3）不宜在餐后立即或胃潴留时进行。

（4）头低位时避免剧烈咳嗽。

（5）叩击和振动，包括用手或各种电气或气动装置向胸壁施加机械能。这两种方法都是为了增强分泌物的清除，但叩击作为体位引流辅助手段的有效性尚不清楚。

（三）体位引流注意事项

（1）如在引流过程中，患者主诉无法忍受或出现呼吸困难、发绀等情形，应立即停止。

（2）引流过程中需多加注意生命体征的变化，如呼吸、脉搏、血压及血氧。

（3）骨突处、脊椎骨、胸骨、女性乳房、伤口、肾脏处和有骨质疏松、咳血等情况者，禁止搭配叩击手法。

（4）建议于用餐 2 h 后进行引流，避免胃食道逆流和误吸的发生。

（5）体位引流会对颅内压、心排血量和活动性出血产生影响，建议采取头低位。

（四）手动叩击的实施

手动叩击时手呈杯状（图 16-2）或使用排痰杯（图 16-3），双手交替使用，肘部弯曲，手腕放松；为提高患者的舒适度应该盖上薄薄的一层布再进行操作。实施过程中患者需取半坐卧位或侧卧位，利用腕部力量，从患者肺的下叶部开始，自下而上叩击，力度视患者的病情

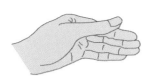

图 16-2　实施叩击时手呈杯状

而定。边拍边鼓励患者咳嗽，使痰液从周边流向中心呼吸道，必要时吸痰。如果叩击时出现红斑，通常是因为手和胸壁之间未留有足够的空间。禁止在压痛区域或外伤、手术部位、骨突处操作。

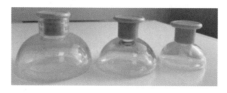

图16-3　排痰杯（从小到大依次为幼儿款、儿童款及成人款）

（五）机械叩击和振动的实施

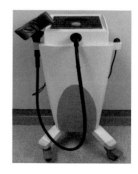

大多数机械叩击和振动排痰机（图16-4）提供的频率可高达每秒 20 ~ 50 Hz。优点是操作简单、力量均匀、频率稳定，可个性化调节频率及振幅，避免手法拍背力量的随意性，且能提供一致的速度、节奏和力度，从而提高患者的依从性。使用时，一般每天 2 ~ 4 次，每次 10 ~ 15 min，在餐前 1 ~ 2 h 或餐后 2 h 进行，治疗前进行 20 min 雾化治疗，治疗后 5 ~ 10 min 吸痰。患者取侧卧位，操作时一手持排痰机把柄，缓慢将叩击头自下而上在患者的前胸、侧面及后背部

图16-4　振动排痰机

移动。根据患者情况及时调整力度、振动频率和治疗时间，保证力量的均匀和频率的稳定。在调整频率过程中，应手持治疗头并暂时脱离患者身体。

选择手动或机械叩击应基于患者的个体因素，如年龄、病情和耐受性。肺部物理治疗可能有助于降低呼吸机相关性肺炎与肺部感染的发生率。机械振动排痰效果优于手动叩击，体位引流联合手动或机械振动排痰效果优于单一方案，高频胸壁振荡的排痰效果优于其他机械振动排痰。肺部物理治疗前给予雾化吸入可能增加痰液排出量。

二、指导性咳嗽

大多数排痰技术只帮助将分泌物转移到大气道，清除这些分泌物则需要咳嗽或吸痰。咳嗽技巧训练是一种有计划的动作，可以进行教导和监督。它旨在帮助无法通过有效的自发性咳嗽清除分泌物的患者产生有效的咳嗽。除了有助于清除中央气道潴留的分泌物外，指导性咳嗽还有助于获得痰液标本，从而进行诊断分析。如果患者的意识不清、反应迟钝或不合作，一般无法进行指导性咳嗽。此外，一些严重慢阻肺或严重限制性疾病（如神经、肌肉或骨骼异常）的患者可能无法产生有效的自主咳嗽时，也不适合进行指导性咳嗽。

有效的咳嗽分为 4 个阶段：第一阶段需要吸入足够的空气为有力咳嗽提供必要的气体，吸气量至少要达到当前肺活量的 60%；第二阶段涉及关闭声门（声带）和腹部及肋间肌肉准备；第三阶段是主动收缩相关呼吸肌；第四阶段是打开声门和用力呼出空气。通常，1 次用力呼气过程中患者可以咳嗽 3～6 次。在教导患者有效咳嗽过程中有 3 个重要的部分：①体位指导；②呼吸控制的指导；③加强呼吸肌肌力的锻炼。另外，在患者教育中应针对患者在咳嗽的 4 个阶段中的不足进行个体化的指导。

（一）咳嗽技巧训练的适应证、禁忌证、并发症

1. 适应证

（1）需要帮助分泌物从气道中排出。

（2）存在肺不张。

（3）预防术后并发症。

（4）慢性肺疾病的常规治疗，如肺囊性纤维化、支气管扩张、慢性支气管炎、肺部感染、脊髓损伤等。

（5）作为其他气道廓清技术的主要部分，如体位引流、正压呼气治疗、深呼吸锻炼等。

（6）收集痰液标本以做诊断分析。

2. 禁忌证（少见）

（1）肺部感染，可能在支气管内传播（如肺结核）。

（2）颅内压增高的可能或已知颅内动脉瘤。

（3）冠状动脉灌注减少，如急性心肌梗死。

（4）急性头部、颈部或脊髓损伤。

（5）增加误吸的可能。

（6）急腹症、腹部动脉瘤、疝气。

（7）存在出血因素。

（8）未治疗的气胸。用手辅助咳嗽治疗不当，可能对骨质疏松症患者和连枷胸患者不适用。

3. 并发症

减少冠状动脉灌注；减少颅内灌注从而导致晕厥、意识改变；尿失禁；疲劳；

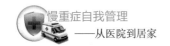
头痛；感觉异常或麻木，支气管痉挛；肌肉损伤或不适；自发性气胸、纵隔气肿、皮下气肿；突发咳嗽；胸痛；肋骨或肋软骨损伤；切口疼痛；食欲减退、恶心、呕吐；视网膜出血；食管反流等。

（二）指导性咳嗽的实施

（1）训练有效的咳嗽反射：向患者解释咳嗽要领，第一步先缓慢深吸气，以达到必要的吸气容量；第二步吸气后稍闭气片刻，以使气体在肺内得到最大的分布，同时气管到肺泡的驱动压尽可能保持持久；第三步关闭声门，以进一步增强气道中的压力；第四步通过增加腹压来增加胸膜腔内压，使呼气时产生高速气流；第五步开放声门，当肺内压力明显增高时，突然打开声门，即可形成由肺内冲出的高速气流，促使分泌物移动，随咳嗽排出体外。咳嗽时腹肌用力收缩，腹壁内陷，1 次吸气可连续咳嗽 3 声，停止咳嗽，并缩唇尽量呼尽余气，再缓慢吸气或平静呼气片刻，准备再次咳嗽。若进行深吸气，尽可能诱发咳嗽，可试着断续分次吸气，争取使肺泡充分膨胀，增加咳嗽频率。

（2）合适的体位：选择一个合适的体位是有效咳嗽的基础，除因病情需要外应禁止使用仰卧体位，宜采取低坐位，双肩放松，上身略前倾；并联合使用腹式呼吸，经鼻缓慢深吸气。

（3）辅助咳嗽技术：让患者仰卧于硬板床上或坐在有靠背的轮椅上，面对治疗师，治疗师的手置于患者的肋骨下角处，嘱患者深吸气，并尽量屏住呼吸，当其准备咳嗽时，治疗师的手用力向上、向里推，帮助患者快速呼气，引起咳嗽。

（4）气管刺激技术：主要适用于不能按照要求引起咳嗽的患者，如婴幼儿，因头部外伤、脑卒中等而无法引起咳嗽者。操作方法为治疗师拇指置于患者的胸骨角上，快速向下、向里按压，引发咳嗽反射。

三、用力呼气技术

用力呼气技术也称为哈气咳嗽法，特别适用于常规咳嗽时容易发生气道塌陷的患者，如慢阻肺、肺囊性纤维化、支气管扩张症患者。与常规咳嗽的不同之处在于，用力呼气技术在做咳嗽动作时会厌开放保持。并且用力呼气技术的力量消耗比普通咳嗽要少。因此，也适用于年老体弱患者。

用力呼气技术的实施：宜采取低坐位，双肩放松，上身略前倾；经鼻适度深呼吸；缩唇呼吸，同时身体前倾，重复 3 ~ 4 次，通过腹部内容物向上移位来提高呼气流量；呼气中后期（即中、低肺容积时）收缩腹肌和肋间外肌，用力呼气，声门不闭合，发出无声的"哈"。

四、主动呼吸循环技术

主动呼吸循环技术（ACBT）在用力呼气技术上进一步改良，为呼吸控制、胸廓扩张和使用用力呼气技术咳嗽的重复循环，可进行不同的排列组合，但其核心仍是用力呼气技术。所以，弹性化、灵活性是其最大的特点。已有研究证实，ACBT 可以有效地清除支气管分泌物，并能改善肺功能而不加重低氧血症和气流阻塞。尽管 ACBT 可以在坐姿下进行，但与体位引流结合使用时最有效。ACBT 对幼童（2 岁以下）或危重症患者无效。

主动呼吸循环技术的实施步骤如下。

（1）呼吸控制：正常潮气量，腹式呼吸，保持上胸部和肩部的放松，保持 5 ~ 10 s，目的是缓和气道刺激，预防支气管痉挛。

（2）胸廓扩张：深吸气，接近肺活量，放松呼气，进行 3 ~ 4 次，可同时叩击或振动，目的是松动痰液。

（3）使用用力呼气技术咳嗽：正常吸气后保持声门张开，收缩腹部及前胸部肌肉，较快速地发无声的"哈"1 ~ 2 次。

（4）呼吸控制。

（5）重复以上过程 5 ~ 6 次。

（6）术后患者需在胸部或腹部切口处用腹带固定后进行操作。

五、自然引流

自然引流（AD）主要通过训练患者有意识地控制其呼吸肌活动的范围以及呼吸的频率、方式和深度，从而促进呼吸道分泌物的排出。简单地说，就是患者可以通过不同容积的肺容量组合及呼气流速来达到清除分泌物的目的。大量试验结果表明，与其他痰液清除技术相比，自然引流似乎更容易被受试者接受。但事实上，自然引流的临床实际应用却很少，因为这项技术非常难于掌握。下面介绍自然引流的实施。

第一阶段：开始 1 次深呼吸，跟随几次低肺容积的呼吸，用于"扯开"外周

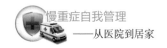
小气道分泌物。

第二阶段：潮气量比第一阶段稍大，做到中肺容积呼吸，以促进分泌物由外周向中央移动，此时，呼吸肌和腹肌做主动收缩。

第三阶段：排出期，潮气量比第二阶段稍大，做几次潮气量逐渐递增的深呼吸（中肺容量到高肺容量），以使分泌物从中央气道移至声门下。

六、正压呼气及振荡正压呼气

气道正压辅助最经典及常用的装置是正压呼气和振荡正压呼气装置。它们工作原理是主动呼气时，通过正压呼气装置的固定孔洞或变孔洞产生 10～20 cmH$_2$O 的压力。清除分泌物及帮助肺扩张的功能是如何实现的？理论上，正压呼气和振荡正压呼气装置通过提供一个恒定的正压来防止呼气时气道塌陷，侧支通气使气道重新充满气体，从而帮助将分泌物转移到更大的气道中。振荡正压呼气在患者呼气时还可产生快速的气道内振荡。据报道，在 10～25 L/min 的流量下，振动的频率范围为 10～30 Hz。而 12～25 Hz 的振动频率被认为可以物理性地松动痰液，并将它们移向大气道，从而提高气道廓清能力。能产生如此振动频率的装置，除振荡正压呼气外，还包括高频气道正压装置和高频胸壁振荡。

正压呼气和振荡正压呼气治疗的临床研究发现，与其他气道廓清方法（如 AD、ACBT 等）相比，它们提供了相似的分泌物清除能力，并且具有潜在的自我管理和成本效益。正压呼气和振荡正压呼气疗法不能用于 3 岁以下儿童。患者还必须能够进行深呼吸（分钟通气量大于 10～12 mL/kg）以产生足够的压力维持振动和持久呼气。正压呼气和振荡正压呼气与雾化治疗联合应用，由于能够使气体更好地分布于外周气道，可以优化支气管扩张剂的输送，提高支气管扩张剂的疗效。叶世贤等的临床研究发现振荡正压呼气装置对慢性呼吸系统疾病腺体高分泌的排痰效果和安全性与主动呼吸循环技术相当，但振荡正压呼气装置易学、易用，患者偏好度更高。

正压呼气治疗的实施：尽量采取舒适的体位，一般的治疗策略通常为每天 2～4 组。指导患者吸气，比正常潮气量大。接着主动呼气，但不要用力呼气。吸呼比大约在 1:3 至 1:4。使用 10～20 次后，接着完成 2～3 次用力呼气技术。10～20 次正压呼气使用、用力呼气技术、咳嗽应按顺序进行，重复 4～8 次，总的正压呼气时间不超过 20 min；如果患者在用支气管扩张剂雾化，可与正压呼气结合使用。

七、高频胸壁振荡

高频胸壁振荡装置是一种被动振荡装置。空气压缩机通过真空管连接至背心，不断进行充气与放气，对胸部产生压力脉冲，并导致胸壁振荡，使分泌物向前移动。初始治疗频率通常为每天进行 2～6 次，每次 30 min，振荡频率在 5～25 Hz。治疗频率最终取决于患者对治疗的反应（图 16-5）。

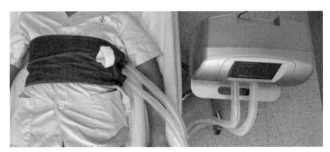

图 16-5　高频胸壁振荡治疗

八、机械性吸—呼气装置

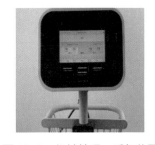

机械性吸—呼气装置也被称为"咳嗽机"（图 16-6）。它的工作原理其实非常简单，即通过正负压不断来回转换，从而模拟正常的咳嗽峰流量，有助于预防呼吸系统并发症的发生。最新的机械性吸—呼气装置在吸、呼气期间加入振荡模式，进一步提高了分泌物的清除率，对咳嗽峰流量小于 180 L/min

图 16-6　机械性吸—呼气装置

或无法产生有效咳嗽的神经肌肉疾病患者有很好的效果。临床实践建议，当神经肌肉疾病患者咳嗽峰流量小于 270 L/min 时可以使用机械性吸—呼气装置。

禁忌证：①肺大泡；②气胸；③ ARDS；④血流动力学不稳定且无监护条件；⑤急性肺水肿；⑥近期新发肺气压伤。

九、活动和体育锻炼

活动和体育锻炼是患者比较容易接受且依从性较高的气道廓清方法。早期活动、体位的交替变化可有效清除分泌物，维持肺部健康。体育锻炼被推荐作为所有慢性高分泌患者的分泌物清除技术的辅助治疗。体育锻炼也可以改善患者的肺功能及运动耐力，提高生活质量和对治疗的依从性。

表 16-2 列出了常用的排痰技术及其使用原则，可供参考。

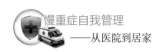

表16-2 常用排痰技术及其使用原则

技术名称	目的	治疗流程	频率	禁忌证	注意事项
指导性咳嗽	教会原发或继发咳嗽受限的患者掌握主动咳嗽的时机和技巧	建议采取坐姿，为患者提供胸腹部支撑，患者一侧肩膀向内旋转，头部和脊柱略微弯曲以利于呼气和对胸腔施压。如果患者无法坐起，应抬高床头并确保患者膝盖微弯曲，使双胸支撑在床垫上进行咳嗽。用力呼气方法为在张开嘴和声门的同时快速发出"哈"的声音	按需	无绝对禁忌证	首先解决影响咳嗽能力的因素，如疼痛、药物等
主动呼吸循环技术	是呼吸控制、胸廓扩张运动和用力呼气技术的组合。深呼吸次数、用力呼气次数和呼吸控制时间的长短随患者的病情而灵活变化	①放松和呼吸控制；②3～5次胸廓扩张运动；③放松和呼吸控制；④重复3～5次胸廓扩张运动；⑤重复放松和呼吸控制；⑥执行1～2次用力呼气技术（次数取决于痰液性状和量）；⑦重复放松和呼吸控制	每天1～2次或按需	无绝对禁忌证	需要一定学习理解能力；在病情加重期间或患者无法深呼吸时不易执行
自然引流	利用不同肺体积的控制呼吸使分泌物向中央气道松动、聚集和排出	第1阶段：低呼吸量使远端气道松动周围呼吸道分泌物；第2阶段：中等呼吸量使中间气道黏液聚集；第3阶段：大呼吸量取决于分泌物量使大气道痰液排出	每天1～2次或按需，取决于分泌物量	无绝对禁忌证	需要一定学习理解能力；在病情加重期间或患者无法深呼吸时不易执行

续表

技术名称	目的	治疗流程	频率	禁忌证	注意事项
正压呼气及振荡正压呼气	呼气末产生一定正压维持气道和肺泡开放，促进分泌物排除	使用固定孔洞或可变孔洞的装置产生10~20 cmH₂O的压力	每天2次，每次6~12组	呼吸循环未经引流的气胸；颅内压增高，近期行颅面外科手术或存在活动性脑血或鼓膜破裂	仅用于可深呼吸并产生足够气流量的患者
体位引流	通过变化体位，在重力作用下将病变肺段的分泌物移动到大气道被清除	—	每天3次或按需，每个体位保持3~15 min	绝对禁忌：不稳定的头颈部损伤；活动性出血伴血流动力学不稳定	呼吸急促的患者可能无法耐受特殊体位（头低位）；无法同时进行雾化治疗
振动和叩击	用有节奏的手法手动叩击胸壁或用机械装置使其振动，以松动气道分泌物	振动：双手重叠放置于外胸壁，掌操作者前部和手臂肌肉用力，在患者呼气的同时进行振动，帮助分泌物排出；叩击：操作者通过手腕有节奏的屈曲和伸展，以一定的速度和力量叩拍患者胸壁，需要通过练习确定合适的力量和节奏	每天3~4次或按需，取决于分泌物量	胸壁不稳定；无法改变体位；不稳定的深静脉血栓或肺动脉栓塞；未经引流的气胸；血流动力学不稳定；近期胸部外科手术或创伤；可疑或存在活动性咯血	避免叩击创伤或外科手术部位，切勿直接在肋骨突起（如锁骨、椎骨）上进行叩击

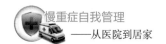

续表

技术名称	目的	治疗流程	频率	禁忌证	注意事项
高频胸壁胸振荡	通过可充气背心，给患者外胸壁提供高频和小容量的气体脉冲，使气道分泌物聚集，利于排出	穿戴合适型号可充气背心，根据患者耐受性设置频率、强度	每天3~4次或按需，取决于分泌物量	胸壁不稳定；无法改变体位；不稳定的深静脉栓塞；未经引流的气胸；血流动力学不稳定；近期胸部外科手术或创伤；可疑或存在活动性咯血	2岁以上患者才可使用；使用此设备时应避免留置导尿管和胸腔引流管
手法辅助咳嗽	主要用于呼吸肌力量下降患者的辅助，模拟正常咳嗽机制，增加咳嗽	在患者用力呼气同时由外部对患者胸部或上腹部施压	每天3次或按需	腹腔高压	对肋骨外侧边缘和上腹部施加压力有风险的患者不宜使用
早期被动活动或主动运动	改变体位以改善通气血流比，减少长期卧床并发症发生，增强活动耐力，提高生活质量	—	每天2次或按需	稳定的脊柱，长骨骨折；无法改变体位	气道高反应性患者有诱发支气管痉挛风险，需严密监视

第三节 排痰技术的选择

在选择痰液清除技术时应考虑许多因素（表 16-3）。无论选择何种方式，正确的操作方法和患者执行治疗的动机都是至关重要的因素。同时，年龄、疾病进程、可用资源和患者偏好也会影响治疗方式的选择。另外，患者常常因疲劳拒绝某些方法，所以在选择合适技术时应该考虑到这一点。许多呼吸治疗师主导的气道廓清治疗方案已在临床得到应用。所有这些方案都需对患者进行严格的评估，以确定初步需求，并确定治疗的继续或调整。

表 16-3 选择排痰技术时应考虑的因素

序号	因素
1	患者的积极性
2	患者的目标
3	患者的理解、识字和认知水平的能力
4	患者的身体限制
5	医生 / 护理者目标
6	技术的有效性
7	学习和教学的难度
8	治疗师的技能
9	与患者疲劳相关或工作相关的因素
10	使用设备需要帮助
11	基于疾病类型和严重程度的技术限制
12	成本（直接和间接）
13	组合方法的可取性

对患者实施排痰治疗前应进行呼吸功能和排痰障碍原因的评估，以制订个体化的方案。联合治疗一般优于单一方案；合适的治疗方案能促进患者有效咳嗽、咳痰，减轻因黏液聚集、堵塞而造成的气流受限及肺部感染，改善患者的临床症状，提高患者的活动耐力，从而提升患者的生活质量。但慢重症大多为慢性疾病，病程较长，除了依赖于医疗机构外，患者也应该要有较好自我管理能力，养成良好的自我呼吸道管理习惯。

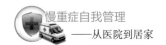
参考文献

[1] MCCOOL,DENNIS F. Global Physiology and Pathophysiology of Cough: ACCP Evidence–Based Clinical Practice Guidelines.[J]. CHEST, 2006, 129（1）.

[2] 葛慧青，应可净.呼吸治疗理论与实践 [M]. 杭州：浙江大学出版社, 2021.

[3] 叶世贤，周保，苏冠升，等.震荡呼气正压和主动循环呼吸技术治疗慢性气道疾病腺体高分泌的效果及患者偏好研究 [J]. 中国康复医学杂志, 2022, 37（4）:465–469+475.

[4] 中国病理生理危重病学会呼吸治疗学组.重症患者气道廓清技术专家共识 [J]. 中华重症医学电子杂志, 2020, 6（3）:272–282.

[5] 中国医师协会呼吸医师分会，中华医学会呼吸病学分会，中国康复医学会呼吸康复专业委员会，等.中国慢性呼吸道疾病呼吸康复管理指南（2021 年）[J]. 中华健康管理学杂志, 2021, 15（6）:521–538.

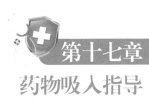

第十七章
药物吸入指导

吸入给药对于呼吸系统疾病具有较好的药理作用，相对于静脉和口服给药具有起效迅速、疗效佳、全身不良反应少等优势，正确使用药物吸入装置对治疗效果起到决定性作用。本章介绍常用药物吸入装置的原理、详细的使用方法和注意事项，以提高患者使用药物吸入装置的正确率。

吸入制剂指原料药物溶解或分散于合适介质中，以蒸气或气溶胶形式输送至肺部发挥局部或全身作用的液体或固体制剂，是现阶段临床中呼吸系统相关疾病的重要治疗手段。与口服、肌内注射和静脉给药等方式相比，雾化吸入疗法因药物直接作用于靶器官，具有起效迅速、疗效佳、全身不良反应少、不需要患者刻意配合等优势（表 17-1）。2020 年 GOLD 和 2019 年稳定期慢性气道疾病吸入装置规范应用中国专家共识等都推荐将吸入疗法作为慢阻肺治疗的首选给药方式。

表 17-1　吸入给药与口服、静脉给药的特性比较

特性	吸入给药	口服给药	静脉给药
使用方便性	方便	方便	不便
起效速度	快	慢	快
生物利用度	高	低	高
药物剂量	低	高	高
不良反应	少见，多为局部	较吸入给药常见	较吸入给药常见

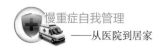
一、常用吸入装置

常用吸入装置有压力定量吸入气雾器（pMDI）（包括带或不带储雾罐）、干粉吸入器（DPI）、软雾吸入器（SMI）和雾化吸入器等。其中 pMDI、DPI 和 SMI 适用于稳定期患者，而雾化吸入器主要用于急性加重期和吸气无力、手口协调不佳等患者。不同吸入装置在药物的输送方式、装置操作方法及患者可及性和依从性方面均存在差异。理想的吸入装置需要具备药物肺部沉积率高、使用方法简便且易掌握、药物剂量输出稳定、可计量、价格便宜等特点。吸入药物种类多，产品特性可参考表 17-2。在众多吸入装置中，目前 DPI 是全球公认较为理想的吸入装置。

表 17-2　常见吸入装置的特点比较

	特性	传统 pMDI	共悬浮技术 pMDI	pMDI+ 储雾罐	DPI	SMI
药物递送	肺部沉积率（%）	9 ~ 20	38 ~ 48	10 ~ 44	10 ~ 28	45 ~ 52
	微细颗粒含量（%）	26 ~ 44	61 ~ 79	26 ~ 44	7 ~ 35	66 ~ 75
	口咽部沉积率（%）	71 ~ 82	52 ~ 61	4 ~ 31	50 ~ 80	15 ~ 24
	气溶胶持续时间（s）	0.15 ~ 0.3	0.15 ~ 0.3	—		1.5
	气溶胶运行速度（m/s）	5.1 ~ 8.4	5.1 ~ 8.4	—		0.8
	剂量重复性	√	√	√		√
装置操作	吸气流速（L/min）	10 ~ 30	10 ~ 30	10 ~ 30	20 ~ 60	10 ~ 30
	手口协同要求	×	×	√	√	√
	吸气同步驱动	×	×	×	√	×
	摇匀	×	×	×	√	×
其他特性	不受湿度影响	√	√	√	×	√
	无抛射剂	×	×	×	√	√
	便于携带	√	√	×	√	√
	有计数器	×	√	×	√	√

（一）pMDI

pMDI 是药物以液体形式储存在加压罐体中，通过气雾快速递送预先确定的剂量。主要分为 3 类。①传统 pMDI：分溶液型和混悬型两类。患者使用溶液型 pMDI 时必须在按压罐体的同时吸气，要求手口协调性高，存在尾损现象（即在药罐即将耗尽仍继续使用装置时，其喷射出的剂量会越来越少）；而混悬型 pMDI 由于其中的药物成分密度不一、颗粒粒径也不一致，同时使用过程中振摇的次数、持续时间和震荡的强度都不同，因此每次揿压喷出的药物比例不稳定。②共悬浮技术 pMDI：采用一种新型药物载体制剂的共悬浮 pMDI。与传统 pMDI 相比，共悬浮技术输送的气溶胶中，药物可等比例输出，不受吸气流速及使用前装置振摇的次数、持续时间和强度的影响。③ pMDI+ 储雾罐：将装有单向阀的储雾罐和 pMDI 相连接，适合手口协调能力差、压阀门时难以保证同步缓慢深吸气的患者。

（二）DPI

通过患者吸气和装置内部阻力产生的湍流使药物与载体解聚成粉雾。DPI 有单剂量胶囊型（如马来酸茚达特罗吸入粉雾剂）、囊泡型（如沙美特罗替卡松吸入粉雾剂、氟替美维吸入粉雾剂）以及多剂量的储库型（如布地奈德粉吸入剂）。产品特性：①由患者吸气触发，对患者协同性要求较低，需要中到高速的吸气流速，不同 DPI 所需吸气流速不同；②患者需要达到最佳吸气流速并持续 2 ~ 3 s，才能提高递药速率；③使用时需要快速有力地吸气。

（三）雾化吸入器

雾化吸入器主要包含喷射雾化器、超声雾化器（已不常用）和振动筛孔式雾化器，可使得药物溶液或混悬液形成气溶胶。产品特性：①可稀释气道分泌物，具有湿化的作用；②对患者的协同性要求低，可同时辅助供氧，可根据患者病情需要选择药物和调整剂量；③常用于重度及极重度慢阻肺急性加重期的患者，可在住院或者居家时使用。

二、吸入装置的选择

吸入装置的选择，不仅仅由其经济性来决定，患者的能力和偏好尤为重要。另外，由于需要长期用药，吸入装置应普及、易获得，且在患者经济能力范围之内。吸入装置的选择可参考图 17-1，临床治疗时请遵医嘱选择合适的吸入装置。

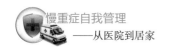
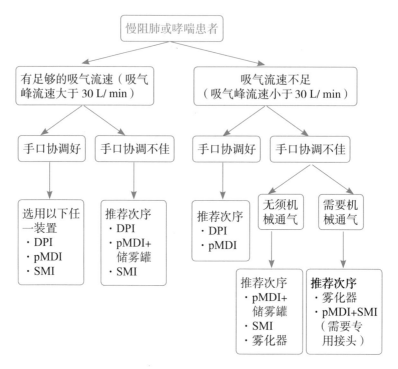

图 17-1　吸入装置的选择

三、雾化吸入治疗依从性的影响因素

正确使用雾化吸入对治疗效果起到决定性作用。一项纳入近 3000 例慢阻肺患者的研究结果表明，吸入装置使用不当会使得慢阻肺急性加重的发生率从 3.3% 升高到 6.9%。在一项纳入 3811 例慢阻肺或哮喘患者的观察性研究中，发生 1 个及以上装置错误使用的患者比例高达 49% ~ 76%，其中 11% ~ 32% 的患者发生关键错误，极大地影响了疗效。常见的吸入装置使用错误列举见表 17-3，以下将简单介绍吸入治疗依从性的影响因素。

1. 年龄

从以往的研究来看，年龄与吸入给药治疗依从性呈正比，年龄在 50 岁以下是依从性差的一个危险因素。随着年龄的增长，患者对新事物的接受程度及记忆力会逐渐变差，所以对于年龄较大的患者，应更有耐心地进行教学和指导。

2. 疾病相关知识与吸入技术的掌握程度

疾病的相关知识以及吸入技术的掌握程度，对吸入药物治疗效果也有较大影响。有报道称哮喘患者吸入给药治疗依从性与其哮喘知识及吸入技术水平呈正相关。研究发现，依从性差的哮喘患者普遍存在一些错误疾病认知，认为"没有症状就没有哮喘"是依从性差的一个危险因素。患者的疾病知识水平越高，对疾病本质认知越深刻，就有更好的疾病自我管理能力，吸入给药治疗依从性也就越高。并且由于吸入装置的特殊性，吸入给药治疗依从性受到患者吸入技术的影响较大。吸入装置使用技术掌握度不高会导致治疗的不依从。

3. 文化程度

学历与吸入给药治疗依从性呈正相关。高学历患者由于更易于获得更多医学知识，对疾病理解能力更强，吸入给药治疗依从性一般会比低学历患者高。文化程度低的患者对病情的认识程度低，患者缺乏用药知识，容易造成不遵医嘱用药。针对低学历患者建议进行口语化的疾病相关教育及吸入技巧教学，强化吸入技巧练习。

4. 病程

慢阻肺患者中，病程小于 1 年的患者吸入治疗依从性差的发生率最高，为 43.5%。因为刚刚接触疾病相关知识和技术，技巧未完全掌握。建议对患病初期的患者给予足够的重视。但是并不是患病时间长的患者就一定有着比较好的依从性，因为患者长期受到疾病症状的困扰，对疾病痊愈的信心不高，导致患者主观上放弃吸入给药治疗。建议通过健康教育，让患者充分认识吸入给药治疗的重要性，从而坚持服药。

5. 疾病严重程度

吸入药物对患者肺功能有一定基本要求，呼吸系统疾病患者往往是病情越重，肺功能越差，导致不能形成吸入给药所需要的气流强度，药物不能到达肺部病灶发挥作用，从而治疗效果较差，导致患者放弃用药，而放弃用药又导致病情加重，形成恶性循环。

表 17-3 常见吸入装置的错误操作种类

吸入装置	关键错误
不同装置共有的	未正确打开防尘帽或外壳
	吸入前未充分呼气
	没有完全含住吸嘴
	没有通过吸嘴吸入药物
	通过鼻子吸入
	手持装置的角度过大或过小
	吸入后未屏气或屏气时间不足 3 s

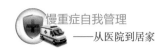
续表

吸入装置	关键错误
pMDI	启动与吸入不协调：启动先于吸入或启动过迟
	吸气速度过快
DPI	做吸入前的准备时吸嘴朝下
	做吸入前的准备时晃动吸入装置
	吸入前向装置内呼气
	吸入时低头或抬头
	吸入时未用力
	吸入初期吸气流速过慢
SMI	初次使用时没有正确装载药瓶
	未完全旋转底座

四、吸入装置的使用方法

目前临床应用的吸入给药装置主要分为 3 类：pMDI、DPI、小容量雾化器（SVN），不同装置的使用方法皆不相同，使用装置时若出现技术层面的问题，可能影响药物发挥治疗作用，下面将介绍常见吸入剂的使用方法。

（一）pMDI

pMDI 是使用最为广泛的吸入器，80% 以上的哮喘患者均采用此法，可用来输送短效或长效支气管扩张剂、抗胆碱药物和激素。

1. 结构和原理

pMDI 一般由金属药罐、定量阀、促动器底座、喷嘴等组成（图 17-2）。密封的金属药罐内为药物、推进剂和表面活性物质或润滑剂等成分组成的药物悬浮液或者溶液。药液通过一个定量阀可与定量室相通再经喷管喷出。每次手压驱动可供应 25 ~ 100 μL 溶液。根据药物剂型不同，每次喷发剂量不同，喷出过程中利用液化推进剂，在突然减压瞬间急剧气化，迅速喷射而将药物切割成微粒，并分散在空气中形成气溶胶，然后由患者吸入呼吸道和肺内。

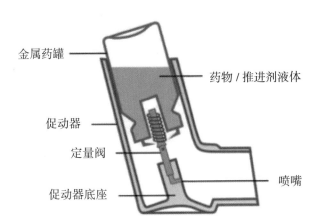

图 17-2 pMDI 的主要结构

金属药罐
药物 / 推进剂液体
促动器
定量阀
喷嘴
促动器底座

2. 操作流程

pMDI 使用广泛，但同时也是使用要求比较高的一种药物吸入装置，使用时需要一定的技巧才能达到较好的使用效果，使用流程与要点请参考表 17-4。

表 17-4 pMDI 使用流程与要点

使用流程	使用要点
1. 取出 pMDI，用力摇匀	将 pMDI 上下摇动 4 ~ 5 次，使药物充分混合。若超过 3 d 未使用，在使用前需先空喷 1 次
2. 打开防尘帽（图 17-3）	—
3. 充分呼气	尽可能地呼出肺内气体
4. 手持吸入器（图 17-5），同时按压药罐底部，并持续吸气	口腔需距离 pMDI 三指（图 17-4），以降低口腔沉淀率。须保证按压与吸气动作同步，而且吸气时间要长，（吸气时间儿童约 3 s，成人 4 ~ 5 s），吸气过程不可中断
5. 停止吸气后，屏气 10 s	吸气后必须屏气，以增加药物沉积率
6. 缓慢呼气	如需吸入第 2 个剂量，请依步骤 3 ~ 5 重复操作。两剂相隔至少 30 ~ 60 s
7. 盖上防尘帽（图 17-6）	使用后盖好防尘帽。如吸入药物含激素，则吸药后须漱口

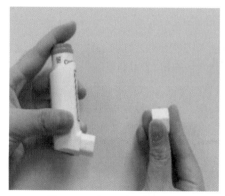

图 17-3　打开防尘帽口

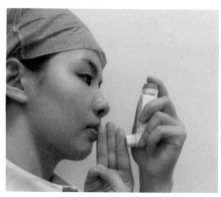

图 17-4　口腔需距离 pMDI 三指

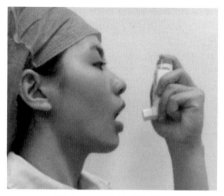

图 17-5　手持吸入器

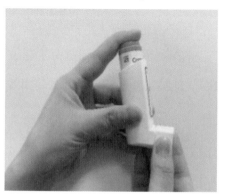

图 17-6　盖上防尘帽

3. 注意事项

每周以流水清洗促动器、咬嘴 1 次，洗净后擦干多余水分风干即可。吸入抗胆碱药物请使用储雾罐，或直接含住药罐咬嘴，避免药物喷洒至眼睛造成视力模糊、散瞳等问题。pMDI 外观多有标有喷发次数，若无标记，可平日自行记录使用频率及计算剩余药量，药物将用尽时请及早回诊。

4. 储雾罐的应用

1）为什么吸药时需要搭配辅助器？

操作 pMDI 时，需要患者手口协调才能够将药物顺利且正确地吸到肺部的细小支气管中。但此操作对于年幼儿童或是无法顺利完成手口协调的成人来说相对较为困难，常因操作不正确无法达到药物的最大效益。因此建议任何使用 pMDI 的患者都应考虑使用储雾罐作为辅助工具。

2）储雾罐运作原理及优点

理想的储雾罐应由吸入器接口、气流量信号笛、储雾罐体、单向瓣膜和吸口组成，储雾罐内部为抗静电材质（储雾罐内的静电会吸引和捕捉小气雾粒子，减少药物进入肺部的量）。当药物喷入储雾罐后，储雾罐装置增加 pMDI 喷嘴和口腔之间的距离，储雾罐的缓冲有利于减缓药雾流速和使药雾微粒变小，使药物气溶胶能够在储雾罐内悬浮数秒钟，患者可反复多次吸气将药物吸入肺内，且防止喷雾散失的同时，提高了吸入药量和治疗效果。同时，吸药辅助舱也可减少口腔、口咽部的药物沉淀。吸入激素类药物时，也可减少口腔内念珠菌病感染概率及全身性副作用。

3）辅助器的操作方法

（1）将 pMDI 的护盖取下。

（2）检查辅助器的储药腔内有没有阻碍物。

（3）将药罐上下摇晃 8～10 下后卡入辅助器。

（4）按压药罐后，待 1～2 s，用面罩罩住口鼻，压紧勿漏气。

（5）张口慢慢深吸气 5～10 下（小孩 6～10 下，成人 5～6 下），或持续 30 s。

（6）如需喷第 2 剂，请先等 30 s，然后重复步骤（3）～（5）所描述的程序。

4）清洗辅助器的步骤

当储药腔内部附着过多药物时才需清洗，一般建议 3 个月清洗 1 次，若使用了面罩，请于给药后应清洗药雾接触的皮肤表面。清洗步骤如下。

（1）将辅助器拆成 3 个部分：转开前面面罩部分并拔开后面的橡胶部分。

（2）将辅助器浸入含有中性清洁剂的常温水中 15～30 min，之后可使用海绵或纱布清洗管壁内部，再以清水洗涤干净。请勿用水龙头直冲洗面罩，否则可能造成气阀的损坏。

（3）清洗完毕，把多余的水抖出，将辅助器自然晾干，或放置靠近除湿机旁使其干燥，使用前请确认其完全干燥才可使用。

5）注意事项

（1）产品不可使用高温或低温消毒。

（2）产品为个人使用，不可共享以避免感染。

（3）产品在正常使用下可使用 1 年，1 年后请更换新品，以确保吸入的药量。

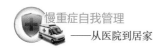

6）常见使用误区

（1）使用前忘记上下摇晃药物 4～5 下。若是连续喷 2 剂，中间需间隔 30～60 s，且每次用药前都需摇晃药瓶。

（2）吸药速度太快。一般建议吸一大口气后闭气 10 s，若无法完成，可经储雾腔多吸几次。

（3）使用储雾腔时应由嘴巴呼吸，当吸气时发出蜂笛声表示吸力太大。

（二）DPI

DPI 是吸附着药物微粉的载体分装在胶囊或给药装置的储药室中，在吸气气流的作用下，药物微粉以气溶胶的形式被吸入肺内的制剂。目前市面上有数种不同剂型，如早期的胶囊式及现今多剂量干粉。相较 pMDI，DPI 具有的优点有不需要手口配合，容易被儿童或老人所接受；药物载体为乳糖或葡萄糖，可与药物颗粒混合，使得干粉药剂在吸入时不会黏在一起，并增加载药量。

1. 操作流程

不同类型、不同装置的 DPI 形成气溶胶所需克服的吸气阻力不同，药物在小气道的沉积率和不同药物组分的沉积比例有明显差异。下面将介绍沙美特罗替卡松吸入粉雾剂、马来酸茚达特罗吸入粉雾剂、氟替美维吸入粉雾剂、布地奈德粉吸入剂的使用方法（表 17-5～表 17-8）。

表 17-5　沙美特罗替卡松吸入粉雾剂的使用方法

使用流程	使用要点
1. 取出吸入器并打开	用一只手拿住吸入器，面对计量窗口，另一只手的大拇指放在吸入器拇指手把上，向后推至尽头（图 17-7）
2. 上药，向外推滑动杆，直至发出"咔"的一声	用大拇指将上药扳手向后扳到底，会听到"咔"的一声，此时即有 1 次的剂量可供使用（图 17-8）
3. 充分呼气	尽可能地充分呼气
4. 吸入药物	呼气结束后将吸入器吸嘴放入嘴唇内，快速地用力吸气（图 17-9）
5. 吸气结束后屏气	停止吸气后，将吸嘴移开，并尽可能地屏气 10 s，以增加药物沉积率
6. 缓慢呼气	闭气后恢复正常呼吸，即完成 1 次吸入。如需吸入第 2 个剂量，请依上述步骤重复操作。两剂相隔 30～60 s
7. 关闭吸入器	用大拇指向左推，关闭吸入器，待下次使用（图 17-10）
8. 漱口	—

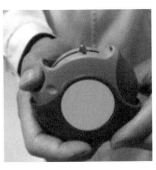

图 17-7 打开吸入器

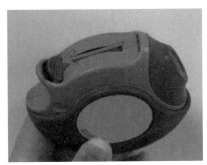

图 17-8 上药

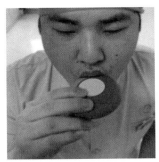

图 17-9 吸入药物

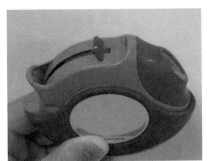

图 17-10 关闭吸入器

表 17-6 马来酸茚达特罗吸入粉雾剂的使用方法

使用流程	使用要点
1. 取出吸入器并打开防尘帽（图 17-11）	—
2. 打开吸嘴，放入药物	将吸入用药物胶囊从铝箔片中取出放置于吸入器中央凹槽内（图 17-12）
3. 盖上吸嘴，并刺破药物	盖上吸嘴时确保听到"咔"声，保持吸入器口朝上，将两边按钮同时压到底后再放开，即可刺破胶囊（图 17-13）
4. 充分呼气	尽可能地充分呼气
5. 吸入药物	呼气结束后将吸入器吸嘴放入嘴内，尽可能地用力吸，确保听到胶囊振动（图 17-14），如有残留药粉可重复上述吸药步骤
6. 吸气结束后屏气	停止吸气后，将吸嘴移开，并尽可能地屏气 10 s，以增加药物沉积率
7. 缓慢呼气	闭气后恢复正常呼吸，即完成 1 次吸入
8. 关闭吸入装置	打开吸入器，将空胶囊取出并丢弃
9. 漱口	—

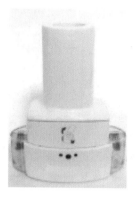

图 17-11　取出吸入器

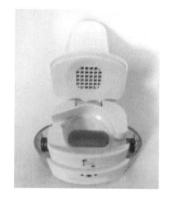

图 17-12　将药物置入凹槽中

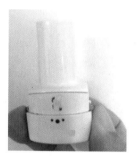

图 17-13　刺破药物

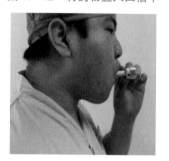

图 17-14　吸入药物

表 17-7　氟替美维吸入粉雾剂的使用方法

使用流程	使用要点
1. 取出吸入器并打开防尘盖	打开防尘盖，直至听到"咔嗒"声，代表吸入器已做好吸药的准备（图 17-15）
2. 充分呼气	尽可能地充分呼气
3. 吸入药物	呼气结束后将吸入器吸嘴放入嘴唇内用力吸气（图 17-16）
4. 吸气结束后屏气	停止吸气后，将吸嘴移开，并尽可能地屏气 10 s，以增加药物沉积率
5. 缓慢呼气	闭气后恢复正常呼吸，即完成 1 次吸入
6. 关闭吸入器（图 17-17）	—
7. 漱口	—

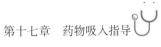

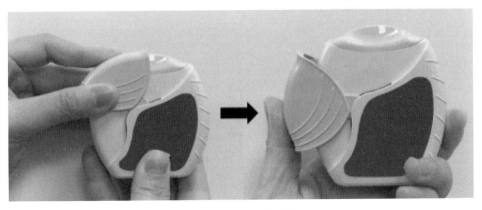

图 17-15 打开防尘盖

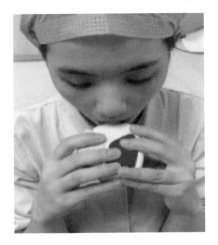

图 17-16 吸入药物

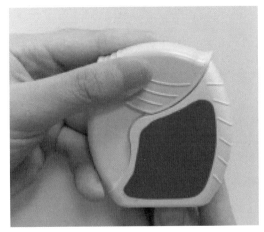

图 17-17 关闭吸入器

表 17-8 布地奈德粉吸入剂的使用方法

使用流程	使用要点
1.取出吸入器并打开防尘帽（图 17-18）	旋转打开防尘帽
2.上药	手持瓶身，维持瓶身直立，握住红色旋转柄部分和中间部分，向某一方向旋转到底，再向反方向旋转到底，即完成 1 次装药。在此过程中会听到 1 次"咔"声（图 17-19）
3.充分呼气	尽可能地充分呼气
4.吸入药物	呼气结束后将吸入器吸嘴放入嘴唇内尽可能地用力吸气（图 17-20）
5.吸气结束后屏气	停止吸气后，将吸嘴移开，并尽可能地屏气 10 s，以增加药物沉积率

续表

使用流程	使用要点
6. 缓慢呼气	闭气后恢复正常呼吸，即完成 1 次吸入
7. 关闭吸入器	旋转扣上防尘帽（图 17-21）
8. 漱口	—

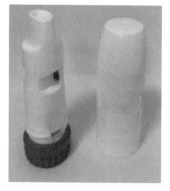

图 17-18　取出吸入器，打开防尘帽

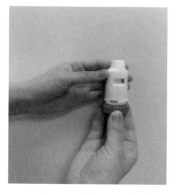

图 17-19　旋转底座上药

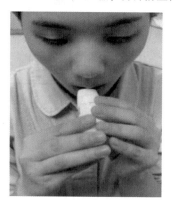

图 17-20　吸入药物

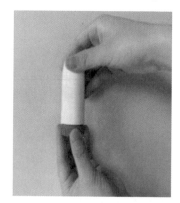

图 17-21　扣上防尘帽

2. 注意事项

（1）DPI 的效能会受到生产和制造时使用的材质的影响，不同的 DPI 会在特定的吸气流量下有最佳的效能。

（2）环境湿度高时会造成干粉结块，药物输出剂量减少。

（3）婴儿、未满 5 岁的幼儿及无法配合用力吸气的患者不建议使用此类吸入剂。

（三）SVN

SVN 又称为喷射雾化器，是医院内最常用的雾化治疗方法，也可居家使用。大部分 SVN 由钢瓶或制氧机驱动，医院内使用的是高压氧源驱动，因药杯容量小于 10 mL，故称为"小容量雾化器"。此装置效能受喷雾器本身设计、气体压力、密度、温度、湿度及药物特性的影响，常见药物如布地奈德、特布他林等，药物主要作用为稀化痰液、支气管扩张剂、激素等。

1. 内部结构及应用原理

SVN 是由高压气体流经喷雾器的喷射口，将药杯中药剂打散为气雾，气雾粒子再撞击药杯中的挡板，使药剂形成微小颗粒以利沉淀于肺部达到疗效。结构示意图见图 17-22。

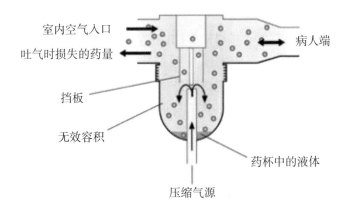

图 17-22　SVN 结构示意图

2. 优缺点

SVN 的优点是可将多种的药物溶液加以气雾化，在药物可以兼容的情况下混合使用，但总容量不可超过 6 mL。患者只需要保持正常的形态呼吸即可，不受疾病、年龄、配合程度等问题限制。缺点是治疗所需时间较长，并且需要压缩气体驱动雾化器的设备较大且笨重，居家使用需要另外准备钢瓶或制氧机及流量表；经面罩给予时，潮湿且温度较低的空气可能造成气管痉挛或不适；居家使用时，雾化器清洁不当可能造成肺部感染。

3. 操作流程

（1）将药剂放进药杯中，并加入 0.9% 或 0.45% 生理盐水，稀释至 4 ~ 6 mL。

（2）氧气或空气流量表调整至 6 ~ 8 L/min。

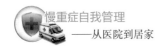
（3）将面罩或咬嘴连接 SVN；使用机械辅助通气者，可将药杯安装在距离 Y 型接口端至少 30 cm 处。

（4）在雾化过程中请患者以手握住药杯以维持温度，适时轻敲药杯将杯缘药剂弹下，可减少药剂残留量。

（5）以慢速呼吸（流速约 30 L/min）吸入药物；可偶尔深呼吸并憋气数秒，但不可超过 10 s。

（6）持续上述过程至雾化器内无雾气产生。

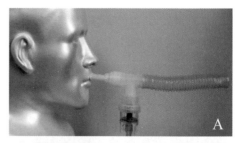

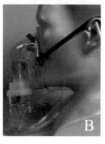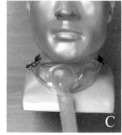

图 17-23　常见 SVN 连接方式

A 为咬嘴连接雾化器；B 为面罩连接雾化器；C 为气管切开面罩连接雾化器

连接方式（图 17-23）：可根据患者需要选择合适的连接方式，推荐使用咬嘴连接，雾化效率更高。对不能使用咬嘴或气管切开患者可选择面罩和气切面罩连接雾化器。

4. 注意事项

SVN 在使用过程中需维持药杯垂直，避免药杯中残留药量过多。药量残留越多表示实际吸入药物剂量越小。溶液必须完全雾化，才可停止治疗。患者使用后需用水反复漱口，漱液需吐出，不要咽下；如用面罩，需清洗接触药雾的皮肤表面。雾化后将药杯在流动清水下清洗干净后置于阴凉处晾干。

五、使用吸入药物的随访

正确的使用方法对药物疗效十分重要。特别是使用初期患者应主动学习，家属有义务监督儿童或老人的使用情况。推荐使用吸入药物使用记录表（表 17-9）记录每天吸入药物的情况，详细记录每天吸入药物的时间、剂量及使用感受，以便于医生评估患者使用吸入装置的依从性。

表 17-9　吸入药物使用记录表

日期及时间	吸入装置类型	使用剂量	使用感受

日期及时间	吸入装置类型	使用剂量	使用感受

　　患者在每次就诊或医生随访时需强化正确的吸入技术。如果重新培训后仍无法掌握吸入技术，应与医生进行充分沟通并在医生指导下考虑转换至其他吸入装置，并重新进行吸入技术培训。更换流程见图 17-24。

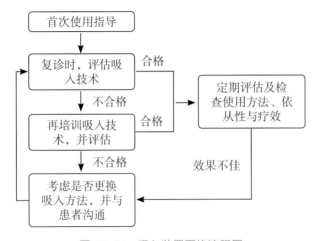

图 17-24　吸入装置更换流程图

　　吸入药物因其较好的药理特性，被慢性呼吸系统疾病患者广泛应用，但相对一般的口服型药物制剂，其需要一定的使用技巧，并且使用不当会影响药效。特别是对于儿童或老年患者，正确使用吸入药物是具有一定难度的。掌握正确的使用方法不仅需要医务人员的正确指导，还需要家属的共同参与和监督。

参考文献

[1] PLEASANTS R A, HESS D R. Aerosol Delivery Devices for Obstructive Lung Diseases [J]. Respir Care, 2018, 63（6）: 708–733.

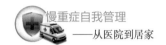
[2] 冯玉麟 . 成人慢性气道疾病雾化吸入治疗专家共识 [J]. 中国呼吸与危重监护杂志 ,2012,11（2）:105–110.

[3] 王辰 , 陈荣昌 , 康健 , 等 . 雾化吸入疗法在呼吸疾病中的应用专家共识 [J]. 中华医学杂志 ,2016,96（34）:2696–2708.

[4] 文冰亭 , 赵荣生 . 吸入给药装置的结构原理及使用 [J]. 临床药物治疗杂志 ,2008（1）:41–48.

[5] 中国医学装备协会呼吸病学专委会吸入治疗与呼吸康复学组 , 中国慢性阻塞性肺疾病联盟 . 稳定期慢性气道疾病吸入装置规范应用中国专家共识 [J]. 中华结核和呼吸杂志 , 2019, 42（4）: 241–253.

无论是居家或在医院内的患者，在治疗上除了日常护理、心理支持、营养支持等之外，运动训练也是一大重点，其是每个康复计划的基石，可避免或尽量减少体能下降和其他并发症。对慢重症患者，制订合理的训练方案，在训练一定的周期之后，其身体的功能会逐渐改善，更能缩短机械通气时间或尽早拔管。本章将从被动运动训练、主动运动训练、力量训练等方面介绍如何实施肢体运动治疗。

运动是一种有目的、有计划、可重复的多个大肌群参与的，旨在促进或增加心肺耐力、肌肉力量、平衡性和柔韧性的身体活动。而运动训练指以生物力学、人体运动学等为基础，采用主动和被动运动，通过改善、代偿和替代的途径，改善运动组织（肌肉、骨骼、关节、韧带等）的血液循环和代谢，调节肌肉与神经功能，提高肌力、耐力、心肺功能和平衡功能，减轻异常压力或施加的必要治疗压力，纠正躯体异常和功能障碍。

运动训练对呼吸系统、心血管系统、神经系统等的功能具有明显的增强和调节作用。肌肉参与运动时，呼吸频率会产生变化，肺通气量也随之变化。随着运动的加大和通气量的增加，运动者吸氧量随之增加，产生更多的二氧化碳，通气量则进一步增加。运动时会引起心血管系统复杂的调节作用，调节幅度的大小取决于参与运动的强度。并且运动训练还是对中枢神经系统最有效的刺激形式，日常生活中的任何运动均可向中枢神经提供感觉、运动和反射性传入。反复多次学

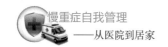
习、刺激是条件反射的综合反应，随着运动复杂性的增加，大脑皮质将建立暂时性的关联和条件反射，神经活动的兴奋可调节性和反应性都得以提高。

运动训练的直接目的是改善关节活动、增强肌肉力量、牵伸软组织、放松肌肉和精神、增加耐力。这些作用具有改善呼吸肌和辅助呼吸肌功能、改善心肺功能和整体体能、减轻呼吸困难症状和改善精神状态的作用。大量的临床研究证明，运动训练是提高慢阻肺患者日常生活能力最有效的物理治疗手段。在执行运动训练之前和整个运动训练中，要反复评估患者的情况，制订完整、合理、有效和安全的运动训练计划（即运动处方），在符合规范的个体化临床治疗（如氧疗、药物治疗、其他呼吸治疗等）基础上推进和实施，并不断修正和完善，以期达到康复的目的。

运动训练的基本原则：①个体化，按照患者功能障碍的特点、疾病情况、康复需求等制订康复治疗目标和方案，并根据治疗进度和功能及时调整方案；②循序渐进，应激适应性要逐步建立，训练效应符合量变到质变的积累过程，运动训练是技能学习的过程，运动强度应该由小到大，运动时间由短到长，动作复杂性由易到难，休息次数和时间由多到少、由长到短，训练的重复次数由少到多，运作组合由简到繁；③持之以恒，训练需要持续一定的时间才能获得显著效应，停止训练后训练效应将逐步消退，运动训练需要长期持续，甚至维持终生；④主动参与，强调患者主动参与康复训练，只有主动参与，才能获得最佳的治疗效果；⑤全面锻炼，人体的功能障碍是多器官、多组织、多系统功能障碍的综合，康复的目标应包括心理、职业、教育、娱乐等多方面，最终目标是健康康复。

在运动训练的安全问题上，可针对不同病情状态给予不同种类的运动处方，例如：可配合患者使用主动式的运动疗法，而病重或是无法配合指令的患者，可使用被动式运动，既不需患者主动配合，也不会对心肺系统造成影响。但慢重症患者在开始运动训练之前必须进行全面的综合评估（包括运动耐量和患者健康状况），进而做出运动风险评估，用以指导运动处方的制订和实施。

第一节 被动运动训练

被动运动适用于大多数病情稳定的患者（包括中高危、虚弱、持续处于昏迷或意识不清状态的患者）。特别是当患者受限于疾病较重、极高龄（80 岁以上）、基础病、长期卧床、失能、虚弱、无主观运动意愿等各种因素而导致主动运动康复受限时，被动康复显得尤为重要。

（一）体位管理

当患者肢体不能自主活动或病情不稳定、肢体制动时，患者被迫卧床，为了防止长时间卧床患者发生压疮并预防肢体挛缩，维持肢体良好的血液循环，护理人员应注意正确摆放患者的体位，建议予以良姿位并且每 2 ~ 4 h 为患者翻身 1 次。患者住院期间护士会督促、指导患者或其家属完成相关工作，但居家护理时常常由于缺乏相关知识而导致患者发生压疮、关节畸形等并发症。昏迷或有意识障碍患者，如果没有禁忌证，应将床头抬高 30° ~ 45°，特别是进食及进食后 1h 内，可有效预防误吸。

（二）被动肢体运动

正常情况下，若身体保持不动，肌肉力量会以每天 1.3% ~ 3% 的速度损耗，绝对卧床 1 周会致肌肉力量减少 10%。长时间卧床、制动会导致肌肉蛋白合成减少，尿氮排泄增加，肌肉含量明显减少。危重症患者大多需要卧床、制动和镇静治疗，尤其是机械通气的患者。建议每天给予患者被动肢体活动和全关节活动，以降低肌肉萎缩的发病率，同时对患者的心理状态也有良好的导向功能。

（三）神经肌肉电刺激

神经肌肉电刺激疗法是一种常用的物理治疗方法，其工作原理是通过低频的电流持续刺激肌肉群，引发肌肉收缩，是预防 ICU 获得性衰弱发生的重要手段，也可用以刺激失神经肌、痉挛肌和平滑肌。

1. 使用目的

当下运动神经元麻痹，肌肉失去神经的支配而萎缩变性，无法进行自发性肌

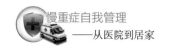

肉收缩时，神经肌肉电刺激疗法常被用来缓解肌肉萎缩的速度。

根据不同的病情于物理治疗师评估建议下，设定合适的脉冲电流刺激肌肉或肌群，使其被动节律性收缩，通过多次锻炼可保留肌肉的功能，并延迟萎缩及变性的发展。

2. 使用时机

（1）失神经支配后第一个月：此时肌肉萎缩最快，宜及早进行电刺激。当不能肯定但肌肉疑似有失神经支配情况时，也应尽早进行治疗。

（2）失神经数月：此时仍有必要施用电刺激治疗，但效果已不明显。此时虽不一定能延迟萎缩的进程，但对防止纤维化仍有效。但在进行电刺激之前，应判断肌肉是否有恢复神经支配的可能。

3. 适用人群

（1）多种疾病引起的瘫痪或运动功能不全：脑血管意外后遗轻度偏瘫、儿童脑性瘫痪、产伤引起的痉挛性瘫痪、多发性硬化瘫痪、脑脊髓外伤引起的痉挛性瘫痪、PD。

（2）长期卧床四肢功能不全者，可以此增加关节活动度。

4. 禁忌证

渐冻症、多发性硬化的病情进展恶化期。

5. 操作方式

电极贴片的大小和放置原则如下。

（1）可选择贴在疼痛位置镇痛，也可贴在肌肉位置进行相关治疗。

（2）对大肌肉和肌群，可用两个等大的大号电极，放在肌肉两端或肌腹两侧。

（3）对小肌肉和单个肌肉，一个电极置于运动点上（失神经支配肌肉没有运动点，则放在获得最佳反应的点上），另一个电极置于远端或肌腱上。上肢电极粘贴位置可参考图18-1，上肢电极粘贴位置可参考图18-2。

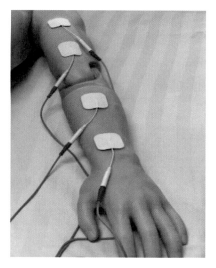

图 18-1　上肢电极粘贴位置（上臂：肱二头肌或背侧肱三头肌；下臂：腕伸肌肉）

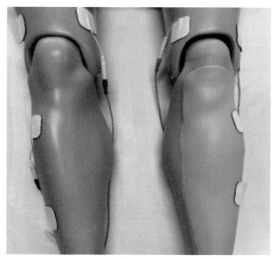

图 18-2　下肢电极粘贴位置（胫骨外侧胫前肌肉群及膝盖上方两侧股四头肌）

6. 治疗强度及频率

初次治疗时，当患侧肌肉收缩 10～15 次后，请先休息 10 min 再继续治疗，如此反复 4 次为 1 个疗程，保证每次治疗期间肌肉收缩 80～120 次 /min。建议每天至少电疗 1 次，当病情好转时仍维持每周电疗 3 次。另外，治疗过程中，除要保证肌肉收缩之外，还需注意以下几项，它们也是影响电疗效果的可能原因。

（1）病肌的收缩要足够强，否则难以延迟萎缩，且治疗不可过度刺激邻近肌肉。

（2）肌肉收缩过程中主诉不痛或痛得很轻。

（3）肌肉收缩幅度每次相近。

7. 注意事项

（1）贴片避开瘢痕、骨突位置。

（2）两个电极不能靠得太近，否则电流易在皮肤表面形成短路。

（3）适当加大电极间距离可使电流的作用加强。

（4）两个相同源头的电极应放在身体的同侧。

（5）此操作建议至门诊由专业医护人员协助进行。

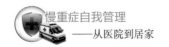
第二节　主动运动训练

一、八段锦

八段锦是一套独立而完整的健身功法。早在北宋时就有记载，至今已有800余年历史。八段锦作为中医传统的运动康复方法之一，具有柔和连贯、动静相兼的特点。全套动作精炼，运动量适度，其每节动作的设计都针对一定的脏腑或病症的保健与治疗需要，有疏通经络气血、调整脏腑功能的作用。

1.适用人群

八段锦内炼精气神，外练筋骨皮。整套动作柔和缓慢，圆活连贯；有松有紧，动静相兼。十分适宜中老年人、亚健康人群以及体质虚弱的康复患者练习。而且可以不受时间、场地和天气的影响。

2.功法作用

1）第一式　两手托天理三焦

人体三焦主司疏布元气和流行水液。此式两手交叉上托，拔伸腰背，提拉胸腹，可以促使全身上下的气机流通，水液布散，从而周身都得到元气和津液的滋养。

2）第二式　左右开弓似射雕

此式展肩扩胸，左右手如同拉弓射箭式，招式优美；可以抒发胸气，消除胸闷；疏理肝气，治疗胁痛；同时消除肩背部的酸痛不适。对于长期伏案工作、压力较大的人士，练习它可以增加肺活量，充分吸氧，增强意志。

3）第三式　调理脾胃须单举

脾胃是人体的后天之本，气血生化的源泉。中医认为，脾主升发清气，胃主消降浊气。此式中，左右上肢松紧配合着上下对拉拔伸，能够牵拉腹腔，对脾胃肝胆起到很好的按摩作用，并辅助它们调节气机，有助于消化吸收、增强营养。

4）第四式　五劳七伤往后瞧

五劳，是心、肝、脾、肺、肾五脏的劳损；七伤，是喜、怒、忧、思、悲、恐、惊七情的伤害。五劳七伤，犹如今天的亚健康：长期劳顿，没有及时休养，造成损伤的累积。此式，转头扭臂，调整大脑与脏腑联络的交通要道——颈椎（中医称为天柱）；同时挺胸，刺激胸腺，从而改善大脑对脏腑的调节能力，并增强免疫力和体质，促进自身的良性调整，改善亚健康状态。

5）第五式　摇头摆尾去心火

心火者，思虑过度，内火旺盛。要降心火，须得肾水，心肾相交，水火既济。此式，上身前俯，尾闾摆动，使心火下降，肾水上升，可以消除口疮、口臭、失眠多梦、小便热赤、便秘等。

6）第六式　两手攀足固肾腰

此式前屈后伸，双手按摩腰背及下肢后方，使人体的督脉和足太阳膀胱经得到拉伸牵扯，对生殖系统、泌尿系统以及腰背部的肌肉都有调理作用。

7）第七式　攒拳怒目增气力

中医认为，肝主筋，开窍于目。此式马步冲拳，怒目瞪眼，均可刺激肝经，使肝血充盈、肝气疏泄、筋骨强健。对长期静坐卧床少动之人及气血多有瘀滞者尤为适宜。

8）第八式　背后七颠百病消

此式动作简单，颠足而立，拔伸脊柱，下落振身，按摩五脏六腑。俗话说：百步走不如抖一抖。这一式下落振荡导致全身的抖动，十分舒服，不仅有利于"消除百病"，也正好可以作为整套套路的收功。

3.动作要领

要求形体、呼吸、意念要自然协调。形体自然，动作合于法度；呼吸均匀，不强呼、强吸，形息相随；意念守中，精神专注，绵绵若存。力求做到动作准确、熟练、连贯，松弛有度，柔中带刚，逐步达到动作、呼吸、意念的有机结合，形、气、神合于一体。精神放松，心平气和，形体畅达。

二、弹力带

弹力带体操结合柔韧、抗阻训练于一体，具有改善肌肉性能、提高心肺耐力等积极意义，适用于需要改善肌肉性能的人群。

1.弹力带的选择

进行训练的时候如果发现一个动作无法完成 8~10 次时，说明阻力偏大，应选择略阻力略小一点的；反之，若可轻松地将一个动作完成 10~12 次以上，说明阻力偏小了，须选择磅数大一点的弹力带。通常弹力带颜色从浅至深，阻力会越

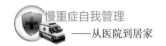
来越大。

2.弹力带体操动作介绍

1）上举拉平

动作要领：注意在头后进行平拉，双臂伸直，用力时呼气，恢复时吸气，动作缓慢，始终感觉弹力带的阻力。

2）背拉冲拳

动作要领：弹力带背在身后，双手从胸前平伸，用力时呼气，恢复时吸气，动作缓慢，始终感觉弹力带的阻力。

3）侧向拉伸

动作要领：固定一侧手，另一侧手斜向外展，充分打开肩部。用力时呼气，恢复时吸气，动作缓慢，始终感觉弹力带的阻力。

4）坐位侧屈

动作要领：坐位，弹力带绕过双脚掌，双手紧握弹力带两侧，手臂弯曲，呼气时拉动弹力带向左转身，吸气时回到原位，左右交替进行。

5）仰卧抬腿

动作要领：仰卧位，弹力带绕过双脚掌并用双手固定，呼气时抬起腿部，吸气时，缓慢回到原位，左右交替进行。

6）俯卧位屈膝

动作要领：弹力带绕环，俯卧位，一端固定，另一端套于踝关节处，膝关节伸直，将弹力带拉伸至有一定张力，屈膝，将弹力带拉长缓慢放下。过程注意呼吸的配合，即发力时呼气，返回时吸气。

7）弹力带卷腹

动作要领：卧于床上，屈膝45°，脚跟踩弹力带，双手抓弹力带，呼气时身体缓慢卷起，吸气时慢放。

8）站姿双臂肱二头肌弯举

动作要领：双腿分开与肩同宽，微屈膝，脚踩弹力带，双手抓牢，呼气双臂弯举，上臂不动。恢复时吸气，动作缓慢，始终感觉弹力带的阻力。

9）站位内收下肢

动作要领：弹力带绕环绑于左脚脚踝，另一端固定，将弹力带绷紧，右脚单腿支撑，左脚向右脚方向内收，下肢保持伸直，用力时呼气，恢复时吸气，动作缓慢始、终感觉弹力带的阻力，左右交替进行。

10）原地蹲拉

动作要领：两手分别握住弹力带的两端，足弓部位于弹力带中段，保证两端长度一致。屈膝半蹲至大腿与地面平行，保持弹力带紧绷，缓慢伸直腿和臀部。整个过程手臂固定身体两侧，用力时呼气，恢复时吸气。

3. 运动频率

每个动作 8 ~ 15 下，每次执行 2 ~ 3 次，1 次 20 ~ 30 min。上述体操可每周执行 3 ~ 4 次或隔天 1 次（每次锻炼需间隔 6 h 以上），坚持维持 6 周以上。

4. 注意事项

（1）居家弹力带运动训练时避免用力屏气，提醒患者正常呼吸。

（2）注意运动强度，避免过于疲劳。

（3）进行运动时需要照顾者协助，以免跌倒等。

（4）患者不必做完全套动作，可根据自身情况选择 3 ~ 5 个动作组合练习。

三、瑜伽球

瑜伽球又称为健身球或瑞士球，是一种配合运动健身的球类运动工具。材质多是由柔软的聚氯乙烯（PVC）材料制成。当人体与之接触时，内部充气的健身球会均匀地接触人体，从而产生按摩的作用，有益于促进血液循环。

瑜伽球的应用主要针对腹部、背部、腰部等，练习时要配合缓慢、有节奏的呼吸进行伸展、挤压等动作，让肌肉得到有效的按摩、放松，起到消耗脂肪的功效，同时也是一种提高专注能力、减轻精神压力、增强四肢和脊椎的承受能力的运动。对患者无特殊限制。

1. 球体尺寸选择与运动前的准备

瑜伽球有不同的尺寸，可以根据个人的身高、体重来选择，以方便控制为原则。初学者可以先用小球，比较容易控制。球打气至"八分饱"，在家使用瑜伽球时可在地上铺一条瑜伽垫，注意保持平衡。

2. 常见瑜伽球动作

1）仰卧蹬球顶髋

动作要领：患者呈仰卧位，双臂置于体侧，双脚并拢放于瑜伽球上，然后顶

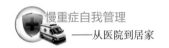

髋，使躯干、下肢呈一条直线，保持 3～5 s，注意臀部收紧，避免腰椎扭转，正常呼吸，避免憋气。

2）仰卧屈膝举球

动作要领：仰卧，双臂置于身体两侧，两小腿夹住平衡球，屈膝抬腿，大腿与地面垂直，静止一会儿，然后双腿缓慢放下。

3）俯卧上身外滚

动作要领：跪姿，瑜伽球位于前臂下，保持骨盆和颈部中立位，向前滚动，滚动时髋部前移，肩关节外展，身体呈一条直线，然后缓慢返回原位。

4）球上俯卧撑

动作要领：做俯卧动作，双臂支撑于地面，小腿和双脚支撑在平衡球上，保持身体呈一条直线，屈肘俯卧，使脸尽量贴近地面，伸肘还原。

5）背贴球下蹲

双腿分开，与肩同宽，腰背部贴瑜伽球靠墙站立，双臂前伸，屈膝缓慢下蹲，静止后缓慢直立还原，过程保持腰背部紧张，注意呼吸配合，不要憋气。

6）外展单腿下蹲

单腿支撑，站立于瑜伽球侧方约 1 步距离，另一腿伸直，脚踝内侧置于瑜伽球顶部，双手叉腰，面向前方，支撑腿缓慢屈膝下蹲，同时另侧腿沿平衡球顶部外展蹬直，静止 3～5 s，支撑腿缓慢站直，同时另侧腿内收还原。

四、床上自行车

床上自行车（图 18-3）可提供多种训练模式，如快速启动、时间训练、心率训练、等速模式、间歇训练、康复训练等。可依训练需求加阻力（依不同机型而定），提供长期卧床或短时间无法下床活动者下肢主动及被动运动，维持肌力及松动关节，避免僵硬挛缩。

1. 使用目的

可满足长期卧床或短期无法下床活动者的运动需求，提高患者心肺功能、改善下肢关节活动度。

2. 适用人群

神经科康复、骨科康复、老年病康复、慢性病康复人群。

3. 禁用人群

（1）下肢骨骨折且骨折不稳定者。

（2）休克、意识不清或明显不配合者。

（3）生命体征不稳定者。

（4）身体衰弱，难以承受训练者。

（5）有大出血倾向者。

（6）严重的心衰、心肌梗死者。

（7）患有静脉血栓，运动中有可能脱落者。

（8）剧烈疼痛，运动后加重者。

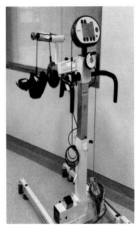

图 18-3　床上自行车

4. 操作步骤

（1）将床上自行车放置于床尾，并协助患者穿上下肢长筒袜或是包上布料，避免皮肤磨损。

（2）将双下肢固定在自行车上，并系紧绑带。

（3）设定自行车模式，即可开始执行训练。

注意：训练过程中患者家属需在床边陪伴，出现任何不适如呼吸困难、胸痛或是生命体征不稳定，请立即停止。

5. 注意事项

（1）如果在锻炼过程中感到胸痛、恶心、头晕或者呼吸困难，必须立即停止锻炼。恢复锻炼之前须向医生咨询。

（2）所有的练习都要从较低速度和负荷开始，按承受能力逐渐提高强度。

第三节　力量训练

一、基础训练方式

力量训练指肌力训练，是在康复过程中通过主动或被动运动的方式，采取不同的肌肉收缩形式恢复或增强肌肉力量的训练。力量训练治疗具有防治各种肌肉萎缩、促进神经损伤后肌力恢复、矫治关节畸形、维持关节稳定的作用，同时力量训练也是增强肌力的主要方法。在进行治疗前应评估患者肌力（表18-1），然

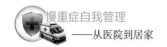
后根据患者肌力情况等选择合适的治疗措施，常用训练方法包括以下几种。

表 18-1　徒手肌力检查分级表

级别	名称	标准	相当于正常肌力（%）
0 级	零	肌肉没有任何收缩	0
1 级	微缩	可以看见肌肉收缩现象，但是不能产生关节活动	10
2 级	差	肢体在平面上移动，但是不能抵抗重力完成运动	25
3 级	尚可	能够对抗肢体自身重量完成动作，但是不能克服外加阻力	50
4 级	良好	能够完成运动，也能克服阻力，但是力量不及健肢	75
5 级	正常	能完成运动并克服阻力，与健肢相近	100

1. 助力训练

指借助外力辅助和患者主动肌肉收缩完成的肢体活动。外力包括器械（如滑轮和重量）、健侧肢体或他人帮助。助力训练常适用于 1～2 级的患者。

2. 主动训练

指患者主动独立完成，无外力作用的肢体活动。可增强肌力和耐力、改善关节功能、心肺功能和全身状况。适用于 3 级的患者。

3. 阻力训练

指患者主动进行对抗阻力的活动。阻力可以来自器械或他人，以提高肌力和肌肉耐力。适用于 4～5 级的患者。如果强调肌肉耐力和力量的综合训练，阻力训练是比较好的方式。

4. 等长训练

指肌肉收缩时肌纤维的长度不变，张力增加，关节角度不变的肢体活动，又称为静力性运动。常用于肌力训练，特别是可以在关节固定时进行肌肉收缩训练，也可以用于避免关节弧疼痛点的肌力训练。生活中的端、提、拉、举、扛、推、蹲等动作都属于等长训练。中等强度的等长训练可使肌肉压力增加，静脉先被压迫，影响静脉回流，导致远端组织充血。而高强度训练时肌肉张力高于动脉血压，肢体血流暂时阻断，形成缺血。无论是中等强度还是高强度训练，肌肉血流量相对减少，肌肉无氧代谢增加，运动持续时间较短。

5. 等张训练

指肌肉收缩时肌纤维长度缩短或延长，张力基本保持不变，关节角度变化的活动，又称为动力性运动。助力训练、主动训练和阻力训练的主要方式都是等张训练。根据肌肉收缩时肌纤维长度变化的方向，等张训练又分为以下两种。

（1）向心性收缩：肌肉收缩时肌纤维长度缩短。向心性收缩的基本目的是产生肢体运动。收缩速度相对较快，神经控制环路比较简单。

（2）离心性收缩：肌肉收缩时肌纤维的长度延长。离心性收缩的基本目的是控制肢体运动。收缩速度相对较慢，神经控制比较复杂，涉及各种反馈抑制，在精细运动时涉及较多。

中枢神经功能障碍时，肢体的向心性运动较早出现，可以由较低级中枢（如脊髓中枢）控制，但是运动控制能力较差。离心性运动则比较难以恢复。离心性收缩训练对于增强肌力的效果要优于向心性收缩，但是比较容易造成肌肉损伤。从实用的角度，进行肌力训练时需要充分利用向心性和离心性收缩。

6. 等速训练

指运动中速度和力矩恒定，肌肉在运动中的任何一点都能达到最大收缩力的活动。该训练方式采用电脑控制的专门设备，根据运动过程的肌力大小变化调节，使关节依照预先设定的速度完成运动。与等长训练和等张训练相比，等速训练的最大特点是肌肉能得到充分的锻炼而又不易受到损伤。

7. 电刺激训练

指采用电刺激的方式诱发肌肉收缩活动，以预防肌肉萎缩和关节粘连，为主动训练做准备。适用于肢体瘫痪，肌力 0 ~ 1 级而无法运动者。功能性电刺激是利用微弱的肌电信号触发治疗仪器，有助于使患者感受到自己努力的结果，比单纯的电刺激效果更好。

8. 悬吊训练

是助力训练的一种，指利用绳索、挂钩、滑轮等简单装置，将运动的肢体悬吊起来，以减轻肢的自身重量，然后在水平面进行训练。

二、注意事项

1. 选择正确的训练方法

增强肌力的效果与选择的训练方法直接有关。训练前应先评估训练部位的关节活动范围和肌力情况，根据评估结果选择训练方法（表 18-2）。

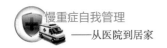
表 18-2　训练方法的选择

肌力	训练方法
0级	被动运动，功能性电刺激训练
1~2级	功能性电刺激训练，等长训练，助力训练
3级	主动训练，等长训练，等张训练，助力训练
4~5级	主动训练，阻力训练，等长训练，等张训练，等速训练

2. 合理调整训练强度

运动强度包括重量和重复频率。患者锻炼时的最大抗阻重量应该适当小于患者的最大收缩力，施加的重量或阻力应恒定。避免阻力突然增加。患者不能完成全范围关节运动、运动肢体疼痛、肌肉震颤或出现代偿性运动时，应降低负荷或阻力。

3. 无痛训练

肌力训练应该在无痛的前提下进行，因为疼痛提示肌肉损伤，疼痛时的肌肉痉挛也造成额外负荷，勉强训练将导致严重肌肉或软组织的炎症或损害。

4. 避免过度训练

肌力训练后短时间内的肌肉酸痛是正常现象，有利于肌肉纤维的蛋白合成。但是运动时肌肉严重疼痛提示运动强度过大，而次日晨的酸痛或疲劳增加，说明运动量过大，这两种情况都需要避免。

5. 充分进行准备活动和放松活动

训练前必须有充分的准备活动，使即将运动的肌肉、韧带、关节和心血管系统预热，避免突然运动导致适应障碍和并发症。

6. 避免代偿运动的出现

代偿运动是指某一肌肉或某一组肌肉训练时邻近肌肉的非训练的运动，可影响力量训练效果。因此要安排好训练的动作，并通过徒手或绑带固定等方法来避免代偿运动的出现。

7. 注意心血管和呼吸系统的反应

运动时，心血管和呼吸系统将有不同程度的应激反应。需要注意观察呼吸状态、脉搏和血压变化，必要时进行生命体征监护，避免过分的训练导致心血管意外和呼吸衰竭。

8. 对患者进行讲解和鼓励

训练前应使患者充分了解肌力训练的目的和方法，使其配合，努力训练。包括引导和鼓励，提高信心和积极性，持之以恒。

9. 详细记录训练情况

认真记录患者的训练情况，包括运动强度的耐受情况，训练时间长短、频率，训练中呼吸、脉搏、血压、出汗、疲劳等，训练前后测试患者肌力。训练记录用以指导训练强度和时间的调整，力争达到最佳力量训练效果。

参考文献

[1] FAN E. Critical illness neuromyopathy and the role of physical therapy and rehabilitation in critically ill patients [J]. Respir Care, 2012, 57（6）: 933–944.

[2] TRETHEWEY S P, BROWN N, GAO F, et al. Interventions for the management and prevention of sarcopenia in the critically ill: A systematic review [J]. Journal of critical care, 2019, 50: 287–295.

[3] 丁荣晶, 胡大一, 马依彤. 冠心病患者运动治疗中国专家共识 [J]. 中华心血管病杂志, 2015, 43（7）: 575–588.

[4] 唐起岚, 徐艳华, 王爱霞, 等. 脑卒中吞咽障碍患者的摄食管理临床研究 [J]. 护理学杂志, 2019, 34（4）: 14–17.

[5] 王辰, 赵红梅. 呼吸疾病康复指南 [M]. 北京: 人民卫生出版社, 2021.

[6] 燕铁斌. 物理治疗学 [M]. 北京: 人民卫生出版社, 2018.

[7] 于美丽. 八段锦应用于冠心病慢性心衰患者Ⅱ期康复的随机对照研究 [D]; 北京中医药大学, 2018.

第十九章

吞咽功能障碍康复训练

吞咽功能障碍本身及其并发症可直接或间接影响患者的远期预后和生活质量，因此吞咽障碍患者的康复训练十分重要。本章将详细介绍吞咽功能障碍的常用治疗方法，包括日常生活中如何选择合适的食物及餐具、患者进食时的体位以及如何管理才能有效预防误吸。为方便患者居家康复训练，详细介绍居家吞咽功能障碍康复训练方法，如居家康复吞咽障碍训练操、患者吞咽功能刺激训练等。

一、主动筛查与评估

吞咽障碍的筛查是一种通过辨认吞咽障碍的临床体征，发现存在吞咽障碍风险患者的简单评估手段。临床中医务人员会通过床旁评估、仪器评估等手段判断患者的吞咽功能是否存在障碍，同时筛查吞咽障碍的原因，为制订治疗策略提供依据，并监测治疗的效果。有效的评估是吞咽功能障碍康复训练的第一步，也是最重要的一步。患者及其家属应积极配合医务人员完成相关检查和评估，为之后的治疗打下基础。

（一）床旁评估

床旁评估由语言治疗师或专业人员通过"询问吞咽病史""标准口面检查""试验性吞咽"3个步骤来判断患者是否存在吞咽障碍及其严重程度，鉴别出需要进一步使用仪器评估的患者及制订治疗计划。询问吞咽病史时患者及其家属不可隐瞒病史，以免影响治疗师的判断。患者本人可以表达时应尽量全面地告知治疗师吞咽时的相关感受。进行口面检查时积极配合，按照治疗师的要求完成相关动作，如不能完成或有不适时应及时告知。试验性吞咽通常使用"稀液体""布丁状半固体""固体"的 3 种黏度的食物来检测吞咽功能。治疗师通常会嘱咐患者吞咽不同量及黏度的食物，观察吞咽过程，评价吞咽障碍的特征。患者按照要求完成不同黏度食物的吞咽动作，并仔细告知治疗师自己的感受。由于临床床旁评估存在局限性，经治疗师评估后必要时需采用仪器评估进一步明确诊断。

（二）仪器评估

仪器评估最常用的为 VFSS 和 FEES。这两种方法都是通过观察吞咽器官的结构、试验性吞咽过程中病理和生理改变来明确吞咽功能的改变，为制订治疗策略提供依据，并监测治疗的效果。两种评价方法可以为治疗师提供吞咽障碍的可视化信息、定量误吸评价信息及吞咽障碍的病因信息等，这些评价信息有利于制订个体化的吞咽康复方案。VFSS 可以动态、全面地评估口、咽和食管上部的吞咽功能，明确患者是否存在误吸及其原因，是吞咽障碍评估的"金标准"。FEES 是采用纤维光学鼻咽内镜，观察患者吞咽带有颜色的不同黏度的食物的过程及是否有误吸等，进行吞咽评估。由于检查时需要经由鼻腔置入观察用的内镜，可能有轻微不适。但是由于现阶段国内不同地区的医疗水平及设备存在差异，具备评估仪器的医院有限，因此，吞咽功能仪器评估在临床实践应用中尚存在局限性。

二、健康教育和指导

健康教育和指导的目的是使患者及其家属学会吞咽障碍康复训练方式，以及日常生活中如何预防误吸。康复训练方式根据不同分期给予指导。首先需先了解进食相关问题，如食物质地选择、进食量和进食速度、进食姿势是否正确等。然后进行康复训练，根据部位分别加强下颌、唇、舌运动及软腭、声带闭合运动控制，强化肌群的力量及协调能力，从而改善吞咽生理功能。

（一）食物及餐具的挑选

1.食品分级标准

容易吞咽的食物应符合以下要求：①密度均匀；②黏性适当；③不易松散；④色、香、味佳，温度适宜。选择食物的首要原则为减少患者发生呛咳、误吸。

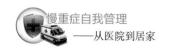
另外，食物温度不能过高，食物也不能过稀、过硬、易碎等。常见食物分级标准见表 19-1 和表 19-2。目前，我国还未能普及对食品物性的测量，对不均质食物的物性测量方法尚不健全，可供参考的研究成果也较少。表格内容来源于《吞咽障碍膳食营养管理中国专家共识（2019 版）》，将食物分为液体和固体两大类，共6 级，其中液体食物分为 1 级低稠型、2 级中稠型和 3 级高稠型。固体食物根据物理性状和适用人群也分为 3 个级别。

表 19-1　液体食物分级标准

分级	1 级低稠型	2 级中稠型	3 级高稠型
性状描述	入口便在口腔内扩散，下咽时不需太大的力量	在口腔内慢慢扩散，容易在舌上聚集	明显感觉到黏稠，送入咽部需要一定力量
适用人群	轻度吞咽障碍患者	开始治疗性经口进食的患者	重度吞咽障碍患者
质地描述	倾斜勺子食物容易从勺子中以线条状流出，用"吸"表达最为合适	使用汤匙舀起并倾斜，食物可从勺子中以点滴状流出。用"喝"表达最为合适	使用汤匙舀起后倾斜勺子，食物呈团块状，不会马上流下。用"吃"表达最为合适

表 19-2　固体食物分级标准

分级	4 级细泥型	5 级细馅型	6 级软食型
形态	均质、光滑，易聚集，可用汤匙舀起	有一定形状，但容易压碎	质软、不易分散、不易粘连
特点	经口腔简单操作可以形成食团。易吞咽，不易在口咽部残留，不易误吸	有一定的内聚性，容易形成食团，不会在口腔内发生大量的离水，通过咽腔时不易散开	具有用筷子或汤匙就能切断的软硬度
所需咀嚼能力	不需要撕咬或咀嚼即可咽下	在舌和上下腭之间可以压碎	无须牙齿或义齿也能吞咽，但需具备上下牙床间的挤压和碾压能力
食物举例	添加食品功能调整剂、经过搅拌机搅拌后的各种均质糊状食物	加入食品功能调整剂搅拌后制成的食品，如三分粥、五分粥和各种软食	以软食和流食的食品为主，如全粥、软饭及搅拌制成的硬度较高的食品
适用人群	不需要有咀嚼能力，但需具有运送食物的能力，可经口进食者	舌与上下腭能压碎食物，可通过舌运送食物者	存在误吸风险的吞咽功能及咀嚼功能下降者

分级	4级细泥型	5级细馅型	6级软食型
汤匙倾斜测试	将汤匙侧倾，整勺食物会滑出	食物在汤匙上可保持形状，当向下或侧倾汤匙，或轻微摇晃汤匙时，整勺食物会全部滑下，在餐盘上可形成团状或缓慢塌陷	使用汤匙边缘可切断或分成小块食物，用汤匙头部下压一小块食物时可将食物压扁，如将汤匙移开，食物不会恢复原状

2.食物改进

食物改进通常是指改变食物的形态、质地、黏度，以减少误吸增加吞咽效率的方法。食物改进可以改善患者个体的吞咽效率，是脑卒中后吞咽障碍的标准处理方法，也是吞咽障碍的基础治疗。对于脑卒中后有吞咽障碍的大部分患者来讲，稀液体及固体食物比布丁状半固体食物吞咽难度要大。最容易误吸的食物是稀液体状的，例如白开水、清汤类等。而最容易吞咽的食物是密度均一、有适当黏性、不易松散、通过咽及食道时容易变形、不在黏膜上残留的食物，例如稠芝麻糊、烂米糊、面糊等。这类食物不容易在吞咽启动之前沿着舌根快速流下去而进入气道，可使吞咽延迟的患者更好地控制咀嚼、转运食物及吞咽，从而减少误吸滞留食物的风险。

最常见的食物改进是将固体食物改成泥状或布丁状半固体。将稀液体内加入增稠剂以增加黏度，可减少误吸，增加营养摄入量。有的患者可能只需要改进液态食物的黏度，而不需要对固体食物进行改进。对口准备阶段有困难的、颊部食物残留、咀嚼后的固体食物在咽部滞留的患者，建议采用泥状食物，可减少误吸。当患者的吞咽功能有所改进时，饮食必须随着变化。

3.餐具的选择

（1）勺子：建议选用勺面小、浅，柄长且粗的勺子，便于抓握稳妥，以利于进食。

（2）碗：进食时手部力量不够可能无法固定住碗。建议选择碗口平、宽、浅的碗或盘子盛放食物。必要时，在碗底加用防滑垫，预防盛装食物时碰翻碗具。

（3）杯子：使用普通杯子直接饮用流质时，患者一般会仰头进食，容易造成误吸。建议选用缺口杯或带吸管的杯子，减少仰头次数，避免误吸。

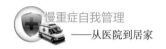
（二）进食的姿势及吞咽的技巧

1.进食的姿势

进食体位应尽量能坐位不要平卧，能在餐桌上进餐就不在床边。不能采取坐位的患者至少取躯干屈曲 30° 仰卧位，头部前屈，喂食者位于健侧。餐后保持姿势，进食后不能立即躺下，让患者在舒适坐位或半坐卧位休息 30 ~ 40 min。日常照护中需要采取的主要措施总结如下。

（1）进食自理者：若患者病情允许，可协助下床进食，进食过程应保持直立、上身前倾，偏瘫患者可以选择有扶手的椅子。

（2）不便下床或不能自主进食者：喂食前应先将床头摇高，协助将头偏向一侧，调整适当姿势后再开始喂食。

（3）卧床不能坐起者：协助采取侧卧位或仰卧位（头偏向一侧），并给予适当支托。

2.吞咽的技巧

（1）侧方吞咽：转头或倾斜颈部，同时吞咽，可去除后方残留的食物，适用于一侧舌肌和咽肌麻痹患者。

（2）点头样吞咽：会厌谷是一处容易残留食物的部位，颈部后屈时会厌谷变得狭小，残留食物可被挤出，同时做空吞咽动作，便可去除残留食物。适用于舌根部后推运动不足患者。

（3）头部后仰：适用于食团在口内运送慢的患者。

（4）空吞咽与交互吞咽：适用于咽收缩无力患者。

（5）头部旋转：适用于单侧咽部麻痹的患者。

（三）进食中的注意事项

1.进食量及进食速度

一般先以少量试之（流质 1 ~ 4 mL），然后酌情增加。进食时间控制在 25 min 以内，避免造成患者疲劳。进食过程中需有家属于一旁照看，适当提示进食、吞咽等过程来协助患者进食。为减少误吸的危险，应调整合适的进食速度，前一口吞咽完成后再进食下一口，避免两次食物重叠入口的现象。

2.预防误吸及气道梗阻

在进食的同时应关注是否出现呛咳、呼吸困难、吞咽延迟等症状，以及生命体征、呼吸状态、面色的变化。一旦出现哽咽，或进食后出现突发呼吸困难、气喘，严重者发绀，应立即停止进食，上身向前倾咳出食物，或采用哈姆立克急救法（图19-1）自救，避免窒息的发生，若情况严重，请紧急就医。进食后请漱口刷牙，且保持坐位20～30 min。

（四）其他营养摄取途径

营养是吞咽障碍患者需要首先解决的问题。患者需先进行营养筛查，确认是否存在营养不良的问题或风险。若进食过程呛咳严重，禁止强迫进食，并考虑使用其他替代方案，常见如下。

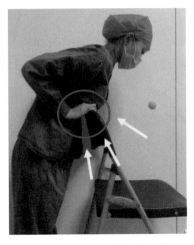

图 19-1　哈姆立克急救法示意图

（1）留置营养管。对于因昏迷、认知功能障碍或吞咽障碍不能经口摄食者，可开始早期肠内营养。需要营养支持治疗的患者首选肠内营养。可以经口摄食但每天能量摄入不足目标量的60%，亦应给予管饲。

（2）胃造瘘。短期（4周以下）肠内营养患者首选鼻胃管喂养，不耐受鼻胃管喂养或有反流和误吸高风险患者选择鼻肠管喂养。长期（4周及以上）肠内营养患者在有条件情况下，可进行经皮内镜胃造瘘。

（3）间歇性管饲。指不将导管留置于胃内，仅在需要补充营养时，将导管经口或鼻插入食管或胃内，进食结束即拔除。

（4）肠外营养。通过外周或中心静脉途径补充营养。

三、居家康复吞咽障碍训练操

以加强唇、下颚、舌、软腭、声带闭合运动控制为主。训练分为6个部分，此训练操作简单，建议用餐前30 min执行。

1.训练前准备

训练开始前请先端坐于椅子或床上，双手放于腹部前，吸气、吐气各3次，左右摇头、转头各3次，耸肩放松各3次，上半身向左、向右倾斜各3次。动作需轻柔。

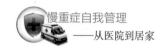

2. 基础训练

（1）口腔周围肌肉训练。①口唇舌操顺序：张嘴→闭嘴→咂唇→噘嘴→咧嘴→鼓腮→吸腮→伸舌→缩舌→舌头舔两边嘴角→舌头舔上唇。②咳嗽训练：反复咳嗽、清嗓子，可强化喉部闭锁功能。③发声运动：患者坐在椅子上，双手支撑椅面做推压运动，然后屏气，突然松手，并大声发"啊"音。可训练声门闭锁功能、强化软腭肌力。④呼吸训练：鼻子快速吸气，然后用嘴缓慢吐气。通过快吸慢吐，达到呼吸控制能力。

（2）颈脖的运动。与吞咽有关的肌肉多集中于脖子上，可透过颈脖运动舒展吞咽相关肌群。此为进行吃饭前的准备运动。操作流程：①慢慢地将头转向后面，再转回来（含左右侧）；②让耳朵贴近肩膀，慢慢地把头倒向左边和右边；③慢慢转动颈部，分别向左、向右各进行1次。

3. 唾液分泌腺按摩

可以使唾液分泌增加，以利吞咽。此按摩可在吃饭前进行。

（1）舌下腺按摩：将双手拇指并在一起，由下颚尖内侧的凹槽慢慢推向内侧，进行5~10次。

（2）颚下腺按摩：用拇指轻压下腭骨内侧柔软的部分，从耳下到下颚骨前端分成约5个部位，按照顺序轻压。

（3）腮腺按摩：于耳朵前面同时放上几根手指，并向前方轻抚按摩5~10次。

4. 舌肌训练

舌头是吃饭和发声时不可或缺的器官，通过这项训练可保持咀嚼和吞咽时的活动能力。

（1）舌头尽量伸出口外维持5 s，然后缩回，放松，重复5~10次。

（2）舌头尽量贴近硬腭，向后回缩到口腔内，维持5 s，然后缩回，放松，重复5~10次。

（3）舌头体操：①快速地伸缩舌头，重复5~10次；②张开口，舌尖抬起到门牙背面并伸出，维持5 s，放松，重复5~10次；③张开口，舌尖抬起到门牙背面，贴硬腭向后卷（即卷舌），重复5~10次；④舌尖伸向左唇角，再转向右唇角，各维持5 s，放松，重复5~10次；⑤用舌尖舔唇部1圈，重复5~10次。

5.发音训练

反复发出"pa""ta""ka""la"，活动唇和舌。这是以活动唇舌的不同部分达成不同目的的训练。

（1）"pa"，闭紧嘴唇防止口中食物易掉落。

（2）"ta"，咀嚼食物便于吞咽。

（3）"ka"，让食物能够顺利被搬运到食道。

（4）"la"，让吞咽动作更容易。

6.吞咽电刺激（建议门诊使用）

四、感觉促进训练

感觉促进训练是针对口腔期吞咽障碍患者的口腔浅深感觉、反射异常设计的一系列训练技术，旨在帮助改善口腔器官的各种感觉功能。目前行之有效的口腔感觉训练技术包括冷刺激训练、嗅觉刺激、味觉刺激、冰酸训练等。

1.冷刺激训练

冰棉棒刺激或冰水漱口适用于口腔感觉较差的患者，在吞咽前或常规于上午、下午进行20次。具体操作：使用冰冻的棉棒蘸少许水，轻柔且长时间地触碰刺激前腭弓、后腭弓、软腭、腭弓、咽后壁及舌后，使触发吞咽反射的区域变得敏感，强化吞咽反射。另外，在经口摄食前进行冷刺激治疗能提高对摄食、吞咽的注意力及敏感度，进而减少误吸。

2.嗅觉刺激

嗅觉刺激多用芳香味刺激物，故又称芳香疗法。芳香疗法是通过芳香物质（如黑胡椒、薄荷脑）中的小分子物质（芳香小分子）刺激嗅觉来达到对嗅觉的调节及对嗅觉信息传递的促进作用。

3.味觉刺激

舌的味觉是一种特殊的化学性感觉刺激，通常舌尖对甜味敏感，舌根部感受苦味，舌两侧易感受酸味刺激，舌体对咸味与痛觉敏感。将不同味道的食物放置于舌部相应味蕾敏感区域，可以增强外周感觉的传入，从而兴奋吞咽皮质，改善吞咽功能。

4.冰酸刺激

吞咽前在腭舌弓给予冰酸刺激可以提高口咽对食团知觉的敏感度，减少唾液

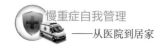

分泌，并通过刺激脑干的激活系统，提高对食物的感知和对进食吞咽的注意力。本训练适用于口腔温度觉和味觉较差的患者。

五、吞咽电刺激

使用吞咽功能障碍治疗仪，通过电极片经皮肤对颈部吞咽肌群进行低频电刺激，帮助维持或增强吞咽相关肌肉的肌力，防止吞咽肌群长期不用而萎缩，以及通过增强肌力使得喉部上抬功能改善，从而改善吞咽功能（图19-2、图19-3）。

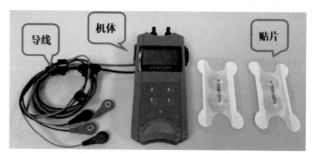

图 19-2　吞咽功能障碍治疗仪

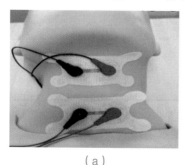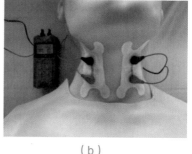

（a）　　　　　　　　　　　　（b）

图 19-3　敷贴吞咽电刺激贴片

六、球囊扩张治疗

环咽肌失弛缓症主要表现为环咽肌开放不完全或完全不开放、开放时间不当，多出现于脑干病变、鼻咽癌放疗术后患者，临床主要表现为食管期吞咽困难，易引起误吸导致肺部反复感染和营养不良。球囊扩张术治疗目的在于诱发吞咽动作，训练吞咽动作的协调性，强化吞咽肌群的力量，刺激咽喉部及环咽肌的感觉，扩大环咽肌直径。按照导管通过的途径分为经鼻导管球囊扩张和经口导管球囊扩张，按应用手法分为主动扩张和被动扩张。适应证：脑干损伤（如脑干梗死、脑干出血、脑干脑炎、脑干外伤等）导致的环咽肌失弛缓、鼻咽癌放疗后产生的环咽肌良性狭窄等。禁忌证：严重认知障碍、严重的心脏病、高血压、呼吸功能衰竭、放疗水肿期、鼻咽部黏膜破损或结构不完整等。

七、持续吞咽困难后续处置

日常进食经训练后，仍频繁出现呛食者，可经门诊主治医师评估是否须会诊慢重症门诊执行吞咽康复训练。吞咽困难造成食欲不佳者，可于回诊时告知门诊主治医师，评估是否须放置鼻胃管或进行胃造瘘。

吞咽功能障碍本身及并发症可直接或间接影响患者的远期预后和生活质量，因此吞咽障碍患者的康复训练十分重要。但患者出院后主要是其家属或养老机构的护理员对其进行照护，大多数照护者对于吞咽障碍护理知识缺乏，导致患者无法得到科学的照护，容易引发各种并发症。特别是对于慢重症患者，因为疾病原因并发吞咽功能障碍的概率极大，请务必在相关专业医务人员的指导下进行治疗。

参考文献

[1] 李秀云，孟玲. 吞咽障碍康复护理专家共识 [J]. 护理学杂志,2021,36（15）:1-4.

[2] 唐起岚，徐艳华，王爱霞，等. 脑卒中吞咽障碍患者的摄食管理临床研究 [J]. 护理学杂志,2019,34（4）:14-17.

[3] 龙艳慧，陈英，田露，等. 脑卒中吞咽障碍患者间歇管饲的研究进展 [J]. 护理学杂志,2019,34（19）:96-98.

[4] 中国老年保健医学研究会老龄健康服务与标准化分会,《中国老年保健医学》杂志编辑委员会,北京小汤山康复医院.中国社区吞咽功能障碍康复护理与照护专家共识[J].中国老年保健医学,2019,17（4）:7-15.

[5] 中国吞咽障碍康复评估与治疗专家共识组. 中国吞咽障碍评估与治疗专家共识（2017 年版）[J]. 中华物理医学与康复杂志,2017,39（12）:881-892.

[6] 中国吞咽障碍膳食营养管理专家共识组. 吞咽障碍膳食营养管理中国专家共识（2019 年版）[J]. 中华物理医学与康复杂志, 2019, 41（12）:881-888.

第二十章
营养支持技术

营养不良是慢重症患者的重要临床特征，营养支持是慢重症治疗手段中至关重要的一环。有效且安全地实施营养治疗一直是医院内及居家治疗照护中重要的治疗措施。本章将从营养评估、营养治疗的主要途径以及肠内营养治疗的实施要点几个方面详细介绍慢重症患者的营养支持治疗。

营养不良是指由于摄入不足或利用障碍引起机体的能量或营养素缺失，进而引起其身体成分发生改变，生理和精神功能下降，常导致不良临床结局。2019 年国内一项关于慢重症患者的多中心横断面研究发现，外科相关慢重症患者营养风险高于非慢重症患者。并且由于慢重症患者普遍存在代谢异常，机体多处于氮平衡状态，合成代谢能力差，表现为营养不良、肌肉萎缩等。所以，针对慢重症患者存在的高营养风险，积极、正确地营养支持至关重要。

一、营养评估

营养支持是慢重症患者救治中的关键手段，营养评估是营养支持的前提。营养评估包括基础病史（如体重、饮食变化等）、身体成分（如皮下脂肪含量、水肿情况等）、实验室检查（如白蛋白、前白蛋白指标等）。但对于慢重症患者，以上评价指标均存在一定的局限性或干扰因素，难以准确反映患者的实际营养情况。肌肉的数量与质量有望用来定义营养不良并将其分层，但目前尚处于起步阶段，其有效性、可靠性、实用性有待进一步验证。以下介绍常用评估方法及标准。

（一）营养风险评估

目前关于慢重症患者的营养风险评估尚缺乏行之有效、推而广之的筛查工具,可用营养风险筛查量表 2002（NRS-2002）（表 20-1）进行营养风险评估,识别高营养风险的重症患者。NRS-2002 评分高于 3 分为有营养风险,5 分及以上为高营养风险。为保证评估结果的正确性,评估应由专业医务人员完成。

表 20-1　NRS-2002

评分	内容
A. 营养状态受损评分 （取最高分）	
1分（任一项）	近 3 个月体重下降超过 5%
	近 1 周内进食量减少超过 25%
2分（任一项）	近 2 个月体重下降超过 5%
	近 1 周内进食量减少超过 50%
3分（任一项）	近 1 个月体重下降超过 5%
	近 1 周内进食量减少超过 75%
	BMI < 18.5 kg/m^2
B. 疾病严重程度评分 （取最高分）	
1分（任一项）	一般恶性肿瘤、髋部骨折、长期血液透析、糖尿病、慢性疾病(如肝硬化、慢阻肺)
2分（任一项）	血液恶性肿瘤、重症肺炎、腹部大型手术、脑卒中
3分（任一项）	重症颅脑损伤、骨髓移植、重症监护、急性生理和慢性健康状况 II 评分大于 10 分
C. 年龄评分	
1分	年龄在 70 岁及以上

（二）胃肠功能评估

20% ~ 85% 危重症患者合并急性胃肠功能障碍,临床常见的胃肠功能障碍包括胃肠动力障碍、消化吸收不良、黏膜屏障功能障碍及胃肠分泌功能障碍。推荐使用急性胃肠损伤（AGI）分级系统（表 20-2）评估胃肠功能。建议 AGI I ~ II 级患者可考虑启动肠内营养,AGI III 级患者需谨慎地从小剂量肠内营养开始尝试,AGI IV 级患者需延迟肠内营养的启动。

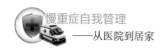
表 20-2　AGI 分级表

级别	定义
Ⅰ级（存在胃肠道功能障碍或衰竭风险）	胃肠功能部分受损，表现为病因明确的、暂时的胃肠道症状。例如腹部术后恶心呕吐及肠鸣音消失、休克早期肠动力减弱
Ⅱ级（胃肠功能不全）	胃肠道的消化吸收功能不能满足机体对营养物质和水的需求，但未影响到患者的全身情况。例如胃轻瘫伴有大量胃潴留或反流、下消化道麻痹、腹泻、腹腔内高压Ⅰ级（12～15 mmHg）、胃内容物或粪便中可见出血、食物不耐受
Ⅲ级（胃肠功能衰竭）	胃肠功能丧失，尽管采取治疗干预，胃肠功能仍不能恢复而且全身情况没有改善。例如持续食物不耐受导致大量胃潴留、持续胃肠道麻痹、肠管扩张、腹腔内高压进展（15～20 mmHg）、腹腔灌注压下降（小于 60 mmHg）
Ⅳ级（胃肠功能衰竭并严重影响其他脏器的功能）	AGI 发展成为直接危及生命的因素，并伴有多脏器功能不全和休克。例如肠缺血坏死、导致失血性休克的胃肠道出血

（三）吞咽功能评估

评估患者是否存在吞咽功能障碍对营养支持的实施具有重要意义。评估结果决定给予营养治疗途径及食物类型。患者可以利用中文版吞咽障碍指数自评表（C-DHI，表 20-3）进行初步吞咽功能分级评估，以筛查是否有吞咽功能障碍并进行早期干预。

表 20-3　C-DHI

请在最能描述自己吞咽功能情况的一栏下画"√"	从不	偶尔	总是
1P. 我在喝水、牛奶、汤、饮料等流质食物时会发生呛咳	0	2	4
2P. 我在吃米饭、馒头、蔬菜、肉等固体食物时会发生呛咳	0	2	4
3P. 我觉得口干	0	2	4
4P. 进食时需靠水、汤、牛奶、饮料等液体来冲服，否则难以吞咽	0	2	4
5P. 我因为吞咽问题导致体重下降	0	2	4
1F. 我因为吞咽问题拒绝吃某些食物	0	2	4
2F. 我通过改变吞咽方式来方便进食	0	2	4
1E. 我觉得跟亲朋好友在外就餐很尴尬	0	2	4
3F. 我吃一顿饭花的时间比以往长	0	2	4
4F 我因为吞咽问题而更多地采用少食多餐的方式进食	0	2	4
6P. 我需要反复多吞几次才能将食物咽下去	0	2	4
2E. 我觉得不能吃自己想吃的食物是件挺令人难过的事情	0	2	4
3E. 我不像以前那样享受吃东西了	0	2	4

续表

请在最能描述自己吞咽功能情况的一栏下画"√"	从不	偶尔	总是
5F. 我因为吞咽问题而减少了社交活动	0	2	4
6F. 我因为吞咽问题而不想吃东西	0	2	4
7F. 我因为吞咽问题吃得更少了	0	2	4
4E. 我因为吞咽问题而感到焦虑	0	2	4
5E. 我因为吞咽问题而觉得自己像个残疾人了	0	2	4
6E. 我因为吞咽问题对自己生气	0	2	4
7P. 我吃药的时候会噎住	0	2	4
7E. 我因为吞咽问题害怕有一天会哽噎甚至无法呼吸	0	2	4
8F. 我因为吞咽问题必须改变进食方式（如通过管喂）	0	2	4
9F. 我因为吞咽问题改变了自己的膳食	0	2	4
8P. 我吞咽的时候有无法呼吸的感觉	0	2	4
9P. 我吞咽后会咳出食物	0	2	4
得分：身体方面得分（P）=____；功能方面得分（F）=____；情感方面得分（E）=____；总分（T）=（P）+（F）+（E）=____			
1分：没问题 2分：很轻微 3分：轻微 4分：中度 5分：中度偏重 6分：严重 7分：非常严重			

二、营养治疗途径

营养治疗包括两种主要途径，分别是肠外营养与肠内营养。

（一）肠外营养

肠外营养是指通过静脉途径为人体代谢提供所需营养素的营养支持疗法。肠外营养包括全肠外营养和补充性肠外营养。全肠外营养指患者需要的营养素均经静脉途径输入，不经或不能经胃肠道摄入。补充性肠外营养又称部分肠外营养，指肠内营养无法满足能量目标需要量（通常低于60%）时，通过静脉途径补足所需营养素。补充性肠外营养可以在肠内营养维护肠屏障基本功能的基础上，通过肠外营养来满足患者对能量和蛋白质的需求，促进蛋白质合成，纠正营养不足或维持营养状态，以减少并发症，改善临床结局。肠外营养治疗在临床实践中应用广泛，可有效改善患者营养状态，是肠道功能衰竭的患者必不可少的治疗措施之一。但是肠外营养治疗并不符合机体的生理状态，也容易并发代谢和导管相关的并发症。所以临床上营养治疗时首选肠内营养治疗，当患者由于疾病或治疗原因

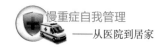
不能使用肠内营养治疗时使用肠外营养,或者肠内营养不能达到营养治疗目标时,进行补充性肠外营养治疗。

肠外营养临床常规治疗方法,国内外指南一致推荐规范应用"全合一"模式。肠外营养多腔袋将脂肪乳、氨基酸、葡萄糖等营养素分组封装于 2 个或 3 个腔组成的非聚氯乙烯软袋中,在使用时将内腔分隔带打开。多腔袋制剂有多种规格,具有处方合理、质量标准严格、即开即用等特点,可减少处方和配制差错,减少血流感染,满足多数患者的临床营养需求。

1. 肠外营养适用人群

(1) 肠麻痹患者。

(2) 肠梗阻患者。

(3) 大量小肠切除(短肠综合征)患者。

(4) 化学治疗、放射治疗或骨髓移植术后,无法耐受肠道营养者。

(5) 严重胰腺炎患者。

(6) 严重营养不良且无法经肠胃达到足够营养者。

(7) 其他经专业医师评估,无法由肠道营养获得所需能量者。

2. 肠外营养常见并发症

(1) 静脉导管滑脱、栓塞。

(2) 感染并发症。

(3) 高血糖,低血糖,电解质异常,肝、肾功能异常或再灌食综合征。

3. 使用注意事项

(1) 若对于静脉营养液中成分、谷类、玉米或大豆过敏者,请先告知医师。

(2) 若静脉滴注同时,正在使用其他保健食品或维生素,请告知医师调整静脉营养液。

(3) 部分静脉营养液须避光,避免内容物变质。

(二)肠内营养

临床营养治疗时应首选肠内营养,因为肠内营养具有符合生理状态、能维持肠道结构和功能的完整、费用低、使用和监护简单及并发症少等优点。

1. 肠内营养治疗途径

肠内营养治疗途径包括口服、管饲(鼻胃管、鼻肠管)和胃肠造瘘术等。喂养通路的选择原则：①满足肠内营养需要；②置管方式尽量简单、方便；③尽量减少对患者的伤害；④舒适和有利于长期带管。

（1）鼻胃管：为一条细长硅胶管路，由鼻腔插入达胃部，经管路注入饮食、水分和药物，提供营养摄取途径及达到治疗目的。适用于经短时间鼻饲可过渡到经口进食的患者，鼻胃管的优缺点见表 20-4。

表 20-4 鼻胃管的优缺点

优点	缺点
1. 简便易于掌握 2. 符合正常人体生活习惯 3. 费用低廉	1. 易引起返流和误吸，导致吸入性肺炎 2. 易引起腹胀或胃动力不足（蠕动功能差），若出现此类症状，可与主治医师讨论是否更换管路种类 3. 引起十二指肠高张力综合征，此时考虑更换其他类型的管路 4. 可能引起鼻窦炎

（2）鼻肠管：是指将导管由鼻腔经食管插入到达空肠（小肠），主要用于为不能经口进食的患者提供食物和药物，满足其对营养和治疗的需要，促进康复。适用于胃功能障碍、存在高误吸风险、急性胰腺炎、昏迷的患者，鼻肠管的优缺点见表 20-5。

表 20-5 鼻肠管的优缺点

优点	缺点
1. 昏迷患者建立肠内营养可以减少返流并降低吸入性肺炎的发生率 2. 重症胰腺炎患者可以进行鼻孔肠喂养，使胰腺得到更好的休息 3. 重症患者在疾病早期肠功能恢复时可以建立早期肠内营养，但营养素必须是可以全吸收的	1. 操作相对复杂，技术难度高 2. 部分患者需要一定的仪器辅助 3. 管路费用较为昂贵

（3）胃造瘘：将导管穿过腹壁直接插入胃部，能有效解决食道不通患者的营养供给。适用于神经系统疾病导致长期丧失吞咽功能，口腔、颜面、咽喉大手术，食管穿孔、食管气管瘘或各种良、恶性肿瘤所致食管梗阻者但胃排空良好的患者。胃造瘘的优缺点见表 20-6。

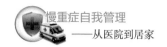
表 20-6　胃造瘘的优缺点

优点	缺点
1.操作简单 2.造瘘管留置时间长，可达 6 个月以上 3.减少了鼻咽与上呼吸道的感染并发症，并发症少	1.需要进行手术置管，感染的风险较高 2.管路细长易滑脱，造口周围容易因消毒不当而感染，护理照护上需特别注重无菌原则

（4）空肠造口：将导管穿过腹壁直接进入空肠，能有效解决食道不通患者的营养供给。适用于胃瘫、幽门不全梗阻、十二指肠不全梗阻、食道反流的患者。空肠造口的优缺点见表 20-7。

表 20-7　空肠造口的优缺点

优点	缺点
1.减少鼻咽与上呼吸道感染并发症，减少反流、误吸风险 2.适合于有误吸风险、胃动力障碍、十二指肠瘀滞、胰腺炎等重症患者	1.需要进行手术置管，感染的风险较高 2.管路细长易滑脱，造口周围容易因消毒不当而感染，照护上需特别注重无菌原则

2. 肠内营养的护理

（1）长期置管患者，建议管路外固定装置与皮肤间保持 0.5 cm 的距离，可避免固定装置间张力过大，降低缺血、坏死、感染和固定器植入综合征的风险。

（2）每天评估管路是否有脱出或感染的问题，标记导管外露刻度有利于识别其是否移位；另外，每天可使用无菌生理食盐水及纱布清洁管路周围，维持其干净、清洁、干燥，并观察造口是否有炎性反应、压疮、瘀伤和肉芽组织增生的迹象。

（3）肠内营养治疗患者应采取半卧位（床头抬高 30°～45°）预防误吸。

三、肠内营养治疗的实施

肠内营养作为常用且首选的营养治疗措施，不仅在医院内使用，在居家康复治疗照护中也广泛使用。以下针对肠内营养的实施要点进行简要介绍。

（一）肠内营养实施环境要求

建议实施肠内营养的整个操作过程中，肠内营养制剂、输注肠内营养的管道及操作台面等均要保持清洁。因肠内营养液使用时间较长且富含营养物质，容易导致细菌繁殖，而营养制剂污染和管道污染均为肠内营养并发腹泻的危险因素。

为了维持鼻饲管道内的安全性，避免因微生物的污染导致腹泻等并发症，故在使用过程中需注意清洁卫生。

（二）肠内营养制剂储存

肠内营养液种类繁多，分为人工配置膳食及医疗厂家生产的肠内营养混悬液。对于危重症患者，通常使用成品的肠内营养制剂。打开的肠内营养制剂最好在 24 h 内使用完毕，从而降低肠内营养制剂污染、细菌繁殖和营养制剂稳定性发生改变的风险。营养液开启后，需记录开启时间及日期；未及时使用时，需储存在 2 ~ 6 ℃的冰箱中，保存 24 h。在床边使用的营养液建议不超过 48 h。过期的营养液应避免使用，以免引起肠道症状或食物中毒反应。

（三）肠内营养的安全输注

对于重症患者，建议采用肠内营养输注泵匀速输送的方式进行营养制剂喂养。居家照护时有条件者建议使用肠内营养泵或间断喂养，间断喂养时应遵循少量多餐的原则，每次喂养不超过 400 mL，并且喂养前需回抽以确认胃内是否有残留。营养液的温度应调节至接近体温，以 38 ~ 42 ℃为宜，避免营养液温度过高或过低。

（四）肠内营养的给药护理

实行肠内营养治疗的患者在治疗期间，因管道的置入导致吞咽困难，所以涉及给药治疗时，需从鼻胃管注入，但在鼻饲前应确认药物是否适合鼻饲给药。比如一般的缓释片、控释片等是不能在研磨后进行给药的。在给患者进行鼻饲给药前应仔细阅读药物制造商的使用说明书，液体类药物需按要求进行稀释，固体或胶囊类药物需先研磨再稀释。建议使用 30 mL 温水进行管道冲洗，防止药物与制剂混合发生反应，导致管路堵塞。

参考文献

[1] BARKER L A, GOUT B S, CROWE T C. Hospital malnutrition: prevalence, identification and impact on patients and the healthcare system [J]. International journal of environmental research and public health, 2011, 8（2）: 514–527.

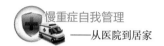
[2] MIRA J C, BRAKENRIDGE S C, MOLDAWER L L, et al. Persistent Inflammation, Immunosuppression and Catabolism Syndrome [J]. Critical care clinics, 2017, 33（2）: 245–258.

[3] 陈军，范朝刚.慢重症患者再灌食综合征的防治 [J]. 中华胃肠外科杂志,2016,19(7):737–739.

[4] 李思澄，吴婕，于湘友，等.中国慢性危重症及外科相关慢性危重症的多中心横断面研究 [J]. 中华胃肠外科杂志，2019（11）: 1027–1033.

[5] 米元元，黄海燕，尚游，等.中国危重症患者肠内营养治疗常见并发症预防管理专家共识（2021 版)[J]. 中华危重病急救医学，2021, 33（8）: 903–918.

[6] 孙仁华，江荣林，黄曼，等.重症患者早期肠内营养临床实践专家共识 [J]. 中华危重病急救医学，2018, 30（8）: 715–721.

[7] 王玲玲，陈蕊，董家辉，等.慢重症患者的营养支持策略 [J]. 中华危重病急救医学,2021,33（3）:381–384.

[8] 吴国豪，谈善军.成人补充性肠外营养中国专家共识 [J]. 中华胃肠外科杂志，2017, 20（1）: 9–13.

[9] 中国老年医学学会营养与食品安全分会，中国循证医学中心,《中国循证医学杂志》编辑委员会，等.老年吞咽障碍患者家庭营养管理中国专家共识（2018 版)[J]. 中国循证医学杂志，2018, 18（6）: 547–559.

[10] 中华医学会肠外肠内营养学分会.肠外营养多腔袋临床应用专家共识（2022）[J]. 中华外科杂志，2022, 60（4）: 321–328.

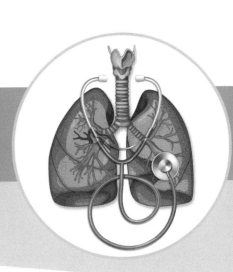

第四篇

居家指导

JUJIA ZHIDAO

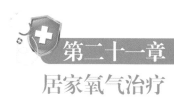

第二十一章
居家氧气治疗

第一节　居家氧气治疗的概念

居家氧气治疗，简称居家氧疗，顾名思义就是脱离医院的治疗环境，返回社会或家庭进行吸氧的治疗，是院外治疗低氧血症的重要手段之一。患者在家中进行自助氧气治疗，是家庭护理行之有效的一个方法。随着人们健康观念不断地提高，居家氧疗也受到了越来越多家庭的重视。需要居家氧疗的患者一般是处于长期缺氧状态的人群，特别是有心衰、慢阻肺等一些慢性低氧血症的患者。居家氧疗可以减轻他们的痛苦，提高他们的生存年限等。所以合理、正确、安全的氧疗至关重要。在此类患者出院前，医师一般会评估其是否需要短期或长期使用氧疗。

一、居家氧疗的类型

我国对居家氧疗尚无统一的适应证、禁忌证及具体参照标准。目前主流推荐参考 2015 年英国胸科协会（British Thoracic Society, BTS）颁布的居家氧疗指南。其将氧疗分为 5 种类型，分别是长期氧疗、夜间氧疗、移动氧疗、姑息氧疗、短时间冲击氧疗。2016 年，澳大利亚 - 新英格兰胸科协会以上述 BTS 指南为基准，并结合了新的研究结果，联合颁布了澳大利亚 - 新英格兰胸科协会居家氧疗指南。该指南将氧疗分为 3 类，分别是长期氧疗、夜间氧疗及间歇性氧疗。

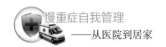
二、长期氧疗的好处

（1）增加存活率。

（2）预防肺心病和右心衰竭。

（3）改善睡眠质量。

（4）减少入院次数。

（5）减少医疗费用。

三、居家呼吸用氧主要内容

（1）氧气治疗。

（2）雾化、湿化吸入。

（3）持续气道正压通气（CPAP）/双水平气道正压通气（BPAP）。

（4）机械辅助通气（含正压通气、负压通气、高频振荡）。

四、居家仪器与相关设备准备

（1）负压吸引吸痰机、简易呼吸球囊。

（2）加温潮湿器或潮湿瓶。

（3）氧气来源，如制氧机、氧气钢瓶；氧气连接设备遵医嘱准备，如鼻套管、面罩等。

（4）特殊轮椅，以便可以离床活动。

（5）紧急备用电源。

第二节　家庭用氧常见来源

氧气是无色无味的气体，是人体赖以生存的重要物质。氧气的应用非常广泛，各行各业都离不开氧气。随着医疗水平及人们的健康意识的不断提高，越来越多的患者认识到家庭氧疗的重要性，越来越多的人群离不开家庭氧疗，那么家庭氧疗设备有哪些？如何选择？如何正确安全地使用？如何消毒？本节将一一解答。

一、市面常见家庭用氧设备

市面常见家庭用氧设备主要有氧气钢瓶、制氧机和液态氧瓶等，它们的比较详见表 21-1。

表 21-1　市面常见家庭用氧设备的比较

设备	优点	缺点
氧气钢瓶	1. 价位中等 2. 移动性高，可配合外出使用 3. 可提供高输出压力，可配合高流量氧疗机器，氧疗效果好	1. 空瓶充气麻烦，且需频繁填充 2. 钢瓶本身笨重，家庭使用不易动 3. 存放环境温度需低于 40℃，避免氧气外泄
液态氧	1. 1 L 液态氧可产生 860 L 的气态氧 2. 可使用较长的时间	1. 价位高 2. 携带的气体填充需由同一厂商固定型号来填充 3. 瓶身配有压力释气孔，以排出高温且膨胀的气体，因此使用过程中容易浪费气体
制氧机（较多人选择）	1. 使用电源供应，家庭使用较为方便，且可供应长期氧疗，免去另外灌充氧气的额外费用。同时也有携带型制氧机，其配备蓄电功能，可使用蓄电电池或车充进行充电 2. 配备警报功能	1. 使用时会产生噪音 2. 携带式机型价钱较贵 3. 有流量及氧气浓度限制

二、制氧机的选择

家用制氧机因其使用方便、便于购买、操作简单、移动轻巧等特点备受青睐。如今市面上有多种家用制氧机，由于制氧的原理不同，各家用制氧机的使用特点也就不同。以下将详细介绍制氧机相关知识。

（一）常见的家用制氧机制氧原理

1. 化学反应制氧原理

一般是将高锰酸钾加热分解，用二氧化锰做催化剂进行化学制氧。其优点是制氧浓度很高，能达到 90%，对于需要急救的人来说，可及时补充氧气。这类制氧机器本身不贵，但是需要不断购买相关药剂包才能制氧，后续药剂费用昂贵，且每用 1 次药只能吸 15 min 左右。另外，因其为化学制氧，或多或少会存在一些产生其他气体的副作用。由于设备简陋、操作麻烦、使用成本较高、每次吸氧都需要投入一定的费用、不能连续使用等诸多缺陷不适合用于家庭氧疗。

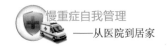

2. 高分子富氧膜原理

富氧膜是基于有机聚合膜选择性渗透原理，利用富氧膜能让空气中的氧分子优先通过的特性，通过物理装置集中浓缩，从而制取氧气。富氧膜制氧机制氧技术比较简单，技术水平较低。这种制氧方式制得的是 30% 左右浓度的氧，可用于有长期的低浓度需求的氧疗人群，而严重缺氧状态下所需的急救只能用医疗高浓度氧。

3. 电解水原理

用电分解水来提取氧气，需要不断加水。这种制氧机价格昂贵，使用寿命短，且机器不能倾斜，不能随便移动，耗电量非常大，稳定性差。家用制氧机一般极少采用这种制氧方式，工业上用得较多。

4. 分子筛制氧机工作原理

分子筛制氧机是目前唯一成熟的，具有国际标准和国家标准的制氧机。此类制氧机是目前正流行的制氧技术。制氧机内装有分子筛，加压的时候可将空气中的氮气吸附，剩余的未被吸收的氧气被收集起来，经过净化处理后即成为高纯度的氧气。分子筛在减压时将所吸附的氮气排放回环境空气中，在下一次加压时又可以吸附氮气并制取氧气，整个过程为周期性的动态循环。家用分子筛制氧机制氧效果根据分子筛和压缩机的质量来决定。目前一般通过流量来标定制氧机的制氧能力，而流量又包含两个方面：高浓度氧流量和制氧机最大流量。

制氧机出氧的浓度会随氧气流量的增大而减小，业内用制氧机能够输出高浓度氧的最大流量来标定为制氧机的流量。家用制氧机大部分是 1 L、2 L、3 L 和 5 L 的，不同的流量产生的氧疗效果是不一样的。

（二）家用制氧机的使用

1. 家用制氧机机体介绍

详见图 21-1 和图 21-2。

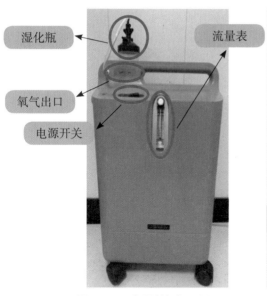

湿化瓶

流量表

空气过滤器

氧气出口

电源开关

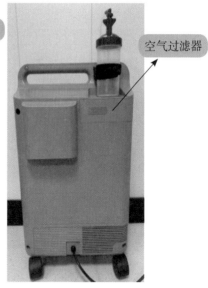

图 21-1　家用制氧机正面　　　　图 21-2　家用制氧机背面

2. 家用制氧机操作流程

详见图 21-3 ~图 21-7。

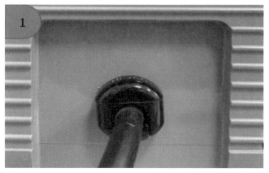

图 21-3　确认电源线安装完成

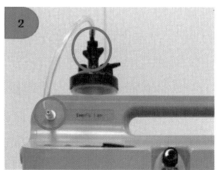

图 21-4　连接湿化瓶上方氧气源

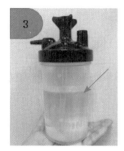

图 21-5　湿化瓶中
倒入蒸馏水至加水线

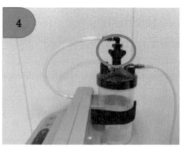

图 21-6　安装双头管

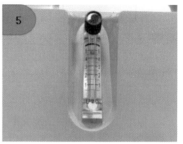

图 21-7　遵嘱调整流量，关机时
请先调为 0

219

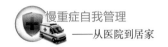
3.制氧机空气过滤系统

建议半年更换 1 次空气过滤盒。具体操作注意事项，请以产品说明书为准。

4.使用注意事项

（1）避免使用万能插座或多孔排插，不可与其他电器共用同一插线板。

（2）请勿频繁关机。若再次开机，请间隔 5 min。

（3）需放置在干燥、整洁、通风的地方。

（4）气体流通口注意不可堵塞。

（5）远离火源、烟雾或可能产生火花处，至少间隔 2 m。

（6）若想确定设定氧气流量是否顺畅，可观察湿化瓶是否有冒泡，或将鼻管对着脸颊感觉是否有气流。

（7）需要由厂家维修、定期保养，患者一般只需执行风扇过滤网的清洁与更换即可。

三、氧气钢瓶的选择

家用制氧机长期使用虽可免去氧气钢瓶频繁充气的成本，但一般仍建议患者家中可准备氧气钢瓶，若遇到停电、制氧机故障或需要外出时，可保障氧气使用。家用氧气钢瓶详细信息如下。

（一）家用氧气钢瓶容量选择

决定使用氧气钢瓶后，需考虑到患者对氧需求量程度、钢瓶充气频率等问题，建议制订一年计划，包括预计每天用氧量和多久进行钢瓶充气。充分与厂家讨论清楚后，购买合适的容量，避免低估或高估导致花费增加。表 21-2 根据不同用氧情况，提供挑选容量的参考。

表 21-2　家用氧气钢瓶容量选择

用氧情况	建议钢瓶容量
日常保健：日常健康维护角度用氧，对氧气需求不强	10 ~ 15 L
治疗或辅助治疗：可能随病情变化，不断改变氧气使用量	15 L 以上
外出使用：家中有其他供氧方式	手提式 4 L 钢瓶

（二）安全使用氧气钢瓶的方法

氧气本身不会燃烧，但是燃烧物一旦碰到氧气，火势会一发不可收拾。为了减少火灾或其他灾害发生，请依照表21-3所示安全使用氧气钢瓶。

表 21-3　使用氧气钢瓶的注意事项

图例	说明
	不使用氧气时，请务必关紧氧气，避免阳光直射，否则易使氧气蒸发
1.5 m	氧气筒要离电视、收音机、暖炉、蒸气管、火炉及辐射物等1.5 m以上，蒸饭时不要在天然气炉附近使用氧气，以免发生危险
3 m	使用氧气时，应距火柴、香烟、蜡烛及其他可燃物3 m以上，同时不要在屋内进行吸烟等明火动作
	凡士林为易燃物，不可与氧气钢瓶放置在一起，当手沾有油渍时也不可接触氧气钢瓶
	氧气钢瓶须远离空气芳香喷剂或泡沫发胶，以免燃烧

（三）其他注意事项

家庭氧疗患者需要确认氧气钢瓶是否有漏气的现象，检查压力表以确定还有

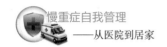

多少氧气可使用,何时要再填充或更换。

四、氧疗设备的消毒

(一)吸入装置的清洁与消毒

氧气鼻管等吸入装置多为一次性产品,用后即弃,遵照制造厂商指示的使用时间更换即可,无须特殊的清洁消毒。

平日保养应每天检查、清洁鼻导管,以防出气口阻塞。另外,鼻导管松紧应合宜,根据使用者自身情况需要可在易受压处(如耳朵、脸颊等)垫纱布以防压疮,增加舒适性。

(二)湿化瓶的清洁与消毒

(1)若使用湿化瓶,则瓶内的蒸馏水至少每天要更换1次;湿化瓶则需每周清洁消毒1次。禁用自来水进行湿化,最好选用蒸馏水或纯净水。

(2)清洗方式:以中性清洁溶液清洁,以温水或热水冲净,浸入消毒溶液中20~30 min,再以温水或热水冲净后自然阴干。若不马上使用,则需用干净塑料袋包起来。

(3)消毒液的选择:消毒液的选择需参考制造厂商的建议,也可采用煮沸15 min的方式。

五、外出使用氧气的注意事项

只要事前妥善准备,照样可在外出时使用氧气。注意事项详见表21-4。出远门请事先联络医生,准备使用的氧气及药物处方。

表21-4 不同方式外出时使用氧气的注意事项

出行方式	注意事项
	携带氧气钢瓶时可将氧气钢瓶直立在地上或旁边的椅子上。最好用安全带绑好,另外将备用氧气钢瓶放在后车厢 ※注意:不可在车内吸烟,以免发生火灾
	出发前请先预先订好机票(最好提前几周),提早告知航空公司用氧需求,同时备妥医生开具的用氧处方,多数航空公司皆会提供氧气设备且需另外付费。另外,到达目的地时,也可依据用氧处方于当地取得氧气设备

续表

出行方式	注意事项
	至少在出发 3 d 前打电话给公路局或铁路局，告知需携带氧气上车 ※ 注意：若携带制氧机，需先了解机器功率是否大于高铁功率（通常为 300 W），若超过则可能无法启动制氧机
	出发前 4～6 周前告知轮船公司携带氧气需求，并提供医生开具的相关用氧处方或证明。出发前请提前将氧气运送到船上

其他携带氧气外出的注意事项如下。

（1）遵照医嘱，正确使用氧气的流量及使用的时间及时机。

（2）勿将氧气设备放置于电器用品旁，至少间隔 1.5 m。宜放置于通风良好处，避免日照强及温度过高的地方。

（3）禁止在氧疗时于 1.5 m 内吸烟，并与其他火源、易燃物及挥发性产品（如油漆、杀虫液、化学喷雾剂）保持安全距离；也不可戴着鼻导管使用天然气煮饭。

（4）平时应备妥氧气设备并确定设备功能正常。确保氧气储存量足够。

（5）如使用氧气钢瓶，则要保持其直立并加以固定，避免钢瓶倾倒。

（6）平时要注意设备的清洁，勿置放物品于设备上，以免影响功能。

（7）吸入装置的清洁与消毒是必须的，请依厂商指示的时间更换。

（8）长期使用干燥的氧气会导致鼻腔干燥、鼻塞、鼻黏膜溃疡及流鼻血等情形发生，尤其是冬天，建议配合湿化瓶使用，如持续流鼻血不止，请及时就医。

（9）了解低氧血症，如出现呼吸急促、嘴唇或指甲发黑、端坐呼吸及二氧化碳过高的症状，或不安、头痛、意识状况改变，紧急送医治疗。

第三节　家庭用氧连接方式的选择

居家常用的氧连接设备可细分为低流量氧疗设备与高流量氧疗设备，如表

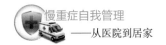

21–5 所示。各种连接方式的使用注意事项见表 21–6。

表 21–5　居家常用的氧连接设备

低流量氧疗设备	鼻导管、简易面罩、经气管氧气导管、储氧鼻管等
高流量氧疗设备	气切管颈圈、与高流量氧疗系统连接的鼻塞或气切 T 型管

表 21–6　各种连接方式的使用注意事项

连接方式	说明
鼻导管	1. 流量范围：1 ~ 6 L/min 2. 氧浓度范围：24% ~ 44 % 3. 张口呼吸和意识不清时，氧气浓度易受影响 4. 流速大于 4 L/min 时才需要用潮湿瓶，4 L/min 以下的流量，鼻子可自行润湿 5. 流量每增加 1 L/min，氧浓度约增加 4%
简易面罩	1. 流量设定范围：5 ~ 10 L/min 2. 氧浓度范围：35% ~ 50% 3. 吐出气体容易滞留于面罩中，氧流速需大于 5 L/min 才能将面罩中二氧化碳冲出 4. 发生呕吐时容易造成误吸 5. 氧浓度的改变随着呼吸形态改变而变化
鼻塞	1. 通常搭配高流量氧疗设备使用 2. 使用经鼻高流量氧疗设备搭配鼻塞，口腔紧闭吸氧时，可形成呼气末正压，将肺部撑开改善气体交换及氧合

第四节　经鼻高流量氧疗

一、原理

经鼻高流量氧疗（HFNC）是一种居家可使用的空气、氧气混合的氧疗方式。通过空氧混合，设备可将稳定的流量送往鼻塞，给予持续且稳定的氧气流量。同时也可调控吸入气体的温度及氧气浓度，供给相同或大于患者需求的恒温流量，达到湿化气道、缓解呼吸困难的问题。

高流量无具体数值，临床上将流量高于患者吸气峰流速的吸氧装置称为高流量氧疗设备。使用前为患者设定合适的气体流量，经鼻高流量内部的流量感受器及涡轮系统会根据外接氧流量大小自动调节空气流量，使两者之和保持在设定的流量值，同时按空氧比例形成一定氧浓度，在荧幕上可实时监测。同时加热底座及水罐也可对高流量气体加温湿化，内置加热线路的呼吸管可保证气体在输送到患者端过程中温湿度不会下降。

HFNC 最初是作为替代经鼻持续气道正压通气(NCPAP)的呼吸支持手段而广泛应用于新生儿呼吸窘迫综合征（NRDS），并且取得了一定的疗效。随着 HFNC 在成人中的应用越来越多，医务人员在使用过程中也认识到它不同于普通氧疗及无创机械通气的独特优势。HFNC 是通过提供高流量、精确氧浓度以及加温湿化的空氧混合气体，为患者提供有效的呼吸治疗的方式。可以快速改善患者氧合水平，并保持气道黏液纤毛的正常运转。

二、特点与优势

（1）高流量优势：与传统氧疗方式相比，HFNC 可通过设定使气体流量高于患者吸气峰流速。在吸气过程中患者不会吸入周围空气，因此该类设备能够为患者提供稳定的吸入氧浓度。

（2）压力支持优势：较高的流量可减少鼻咽部无效腔，给患者提供低水平的呼气末正压，在一定程度上具有开放肺泡、促进通气的效果。

（3）湿化气道的优势：HFNC 具有良好的湿化功能，可以湿化痰液并改善气道黏膜清除功能，减少刺激性干咳，提高舒适度并改善通气和睡眠质量。

（4）氧疗并氧浓度实时监测的优势：氧疗可以改善慢性缺氧导致的全身不适感，缓解头晕、乏力、心慌、腹胀、气喘、记忆力下降、睡眠障碍等临床表现。HFNC 可以提供精确氧浓度，降低长时间高难度吸氧的风险和危害。

（5）其他优势：HFNC 的鼻塞使用的是透水不透气的特殊材质，一定程度上杜绝了冷凝水的形成。鼻塞分为不同型号，可根据患者所需流量进行选择，提高了患者的舒适度和依从性。

三、机体介绍

（一）机体结构

HFNC 设备主要包括 4 个部分：气体混合模块、加温加湿模块、连接管道及鼻塞接头。

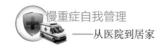
（二）运作过程

（1）按照预设的氧浓度，将空气和氧气在涡轮和风机前混合。

（2）混合后涡轮加速产生高速气流。

（3）加温加湿模板块高速气流做功。

（4）通过连接管道及鼻塞接头。

（5）气体以恒温、恒湿、恒流速的方式输送给患者，起到呼吸支持的作用。

四、治疗效益

（1）降低鼻咽部无效腔，增加有效的肺泡通气量。

（2）降低气道阻力，减少呼吸做功。

（3）增加吐气末容积，降低肺泡塌陷情形。

（4）可提供稳定的氧气浓度。

（5）提供适当的温度及湿度，有助于清除痰液。

五、适用人群

（1）长期用氧依赖者。

（2）对精准氧浓度有需求的患者，如慢阻肺患者。

（3）轻度至中度呼吸衰竭患者。

（4）使用呼吸辅助肌、跷跷板式呼吸者。

（5）低氧血性呼吸衰竭患者。

（6）心因性肺水肿者。

（7）拔管后呼吸衰竭者。

六、禁忌证

（1）呼吸中止。

（2）二氧化碳潴留。

（3）张口呼吸。

（4）中度至重度呼吸衰竭或须立即插管。

（5）无法配合使用鼻塞。

七、常见危害

一般情况下，HFNC 设备都可以安全使用，但长时间使用高浓度（60% 以上）氧时要警惕氧中毒的发生，避免导致吸收性肺不张、早产儿视网膜病变。

八、HFNC 设备界面介绍

市面上的 HFNC 设备通常有 3 个调整界面，见表 21-7。

表 21-7　HFNC 设备界面

界面及参数范围	图示
温度：31 ~ 37 ℃	
流量：8 ~ 80 L/min	
氧浓度：21% ~ 100%	

注：此界面仅供参考，不同厂家的界面和参数范围会有些许不同。

九、HFNC 设备的优缺点

详见表 21-8。

表 21-8　HFNC 设备的优缺点

优点	缺点
1. 氧浓度恒定 2. 可提供高流量，根据厂家的不同，最高流量可达 60 ~ 80 L/min 3. 有良好的温湿化效果 4. 相较无创面罩，可提供较高的舒适性	1. 无法产生固定的气道正压 2. 气流过大容易造成鼻腔不适 3. 需要持续高流量氧气供应 4. 价格相对昂贵

十、HFNC 设备参数建议

（一）I 型呼吸衰竭的参数建议

（1）气体流量：初始设置 30 ~ 40 L/min，待患者耐受后可逐渐上调量至 50 ~

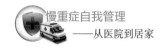
60 L/min。

（2）氧浓度：维持 SO_2 于 92% ~ 96%，并结合血气分析动态调整。若没有达到氧合目标，可以逐渐增加设定值，最高可调至 100%。

（3）温度：31 ~ 37℃，依据患者的舒适性和耐受度以及痰液的黏稠度适当调节。

（二）Ⅱ型呼吸衰竭的参数建议

（1）气体流量：初始设置 20 ~ 30 L/min，根据患者的耐受性和依从性调节。若患者二氧化碳潴留明显，流量可设置在 45 ~ 55 L/min，甚至更高，达到患者能耐受的最大流量。

（2）氧浓度：维持 SO_2 在 88% ~ 92%，并结合血气分析动态调整。

（3）温度：31 ~ 37℃，依据患者的舒适性和耐受度以及痰液的黏稠度适当调节。

十一、HFNC 设备的撤离标准

原发病控制或好转后可逐渐降低参数值，当气体流量低于 20 L/min、氧浓度低于 40%，且患者生命征象平稳、氧合情况好时即可考虑撤离。若患者长期需氧，可以在低浓度氧气下进行长期家庭治疗。

十二、HFNC 设备的使用注意事项及常见问题处理

（1）遵循医嘱购买机器，各项参数皆按照医嘱设定，不可随意调整。设备管路温度一般设定在 37℃可达最佳湿化效果，若有不适感，可适当调节或暂停使用，避免灼伤。

（2）选择合适型号的鼻塞，建议选取小于鼻孔内径 50% 的鼻导管。

（3）使用过程中需观察患者呼吸形态是否改变。

（4）张口呼吸者需配合闭口呼吸，若无法配合可询问门诊医师是否可将鼻塞改为面罩进行氧疗。

（5）使用过程中，痰液可能会变得较为稀薄。请随时评估并按需吸痰，防止痰液堵塞、窒息等紧急事件发生。

（6）保持患者鼻塞位置高度高于机器和管路水平，注意管路积水现象并及时处理，避免引起呛咳和误吸。

（7）如患者无法耐受设备提供的高温气流，应视需求暂停，避免灼伤气道。

（8）注意调节鼻塞松紧度，避免过紧引起面部皮肤受损。

（9）机器报警及报错情况，常见原因为灭菌水用尽、管路松脱、鼻塞堵塞。上述情况处理后若仍报错，请记录报错代码，并咨询厂家，避免报错机器继续使用。

（10）湿化液体请选择灭菌注射用水。

十三、HFNC 设备及导线的维护保养

（1）设备的表面应用 75% 酒精进行擦拭消毒，部分氧疗设备可使用厂家附带的红色连接管进行机体内部消毒（图 21-8）。具体操作请参考说明书。

（2）鼻塞、湿化罐及管道，请按照厂家建议定期更换。

（3）机体后方有空气过滤片（图 21-9），建议定期更换或使用 1000 h 更换1 次。

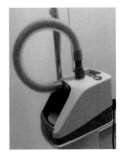
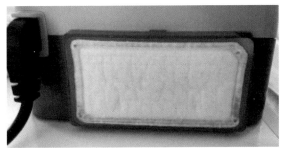

图 21-8　机体内部消毒　　　　　　图 21-9　空气过滤片

第五节　居家无创呼吸机

呼吸机分为有创呼吸机与无创呼吸机，简单来说差别在于患者有无人工气道（如气管插管或气管切开），有人工气道者选择有创呼吸机，反之，无人工气道可选择无创呼吸机。当患者因自身疾病或其他原因造成呼吸机依赖时，居家长期机械通气可增强患者的生活能力、身心理功能水平，降低死亡率及住院率。

注意：使用无创呼吸机具有较高的风险，需要在医生的指导下进行。

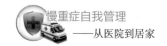
一、无创呼吸机的介绍

患者可透过正压面罩连接无创呼吸机进行肺内气体交换。无创呼吸机的干预治疗不仅能帮助居家患者改善病情，增进生活质量，节省费用，也避免了患者经受气管插管或气管切开的痛苦，以及减少呼吸机相关性肺炎等多种并发症。

二、适用人群

（一）急性适应证患者

（1）高碳酸血症患者。

（2）慢阻肺急性发作患者。

（3）哮喘患者。

（4）拔管后序贯，尤其是慢阻肺患者。

（5）低氧血症患者。

（6）急性心因性肺水肿患者。

（7）免疫障碍合并急性呼吸衰竭患者。

（8）末期照护与拒绝插管的患者。

（9）手术后呼吸衰竭的患者。

（10）高风险患者避免重插管患者。

（11）拔管后呼吸衰竭患者。

（二）慢性适应证患者

（1）夜间低通气患者。

（2）限制型胸腔疾病患者。

（3）渐冻症患者。

（4）慢阻肺患者。

（5）肥胖低通气综合征患者。

三、无创呼吸机的优缺点

详见表21-9。

表 21-9　无创呼吸机的优缺点

优点	缺点
1.辅助患者改善缺氧，防止呼吸肌疲劳、肺不张 2.无须建立人工气道，避免了人工气道的不良反应和并发症 3.保留气道防御、沟通和吞咽功能 4.减少有创监护的需求	1.使用者较难耐受，舒适性差，且咳嗽、排痰受限 2.结构较复杂，有一定的操作难度，使用不当会引起气胸、胃肠胀气、过度通气及机械通气相关性肺损伤等并发症 3.操作上需注意面罩漏气及人机不同步的问题

四、无创机械通气的禁忌证

（1）意识障碍。

（2）呼吸微弱或停止。

（3）气道分泌过多且无力排痰。

（4）上消化道出血或严重腹胀。

（5）上气道或颌面部损伤或术后畸形。

（6）不能配合无创呼吸机或面罩不适。

五、无创机械通气的常见并发症

详见表 21-10。

表 21-10　无创机械通气的常见并发症及解决方法

	并发症	解决方法
通气界面相关	不适	调松头带
	皮肤发红	保护皮肤（使用水胶体敷料）；交替使用两种接口
	幽闭恐惧症	更换界面；使用抗焦虑剂
	压疮	保护皮肤（使用水胶体敷料）；更换界面
	皮肤红疹	给予局部的激素或抗生素
压力或流速相关	鼻充血	给予吸入性激素
	鼻腔干燥	使用加热湿化器；使用盐水进行鼻腔喷雾
	鼻窦或耳朵痛	降低压力
	眼睛不适	调整或更换接口
	胃胀	给予消腹胀的药物；降低压力

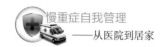
续表

	并发症	解决方法
严重并发症	气胸	降低压力；放置胸管
	低血压	降低压力

六、无创面罩

（一）无创面罩的分类

无创面罩分为鼻罩（图 21-10）和口鼻面罩（图 21-11），可根据脸部大小挑选合适的尺寸（图 21-12）。常见无创面罩见图 21-12。

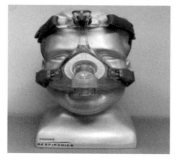

图 21-10　鼻罩　　　　　图 21-11　口鼻面罩

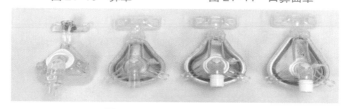

图 21-12　不同尺寸的面罩

（二）不同无创面罩的优缺点

详见表 21-11。

表 21-11　不同无创面罩的优缺点

界面	优点	缺点
鼻罩	1. 易于安装，方便固定于患者面部 2. 较不易出现幽闭恐惧的感觉 3. 误吸风险较小 4. 患者可以咳嗽与说话 5. 无效腔较小	1. 口部漏气 2. 眼部及脸部皮肤容易受到刺激 3. 鼻梁易溃疡 4. 口腔易干燥 5. 流经鼻腔的阻力增加

续表

界面	优点	缺点
口鼻面罩	1. 减少经由口部的漏气 2. 气道阻力较小	1. 吸入的风险增加 2. 窒息的风险增加 3. 无效腔增加 4. 容易出现幽闭恐惧的感觉 5. 患者在说话及咳嗽时需移除面罩 6. 鼻梁易溃疡
鼻塞或咬嘴	1. 较不易出现幽闭恐惧的感觉 2. 吸入风险较小 3. 患者可以咳嗽与说话 4. 吸入二氧化碳的风险较小	1. 鼻孔周围压力大，易导致皮肤溃烂 2. 鼻腔漏气

七、无创通气模式及参数建议

（一）模式介绍

（1）T 模式：根据设置的呼吸频率及吸气压力给予患者通气，患者无法自主触发。

（2）S 模式：设定吸气压力，由患者自主触发决定呼吸频率。

（3）S/T 模式：设定呼吸频率，若患者总呼吸频率大于设定值则机器以 S 模式进行通气，若小于设定值则以 T 模式进行通气。

（4）CPAP 模式：仅提供 1 个呼气末正压，常用于 SAHS 患者。

（二）参数设置推荐

详见表 21-12。

表 21-12　无创机械通气的参数设置推荐

初始设置	最终设置
呼气末正压：0 ~ 4 cmH$_2$O 通气压力 < 5 cmH$_2$O，达到预期潮气量 SO$_2$ > 90% 频率：根据患者情况决定	呼气末正压：4 ~ 8 cmH$_2$O，以提高触发同步 通气压力：根据潮气量设定 SO$_2$ > 90% 频率：根据患者情况决定

注：居家无创呼吸机参数须由专业人士进行设定，患者不可自行调整。

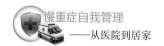
八、无创呼吸机使用流程

（1）根据患者病情选择合适的通气模式。

（2）床头抬高 $30°$ 。

（3）选择通气接口和设备。

（4）连接管道及通气接口，打开呼吸机与潮湿器。

（5）初始设定以低压力开始：呼气末正压为 $0 \sim 4\ cmH_2O$，压力梯度为 $2 \sim 4\ cmH_2O$。

（6）将面罩戴上，并观察患者情况直到其适应。

（7）调整吸入氧浓度或外接氧流量直到 $SO_2 > 90\%$。

（8）增加压力直到潮气量达到 $4 \sim 6\ mL/kg$ 或是呼吸窘迫改善。

（9）增加呼气末正压来改善氧合或减少因内源性呼气末正压导致的人机不同步。

（10）检查漏气状况，尤其是眼睛周围，视需要调整面罩。

（11）在开始使用后的 $1 \sim 2\ h$，至少每 $30\ min$ 重新评估患者耐受性与治疗效果。

九、无创呼吸机使用过程评估

在使用无创呼吸机的过程中要密切观察患者的心率、血压以及呼吸等生命体征的情况，观察患者是否有明显的烦躁和呼吸不规律等对抗表现，有没有颈部、胸腹部等呼吸辅助肌运动增强的表现，观察患者皮肤和末梢的循环状态是否较上机前有所改善，注意面罩周边有没有大量的漏气以及患者是否舒适。

十、无创面罩使用成功要素

（1）少量的漏气。

（2）疾病严重度较低。

（3）呼吸性酸中毒（ $PaCO_2$ 在 $45 \sim 92\ mmHg$ 之间）。

（4）pH 值在 $7.22 \sim 7.35$ 之间。

（5）开始使用后的 $1 \sim 2\ h$ 内，气体交换有所改善。

（6）呼吸频率及心率有所改善。

十一、无创呼吸机使用注意事项

（1）使用呼吸机期间，床边要准备简易的呼吸器、吸引器和吸氧装置。注意呼吸机周围环境的安全。氧气属于易燃易爆物品。

（2）根据医师、呼吸治疗师的指导，选择合适的无创呼吸机支持设备和用物，如无创呼吸机类型，面罩、氧气、湿化装置。

（3）居家患者及其家属应了解使用无创呼吸机的目的、基本原理、可能出现的不适和配合方法，若患者使用过程中有不适症状及时通知医务人员。使用呼吸机期间，确保呼吸机报警装置处于开启状态。

（4）安装无创呼吸机通气设备及管路，并严格自检，确保管道结合紧密，避免漏气，无牙或有胡须的患者需特别注意。

（5）及时发现或避免并发症的发生，如眼部刺激、皮肤破溃、气道阻塞、呼吸困难、焦虑、幽闭恐惧症、胃胀气、气压伤。

（6）减轻患者不适，调整体位，治疗鼻炎、咽干，确保间歇通气休息时间（每通气 4~6 h 休息 15~30 min）。

（7）预防感染。一次性管路及可重复使用硅胶管路均建议每周更换，推荐使用一次性呼吸机管路。

（8）呼吸机管路有可见污染时及时更换，每周清洗和更换过滤网。

（9）床边应备有紧急抢救设备（如简易呼吸球囊），无创机械通气效果不佳或治疗后病情加重者，应及时送医。

（10）定期联系相关人员进行呼吸机质量的安全控制。

第六节　居家有创呼吸机

当患者无法自主呼吸时，需先建立人工气道（如气管插管或气管切开），以机械方式替代或辅助呼吸，从而进行有效的肺部气体交换，提高血液中氧气浓度，排出二氧化碳。

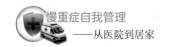
一、有创呼吸机的适用人群

有创呼吸机适用于各种疾病导致的肺内氧气交换障碍且短期无法脱离呼吸机者，常见的疾病有颅脑损伤、中风、脊髓损伤、慢阻肺、哮喘、重症肺炎、MG、渐冻症、恶性肿瘤等。

二、有创呼吸机的优缺点

详见表 21-13。

表 21-13　有创呼吸机的优缺点

优点	缺点
1. 可以替代或辅助患者呼吸，降低患者自身的呼吸功耗 2. 纠正缺氧，改善氧合，从而保障患者生命安全	1. 结构复杂，操作难度大 2. 使用不当会引起气胸、机械通气相关性肺损伤等严重的并发症，甚至危及患者生命安全 3. 需由专业的医务人员操作

三、常见疾病初始参数设定建议

因疾病的不同，个体对呼吸机设置的模式和参数会有很大不同，不能一概而论，否则会有很大的危险性。建议在医生指导下进行个体化的家庭呼吸机参数设置，病情有变化时请医生调整模式和参数。

四、有创呼吸机使用注意事项

（1）注意使用有创呼吸机的环境安全，因氧气是易燃易爆气体，要规范使用。

（2）使用呼吸机期间，床边要准备简易呼吸器、吸引器、吸氧装置。

（3）建议抬高床头 30°～45°。

（4）经口气管插管患者应注意有无义齿或牙齿松动。

（5）加强气道护理：定时翻身、拍背、吸痰、监测气囊压力。

（6）及时正确处理呼吸机报警，建议与专业的呼吸治疗师保持联系，可随时咨询。

（7）加强呼吸机的管理。

（8）调节呼吸机悬臂（支架）或给患者翻身时，应妥善固定好人工气道，防止因管道牵拉造成人工气道脱出。

（9）呼吸机湿化水应选用灭菌注射用水。

（10）注意湿化器温度的设定。

（11）呼吸机管路有可见污染时应及时更换，一次性管路及可重复使用硅胶管路均建议每周更换。

（12）保持集水杯在管道的最低位，及时倾倒集水杯和管道内的冷凝水。

（13）按照呼吸机使用频率和呼吸机说明书要求清洗空气过滤网。

（14）应定期通知相关人员对呼吸机质量进行安全控制。

五、居家有创呼吸机的选择

多种型号和模式的有创呼吸机可用于家庭机械通气，其中部分呼吸机模式、报警系统、参数设定操作复杂，会增加居家使用难度。居家使用建议需选择操作相对简单的设备。

（一）呼吸机选择

（1）安全性：呼吸机在高氧环境能安全操作，报警系统需对低压通气、高压通气、患者断开管路、机械故障等予以警示。

（2）多用性：呼吸机需便于携带或适用于户外出游，需要可靠的内部或外接电源和报警系统。

（3）用户友好性：呼吸机控制面板要易于理解及操作，管路简单易更换。

（4）患者切换方便：当患者出现自主呼吸用力时，呼吸机可自行切换。

（二）应对停电及故障处理

所有使用家庭呼吸支持的患者皆需准备备用的通气支持方式，以应对紧急情况的发生。完全依赖呼吸机的患者，需备有第二台呼吸机，若为一般氧疗患者，除制氧机外，需另外准备氧气钢瓶。

（三）居家机械通气前准备用品清单

1. 机械通气及相关设备

购买合适的呼吸机，需包含管路、湿化器（视机型购买加热导线及感温线）、简易呼吸球囊、细菌过滤器、呼吸机模拟肺、无创呼吸机面罩和系带（针对无创呼吸机患者）。

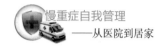

2. 气道管理设备

1）吸痰设备

相关设备含吸引器、吸引瓶及连接管路、吸痰管、无菌手套、冲洗管路用水（灭菌水或开水）、水溶性润滑剂。

2）人工气道护理设备

接受相关人工气道护理培训、人工气道护理换药包、注射器、预备更换的气管内管、水溶性润滑剂、乳胶手套、气切冲洗浸泡液（过氧化氢）、灭菌水、生理盐水。

（1）供氧设备：制氧机、备用氧气钢瓶、氧气导管、氧气连接导管（如鼻导管、螺旋管、气切接头）。

（2）消毒溶液：75% 酒精、家用稀释后的醋酸。

（3）其他设备：雾化治疗相关设备，如 pMDI、DPI；轮椅、电动床、气垫床及床边洗漱设备。

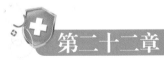

第二十二章
气管造口的维护及管理

第一节　气管造口概述

气管切开术是切开患者颈段气管软骨的第 2~3 节或第 3~4 节，放入塑料套管或者金属套管。气管切开以后，患者通过气切口吸入气体。气管切开术主要用于患者因创伤、异物、肿瘤或炎症等引起的呼吸困难的抢救和治疗，解决患者气道梗阻、呼吸肌无力、痰液引流等问题，是急危重症患者常规的一种急救技术。

一般情况下，待患者的原发病治疗得到控制并且经过专业人员系列的评估和监测以后，气切套管会尽早拔除，让患者回归正常生活。然而还是有很多的患者因病情等客观原因，虽然生命体征稳定并且符合出院指征，但是却不具备拔管的条件，还需要继续较长时间的带管生活。所以有很多的患者及其家属面临着气管切开的居家护理的各种难题。本章将介绍气管切开患者居家日常维护气切管路的相关技术，如气切套管的类型、吸痰、金属气切套管的消毒、有气囊气切套管的管理以及说话瓣膜的使用。

气切套管的材质和类型有所区别。目前，国内的大部分医院使用的气切套管一般分为有气囊和没有气囊两大类。有气囊的气切套管一般是 PVC 材料的，无气囊的一般为金属材质（多为钛合金）的。有气囊的气切套管主要针对那些脱机困难、呼吸肌无力和吞咽障碍、误吸发生率较高的患者。大部分需要居家带管的气管切开患者多使用的是金属套管。金属套管由外管、内管和内芯组成。金属套管造价成本相对比较低，内芯容易拆卸，便于清洗消毒，使用较方便。但是，金属套管一般没有气囊，所以对于有吞咽障碍、误吸发生率高的患者，不建议使用金属套管。

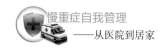
第二节　标准吸痰技术及用具选择

吸痰技术适用于无法自主将痰液有效咳出的患者，照护者使用吸痰管经口腔、鼻腔及（或）人工气道将呼吸道的分泌物吸出，以确保患者呼吸通畅，预防吸入性肺炎、肺不张、窒息等的发生。气道分泌物管理是生命攸关的急救技术，特别是对于人工气道患者。吸痰是气道管理的关键技术，居家带管患者的照护者必须熟悉有效的吸痰技术，以维护患者人工气道的通畅。

一、需要吸痰的情况

对于各种各样的原因导致不能有效咳嗽的患者，比如危重、昏迷及意识不清、长期卧床的人，因咳嗽无力或咳嗽发射迟钝，以致痰液不能咳出而阻塞呼吸道，出现呼吸困难，甚至窒息、死亡。及时吸出呼吸道的分泌物可保持呼吸道的通畅，从而挽救患者的生命。因此，如何判断居家患者需要吸痰非常重要。当发现以下几种情况时，请及时为居家患者进行吸痰。

（1）观察到居家患者咳嗽时人工气道接口有痰液分泌物。

（2）有脉氧饱和度下降、呼吸急促、心率加快等异常状况发生。

（3）居家患者主诉呼吸困难，呼吸时明显听到类似"呼噜"的痰鸣音。双肺听诊出现大量的湿啰音，怀疑是气道分泌物增多所致时（建议居家照护者学会用听诊器听痰鸣音）。

二、选择吸痰管的注意事项

（1）宜选择有侧孔的吸痰管，侧孔越大效果越佳，且不易被痰液堵塞。

（2）成年患者通常选用 10 ~ 14 号的吸痰管，或根据气管套管的管径计算，吸痰管的管径要小于人工气道。有疑问请咨询医务人员。

（3）选择质地较柔软的吸痰管，以减少对呼吸道黏膜的损害。

三、正确的吸痰方法

（1）操作前建议操作者用流动水以七步洗手法洗手，戴口罩。

（2）准备以下物品：电动负压吸引器、吸痰管、生理盐水 2 瓶（1 瓶用来湿润，1瓶用来冲洗）、免洗手消毒液、专用垃圾桶（有盖）。

（3）吸痰操作步骤：详见表22-1。

表22-1 吸痰操作步骤

序号	操作内容
步骤一	吸痰前应进行预给氧：患者如果有吸氧，先提高吸氧浓度；患者若无吸氧，可先吸氧30~60 s
步骤二	调节电动负压吸引器负压范围 ※注意：请根据医务人员指导调节负压。压力太大会损伤呼吸道黏膜；太小吸引力不够，痰液无法清除干净
步骤三	打开吸痰管包装，先戴左手手套，再戴右手手套，用右手取出吸痰管，注意不要触碰其他物品
步骤四	将吸痰管和吸引器的导管连接。检查负压吸引装置，打开吸引器，连接负压吸引连接管与吸痰管，用生理盐水试吸，检查导管是否通畅

四、注意事项

（1）严格遵循无菌操作原则。吸引时，从深至浅，已抽出的吸痰管不能重复插入吸引。

（2）吸痰时防止内套管脱出，吸痰管的外径不超过人工气道内径的1/2，防止负压过大出现肺泡萎缩。

（3）吸痰过程中患者佩戴指脉氧仪器，注意观察患者面色有无发绀，以及指脉氧的情况。

（4）吸痰前，若非紧急情况可先进行拍背、机械振动排痰、雾化或者体位引流等气道廓清的措施，以促进痰液更好地排出。

（5）1次吸痰操作不要连续插入气切口超过3次。如果需要多次吸引，中间需间隔5~10 min。

（6）吸痰盘及用物每天更换1次。每吸痰1次更换1根痰管，不得反复使用。吸口腔或鼻腔的痰管切忌进入人工气道内。

（7）1次吸引时间不宜超过15 s，连续吸引总时间不超过3 min。吸引负压不可过大，一般成人为300~400 mmHg，小儿为250~300 mmHg，以免损伤呼吸道黏膜。

（8）吸痰管出入时不应有负压，以免损伤呼吸道或口腔黏膜。

（9）储液瓶内痰液应及时倾倒，瓶内液体不能超过瓶体的2/3量，以免液体

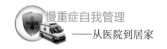

吸入气泵内损坏机器。

（10）吸引管及储液瓶要定时消毒，痰液消毒后再倾倒。

上述操作仅供参考，操作前需进行专业培训。

第三节　气管造口消毒护理

一、用物准备

（1）碘附、生理盐水、棉签，用于气切口消毒。

（2）套管毛刷，用于清除气切内套管内部的痰痂和分泌物。

（3）不锈钢材质的锅，用于煮沸消毒内套管。

（4）纱布：气切口换药前先用无菌剪刀剪好"Y"形纱布，或直接购买医用气切护理专用的开口纱布。

（5）剪刀、镊子。

（6）新的已消毒的内套管。

二、操作过程

详见表22-2。

表22-2　气管造口消毒操作过程

序号	操作内容
步骤一	先进行吸痰，以免更换过程中咳痰影响操作
步骤二	按照七步洗手法进行洗手
步骤三	移除气切口的开口纱布，观察气切口周围的皮肤情况。根据切口情况，给予消毒换药 清洁切口：予生理盐水棉球消毒，再覆盖无菌纱布；切口红、有分泌物应予碘附棉球消毒，再用无菌纱布覆盖，并观察切口情况和体温情况 消毒顺序：用棉签蘸取碘附消毒套管周围的皮肤（以半弧形上下各消毒两遍），然后再消毒气管套管上方两遍（更换套管时可省略这一步），最后用棉签蘸取生理盐水将碘附擦洗干净，以免色素沉着
步骤四	洗净双手，摘下金属气切套管的内套管（塑料气切管可省略这一步）。摘取内套管的方法为一手固定外套管，另外一手轻轻旋转内套管，将内套管的卡扣处和外套管的锁扣处对齐，再按照弧度慢慢将内套管取下，注意动作轻柔，避免引起患者气道反应、咳嗽以及气道黏膜损伤

序号	操作内容
步骤五	将新的消毒好的气切内套管按照曲面在下的角度插入，然后旋转内套管使得缺口处与圆形锁扣错开，确保不脱出
步骤六	在紧贴皮肤的套管系带下面垫纱布：纱布采用"Y"形剪切法，用镊子夹取两块无菌"Y"形纱布交叉固定于气管套管口处，必要时用胶布固定。评估系带的松紧程度，能插入 1 个指头即可
步骤七	内套管消毒：用毛刷在清水的冲洗下清洁内套管，去除表面可见的痰痂和分泌物，反复冲洗直至无脓痰及干痰痂为止。流动水冲洗干净后可按照下列方法根据条件二选一进行消毒，居家患者的金属气切内套管的消毒一般以第一种居多。 1. 煮沸法：用开水煮沸 15～20 min（水沸后开始计时）后置于清洁容器中保存，以备下次更换备用 2. 过氧化氢消毒法：将取下的内套管置于 3% 过氧化氢内，浸泡至少 3 min 后，戴上无菌手套，将内套管捞起，并以灭菌水（或生理盐水）将其冲洗干净，再次检查内管中是否有痰痂附着。消毒后置于清洁容器中保存，以备下次更换备用
步骤八	气管内套管每天消毒 2 次

注：上述操作仅供参考，操作前需进行专业培训。

三、步骤分解

详见表 22-3。

表 22-3　气切造口消毒步骤图示

操作	图示
准备用物：手套、棉签、食盐水、碘附、开口纱、弯盆（也可用垃圾袋替代）	
戴上手套后，将脏污的开口纱取下	

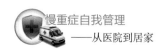
续表

操作	图示
准备 3 支沾有碘附的棉签，于气切周围进行消毒。另一只手扶住气切口，避免拉扯	
以碘附进行气切周围消毒，先消毒近侧，再消毒对侧，最后上下消毒	
碘附静置 2 min 后，以生理盐水清洗，避免皮肤色素沉淀	
将无菌的开口纱重新放置于气切口处	

第四节　气囊管理

　　人工气道气囊管理技术的目的就是保证合适的气囊压力。气囊压力过低可导致误吸，增加肺部感染及延长脱管的时间；而气囊压力过高，可能导致气道黏膜损伤，引起气道黏膜坏死、气管—食管瘘、气管狭窄和喉返神经损伤等并发症。人工气道气囊压力适中，可维护患者安全，减少并发症的发生。

一、人工气道气囊的作用

充盈的气囊可封闭气道周围，将口水、胃食管反流物等分泌物阻隔在气囊上方，避免倒流进入肺部引发肺部炎症（图22-1）。

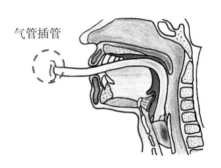

气管插管

图 22-1　气管插管及气囊

二、气囊管理的操作

气囊管理主要是控制气囊在最适合的大小以维持合适的压力。气囊压力过大将压迫到气管周围皮肤，造成气管周围皮肤的缺血坏死；气囊太小会导致分泌物从缝隙流进肺部，造成相关一系列肺部并发症。气囊管理操作流程见表22-4。

表 22-4　气囊管理操作流程

序号	操作内容
步骤一	气囊测压表连接气囊，挤捏球囊使压力值调整至 25 ~ 30 cmH₂O 的范围（即压力表绿色区域），取下气囊压力表即可
步骤二	如家中无气囊测压表，则可使用 5 mL 注射器连接气囊。往里注射空气，直至气囊捏起来感觉如同捏鼻头一般

三、气囊管理注意事项

（1）每4~6 h应检查1次气囊压力，不可在患者咳嗽时测量。

（2）避免打入过多气体或过快抽出空气囊。

（3）当患者出现烦躁不安、心率加快、SO₂下降，呼吸机出现低压报警或低潮气量报警时，应重新检查气囊压力。

（4）呼吸机低压报警时，在气管插管处可听到漏气或者可用注射器从气囊内无限抽出气体，此时可能为气囊破裂，请立即就医处理。

（5）气囊放气前，先进行抽吸痰液以及气囊上分泌物。

（6）8岁以下患者因与成人生理结构不同，人工气道的气囊通常不会充气，故无须测量。

（7）气囊的基本作用是防止漏气和误吸，对于气管切开无须机械通气的患者，如果自主气道保护能力好，可将气囊完全放气或更换为无气囊套管。

上述操作仅供参考，操作前需进行专业培训。

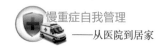
第五节　说话瓣膜的使用

很多气切患者自从气管切开以后就再也没有讲过话，每天的交流方式就是肢体动作或者眼神交流，有时候手舞足蹈半天也不知道他们到底有什么需求，开口讲话成了这类人群迫切需要解决的难题。

一、气切患者不能讲话的原因

人之所以会发出声音是因为气流通过声带并使之振动。声带位于喉中部，由声带肌、韧带和黏膜3个部分组成，呈上窄下宽的形状。空气从两片声带间的空隙通过，声带振动从而发声。气管切开的患者，在气囊充气的状态下，气流绕过了声带，只通过气切导管进出，所以不能产生声带振动，自然也就不能发出声音。

二、让气管切开的患者说话的方法

理论上，如果是没有气囊的气切套管，直接用一个塞子堵住气切口，或者是带有气囊的气切套管，将气囊的气放掉，再堵住气切口，这样就有气流通过气切导管与气管壁之间的缝隙，上升的气流通过声带，声带振动，患者就可以说话。但是，因为患者吸气的通道变窄了，原来可以通过宽敞的气切导管口径获得足够的气流，现在只能在"狭缝"中求"呼吸"，所以有很大一部分患者并不能忍受这种状态，贸然堵管风险非常大，没有专业人员的评估和指导，照护者不能擅自做此操作。

三、语音阀原理

语音阀，即说话瓣膜，它是一种只能向气管内单向开放的通气阀门装置。把语音阀安装在气切套管处，使用前先将气囊放气，患者吸气时语音阀打开，气流从语音阀进入气道，呼吸时语音阀关闭，气流只能从上气道经过口鼻腔流出，使声带振动发出声音。

四、适合使用语音阀的患者

（1）意识清醒，有说话意识且病情稳定的患者。

（2）声门功能正常，可耐受气囊放气者。

（3）咳嗽有力，可自行将口中痰液排出者。

（4）评估吞咽功能正常，没有明显的误吸风险者。

五、语音阀操作流程

详见表 22-5。

表 22-5 语音阀操作流程

序号	操作内容
步骤一	正确摆放体位：让患者处于适当体位，床头尽量抬高 30°～45°
步骤二	吸痰：充分吸除气管内、口鼻腔及气囊上分泌物，以免气囊放气后这些分泌物误吸入肺
步骤三	气囊放气：气囊缓慢放气并观察患者有无不良反应，并视需要再次吸痰
步骤四	佩戴语音阀：操作者用食指、拇指轻轻固定气管套管，另一只手将语音阀放在套管入口处
步骤五	放置后评估：佩戴结束后要求患者发音
步骤六	密切观察 30 min，评估患者的主观感受及对语音阀的耐受情况
步骤七	当患者佩戴语音阀可耐受 30 min 及以上时，酌情增加佩戴时长，并在佩戴过程中增加相关吞咽言语康复训练

六、语音阀使用注意事项

（1）每次使用前必须完全清除呼吸道内分泌物，以保持呼吸道通畅。若有用氧需求，请连接氧气使用。

（2）语音阀专人专用，避免交叉感染。

（3）患者使用时间不宜过长，最好要有人陪伴，且需随时注意生命体征，防止患者出现意外。

（4）语音阀使用期间必须保持气囊开放状态，否则会引起窒息，危及生命。

上述操作仅供参考，操作前需进行专业培训。

第二十三章

疾病加重早期识别及处理

第一节　基本生命体征介绍

慢重症患者在居家照护期间，由于各种常见原因，如管路消毒护理不完善、压疮或伤口感染、误吸、痰液清除不佳而造成感染，导致病情加重、反复入院，严重时甚至导致死亡。

生命体征是体温、心率、呼吸以及血压等的总称，是机体内在活动的一种客观反映，是衡量机体身心状况的可靠指标。正常人生命体征在一定范围内相对稳定，居家照护者认真仔细地为患者监测生命体征，可以获得其生理状况的基本情况，为了解居家患者疾病的发生、发展及转归提供依据。监测生命体征的具体工作包括测量体温、测量心率、测量呼吸、测量血压，这是居家患者照护最基础也是最重要的一环。

（一）体温

居家照护者可通过测量患者体表温度来监测其体温变化，帮助判断有无发热。正常体温是一个温度范围，而不是一个固定值。临床上通常以测量口腔、腋下和直肠的温度为标准。其中直肠温度最接近人体体核温度，但在日常工作中，测量口腔、腋下温度更为常见、方便。

1. 正常体温范围

（1）口腔：36.3 ~ 37.2℃。

（2）腋下：36.0 ~ 37℃。

（3）直肠：36.5 ~ 37.7℃。

体温可随昼夜、性别、年龄、运动和情绪等因素的变化而有所波动，但这种波动一般在正常范围（0.5~1℃）内。此外，外界气温、进食、药物等均可使体温产生波动。老年人的基础体温较正常成年人低，如果午后体温比清晨高1℃以上，应视为发热。

2．测量方法

（1）测口腔温度：先用75%酒精消毒体温表，再将其放在舌下，紧闭口唇，5 min后拿出来读数。

（2）测直肠温度：患者仰卧位，将肛表头部用油类润滑后，慢慢插入肛门，深达肛表的1/2为止，放置3 min后读数。

（3）测腋下温度：擦干腋窝汗液，将体温表的水银端放于腋窝顶部，用上臂将体温表夹紧，嘱咐患者不能乱动，10 min后读数。

（二）心率和脉率

动脉管壁随着心脏的收缩而出现周期性的起伏搏动，浅表动脉的这种搏动可以被触摸到，临床称其为脉搏。脉搏的频率、节律间接反映患者心脏跳动的情况，可以帮助判断患者心脏跳动有无异常。

人体正常心率范围会因人而异。正常成人安静休息时心率在60~100次/min。心率会受年龄、性别、体型、进食、运动、情绪波动等影响。

（三）呼吸

将手放在患者测量脉搏的部位，给其以测量脉搏的假象，同时用眼睛观察其胸部或腹部的起伏，观察呼吸频率（一起一伏为1次呼吸）、深度、节律、形态及有无呼吸困难症状。重症患者、气息不易观察者，可将少许棉花置于其鼻孔前，观察棉花被吹动的情况。呼吸频率显著异常者应及时就医。

正常成年人安静状态下呼吸频率为12~20次/min，儿童为30~40次/min。节律规则，呼吸运动均匀，无声且不费力，呼吸与脉搏频率的比例为1:4。老年人正常呼吸频率为16~25次/min。成年人呼吸频率高于24次/min或者低于12次/min，被认为呼吸过快或者呼吸过缓。

男性及儿童以腹式呼吸为主，女性以胸式呼吸为主。

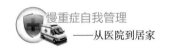
1. 呼吸节律异常

正常的呼吸应是均匀、整齐、无声且不费力的，但在患病状态下，患者的呼吸节律往往出现异常。呼吸浅快是指胸廓起伏幅度较正常情况小，且呼吸次数多，常见于有肺炎、胸膜炎、胸腔积液和气胸等肺部疾病的患者，也可见于呼吸肌麻痹、腹胀、腹腔积液和肥胖者。呼吸深快是指胸廓起伏幅度较正常情况大，且呼吸次数多，常见原因包括情绪激动或过度紧张、严重代谢性酸中毒（如糖尿病酮酸中毒、尿毒症等）。

2. 呼吸困难

呼吸困难是呼吸功能受损的重要表现，主观表现为感觉空气不足而呼吸费力，重则会合并鼻煽、嘴唇发紫、端坐呼吸，并伴有呼吸次数、深度和节律的改变。呼吸困难可能会出现在吸气或吐气时，详见表 23-1。

表 23-1　呼吸困难的表现

吸气时呼吸困难	吸气时极度费力，感觉吸一口气时间很长。吸气时会出现三凹征。常见于喉部和气管的炎症、水肿、异物卡住、肿瘤等造成的气道变窄
呼气时呼吸困难	表现为呼气费力、呼气时间延长，常见于哮喘、慢阻肺患者

（四）血压

血压反映患者血液的循环情况，包括收缩压和舒张压。正常成年人安静状态下收缩压 90 ~ 140 mmHg，舒张压 60 ~ 90 mmHg。老年人血压大多偏高一些，平均血压范围为收缩压 140 ~ 160 mmHg，舒张压 80 ~ 90 mmHg。

居家时测量血压一般使用电子血压计。电子血压计需要定期校准，测量方法：被测者取坐位或平卧位，手臂（肱动脉）与心脏呈同一水平。卷袖，露出上臂，手掌向上，肘部伸直。打开血压计，垂直放妥。取血压计袖带，驱尽袖带内空气，平整置于被测者上臂中部，袖带下缘距肘窝 2 ~ 3 cm，缠绕粘紧。

血压异常的定义、常见表现及原因见表 23-2。

表 23-2　血压异常的定义、常见表现及原因

	高血压	低血压
定义	收缩压大于 140 mmHg 和（或）舒张压大于 90 mmHg	收缩压小于 90 mmHg 和（或）舒张压小于 60 mmHg

续表

	高血压	低血压
常见表现	剧烈头痛、呕吐、心悸、眩晕，严重时会发生意识不清、抽搐	生理性低血压一般无任何症状；病理性低血压可在短期内迅速发生
常见原因	脑卒中、心肌梗死、肾功能不全	生理性低血压常见原因有年龄、性别等，病理性低血压常见原因有大出血、急性心肌梗死、严重感染、过敏等

第二节　症状的评估与处理

居家照护的患者病情出现变化时，如何判断需要及时就诊呢？下面为大家介绍相应症状的评估与方法。

一、呼吸困难的评估与处理

详见表23-3。

表23-3　呼吸困难的评估与处理

表现	初步处理	后续处理
呼吸频率小于25次/min，SO_2大于90%，无明显发绀或其他改变	1. 视情况使用氧气 2. 若有痰鸣音，协助吸痰 3. 协助摇高床头，或采半坐卧位	若改善，请记录状况，下次回诊时告知医师。无改善则紧急送医
呼吸频率大于25次/min，SO_2小于90%，合并呼吸困难或发绀等问题	1. 给予氧气 2. 若有痰鸣音，协助吸痰 3. 协助摇高床头，或采半坐卧位	呼叫120，将发病经过及症状告知随车人员

二、心律失常的评估与处理

详见表23-4。

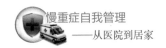

表 23-4　心律失常的评估与处理

表现	初步处理	后续处理
心动过速，但心率未超过 120 次 /min	可先卧床休息，并动态追踪生命体征，记录变化	呼叫 120，紧急送医
心动过缓，心率在 50～60 次 /min，且血压处于正常范围	可先卧床休息，并动态追踪生命体征，观察血压是否有下降的趋势	

三、血压不稳定的评估与处理

详见表 23-5。

表 23-5　血压不稳定的评估处理

表现	初步处理	后续处理
当测得血压偏高，但收缩压未超过 160 mmHg 和（或）舒张压未超过 100 mmHg，且无头痛、头晕、恶心、呕吐、胸闷、胸痛等表现	可于 10 min 后追踪变化	呼叫 120，紧急送医
当测得收缩压未超过 90 mmHg 和（或）舒张压未超过 60 mmHg，但无合并头晕、黑蒙、乏力、冷汗等不适	可先卧床休息，没有限制水分摄取者可补充液体	

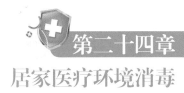

第二十四章
居家医疗环境消毒

居家医疗环境消毒是指对家庭内环境，如空气、地面、物体表面、饮食餐具、衣被以及居家使用的家用医疗机械等进行日常消毒。患者可能由于疾病本身和身体抵抗力下降的原因，体内长期携带致病微生物，这些致病微生物可能随着呼吸道及粪便排出污染环境。因此，做好消毒工作至关重要。例如对患有肠道传染病的成员，其排泄和呕吐物要用漂白粉来消毒；呼吸道传染病患者，应该做好空气的消毒以防止细菌在空气中传播。以下将详细介绍多种消毒方式及注意事项。

一、环境消毒

（一）居家空气消毒

可采用以下简单、易行的方式。

（1）自然通风：避开污染高峰期（6：00～8：00、17：00～19：00），建议在10：00及15：00左右（污染最轻时）开窗通风。

（2）空调通风：效率较高且可靠，但是要注意空调过滤网的更换和空调的定期清洗。

（3）太阳照射：保持玻璃清洁，居室采光要好，使太阳直射。

（4）空气消毒机、紫外线灯：购买合规的消毒机，使用紫外线灯时人不得在室内。

（二）地面消毒

可使用含有效氯1000～2000 mg/L 的消毒剂（可购买符合标准的消毒剂或自行配兑）喷洒、拖地。拖把要专用，不能混用。拖把使用后要在消毒剂内浸泡30 min，用清水洗干净再晾干。

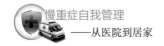
（三）物品消毒

桌子、椅子、床头柜、门把手等，可使用含有效氯 1000～2000 mg/L 的消毒剂或者 75% 酒精擦拭。

（四）呼吸机的消毒

1. 呼吸机管路

所有管路及配件在消毒前均先以流动清水清洗脏污。一般居家呼吸治疗物品，因为专人专用，故建议可使用白醋消毒法。目前市售白醋浓度不一，一般建议配制比例为 1 份白醋加 2～3 份煮沸开水，将物品浸泡 30 min。使用过的稀释白醋每次皆应丢弃。另外，呼吸机管路中的冷凝水不可倒回湿化罐，以避免感染。

2. 气道相关设备

（1）雾化器及喷雾器建议 3 d 更换 1 次，或是家中常备两个交替使用，替换下来的可以用煮沸法消毒。雾化器当次用完立即以灭菌水清洗后阴干。

（2）居家避免使用会产生大量气雾的大容量室内潮湿器，若一定要使用，机体本身须进行灭菌，或是潮湿器中只能使用无菌水。

（五）布类消毒

衣服、被褥、枕套等可用热水和碱性洗涤剂洗涤，然后在阳光下暴晒 6 h。

二、手消毒

在饭前、饭后、接触污染物品后，请使用合格、合规的洗手液在流动水下洗手，或使用免洗手部消毒液。建议采用七步洗手法进行洗手。七步洗手法的各关键词为"内、外、夹、弓、大、立、腕"。详细操作见图 24-1。

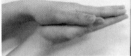

①内：掌心对掌心搓揉

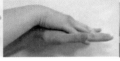

②外：手指交叉，掌心对手背搓揉

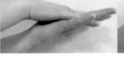

③夹：手指交叉，双手掌心搓揉

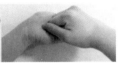

④弓：双手互握，搓揉指背

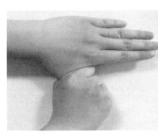

⑤大：拇指在掌中转动搓揉

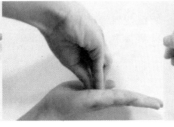

⑥立：指尖在掌心搓揉

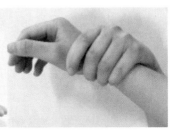

⑦腕：旋转搓揉腕部至手肘

图 24-1 七步洗手法

三、体温计、血压计的消毒

体温计使用后可使用 75% 酒精浸泡 30 min，再用清水冲洗干净后晾干备用。血压计使用后可使用酒精湿巾擦拭。

四、消毒液的选择及使用

（一）理想消毒剂的条件

（1）广效性：抗微生物的种类宽广。

（2）作用快速：能快速杀死微生物。

（3）无毒、无臭：不应对使用者产生毒性或是难以忍受的异味。

（4）表面兼容性：不应对仪器与金属表面造成腐蚀，且不会伤害布料、橡胶、塑料等材质。

（5）剩余效应：可在被处理过的器物表面形成抗微生物薄膜。

（6）可溶性、稳定性、清洁性：能溶于水，且不论在稀释或浓缩时溶剂均应稳定，且具良好的消毒能力。

（7）价格合理。

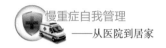
（二）消毒剂的使用

1. 医用酒精

酒精是最常用的消毒剂，具有杀死细菌、霉菌的功能，但无法杀死芽孢。杀菌机制为使蛋白质变性。75% 浓度的医用酒精消毒效果最佳，当浓度低于 50% 时，效果大幅降低。使用酒精的时候应该注意以下事项。

（1）由于酒精易燃易爆炸，消毒时最好采取擦拭的方式，并避开明火、高温。不要对着空气直接喷酒精，这样不仅起不到消毒的作用，还很容易引发火灾，非常危险。也不可对着人或者衣物进行喷洒，冬、春季节衣物容易产生静电，可能导致燃爆。

（2）皮肤过敏、有创伤处使用酒精可能造成刺激，请慎用。

（3）放在通风干燥处保存，避免阳光直射和高温。

（4）橡胶或塑料管长期且重复使用酒精消毒会发生膨胀与硬化。

2. 白醋

目前被广泛运用于居家设备的消毒中。白醋的 pH 值约为 2，杀菌机制主要是降低微生物细胞内酸碱值。目前其被证实可杀死细菌，特别是绿脓杆菌，但是否可杀死芽孢尚未被证实。

3. 含氯消毒剂

常见的 84 消毒液、漂白粉、含氯消毒粉或含氯泡腾片都属于含氯消毒剂。杀菌机制为干扰微生物细胞代谢，使蛋白质变性。

1）稀释方法

含氯消毒剂的使用要根据其中有效氯含量、消毒对象来决定。市面上销售的 84 消毒液，有效氯含量一般为 5%，消毒液和水按照 1∶100 进行配置即可。含氯消毒片、消毒粉的有效氯含量为 20% 左右，将其和水按照 1∶400 进行配置就行。

2）注意事项

（1）含氯消毒剂不能和酸性清洁液如洁厕灵、醋混合使用，否则易产生有毒气体。

（2）使用时佩戴口罩、橡胶手套和防水围裙，同时建议佩戴护目镜防止溶液溅入眼内造成伤害。若不慎接触眼睛，用清水冲洗 15 min 后尽快就医。

（3）应在通风良好的区域配置和使用。

（4）应用冷水配置，热水会影响杀菌效果。

（5）未稀释的次氯酸钠在太阳底下会释放毒气，所以应储存在低温、阴凉处和儿童触摸不到的地方。

4.过氧化物类消毒剂

常见的过氧化物类消毒剂主要包括过氧化氢（双氧水）和过氧乙酸。杀菌机制主要为攻击细胞膜脂质、核酸与其他重要化合物的氢氧自由基。此类消毒剂对于绝大多数已知的微生物都有杀菌效果，但不适合居家使用，因其稳定性差，浓度较高时存在爆炸风险，且市面上不容易购买，配制上也有难度。

使用消毒产品时，一定要严格按照产品说明书执行。消毒液的浓度不够达不到效果，而浓度太高会损害健康。消毒液会刺激呼吸道黏膜造成损伤。掌握正确的消毒方法，才能做好居家医疗环境消毒。

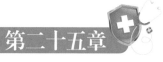

第二十五章
居家无障碍环境设计与改造

一、居家无障碍环境介绍

1. 设置居家无障碍环境的原因

根据统计，65岁以上老人在一年中，每3个人中会有1个人有跌倒1次的经历，而年龄越大，概率也随之增大。随着现今人口结构迈向老龄化，跌倒所付出的医疗及社会照顾成本也逐渐提升。这也更加明确了居家无障碍环境的重要性。

2. 需要设置居家无障碍环境的情况

造成跌倒的原因分为内因性因素及外因性因素。内因性因素包括老化、疾病、药物、感觉功能异常、肌肉平衡障碍等；外因性因素包括户外及室内环境设计不良，如走道堆放杂物、灯光昏暗、地面凹凸不平。而无障碍环境的设计主要就是为了避免或减少外因性因素导致的跌倒，给予患者安全、舒适的居住环境。

3. 居家无障碍环境设计的准备

在为患者设计居家无障碍环境之前，最好先由专业人员对其居住环境进行访视，了解以下情况。

（1）患者每天作息时间，在户外或户内所占的时间比例，在户内最常使用的地方。

（2）卫浴、厨房空间状况，摆设的高低，电话所放的位置，信道的通顺，活动的空间。

（3）患者是否需要使用拐杖辅助步行或使用轮椅活动，门把及窗户的高度，以及室内空气是否流通。

（4）室内地板的材料，是否有杂物影响步行。

（5）室内光线是否明亮，患者视力如何。

（6）电器插头高度，数目是否足够，地上是否有很多电线。

（7）室内外楼梯是否安全，高度是否适中，患者是否使用电梯。

（8）外在环境的安全性、方便性。

（9）患者的精神、体能、疾病状况及经济能力等情况对日常生活的影响。

二、居家无障碍环境设计推荐

1. 大门

（1）门口地毯应固定良好，避免打滑。

（2）门外装设充足亮度及自动感应的电灯。

（3）最好使用把手型门锁，方便老年人开关。使用遥控锁会更加方便。

（4）门口放置换鞋座椅，以避免跌倒。

（5）尽可能避免门槛或减低门槛高度。如有门槛可安置斜坡，以增加安全性。

（6）若老人需使用轮椅进出，门的理想宽度为 80～86 cm，门口外平台面积设置约为 153 cm×153 cm，以方便轮椅转向。

（7）若老人合并听力障碍，门铃可改用闪灯式装置。

2. 走道

（1）需要有良好的照明，以免跌倒。

（2）走道两旁安装扶手。

（3）减少与房间、浴室间的门槛数量，尽量降低门槛高度。

（4）走廊、房间、浴室均安装夜灯。

（5）走廊的灯具最好为自动感应式的。

（6）走道上避免堆放杂物，以免绊倒。走道两旁最好多装置插头，以避免延长线的使用。若使用延长线请务必在墙角处以挂钩将其固定。

（7）走道应避免使用太滑的地砖，同时注意室内湿度，以避免滑倒。

3. 卧室及客厅

（1）家具摆设应简单，撤除杂物以避免被绊倒，空间要方便活动。

（2）地毯应平坦，避免使用长毛或绒毛地毯以免卡住拐杖，可使用防滑地砖。

（3）减少室内地板高低差。

（4）家具如桌子、椅子可在底部安装橡皮吸盘以增加稳定性。椅子应有稳固

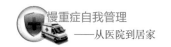
的扶手，若老人有膝关节活动障碍，可将椅子垫高以利坐站。

（5）卧室内床铺不宜太高，床沿可加装护栏，可将床靠墙以增加其稳动性。

（6）衣橱高度要适合，避免踮脚或使用椅子才可拿到衣服。

（7）床边桌上可放置灯具、电话、水杯或呼叫铃，另可视需要放置尿壶、便盆或可移动马桶。

（8）电器开关操作要简单，高低要适中，若经费充裕可使用遥控式开关。

4. 浴室

（1）在浴缸旁、马桶边及浴室墙壁加装扶手。

（2）加高型马桶坐垫可方便老人移位，避免使用蹲式马桶。

（3）浴缸内应有防滑垫，在浴缸内加装座椅可增加稳定性，以利安全。

（4）浴缸地板应随时保持干燥以避免滑倒，最好在地板上铺上防滑垫。

（5）墙边扶手高度为 84～91 cm，以方便移位。

（6）热水温度最好为 48℃以下，同时热水水管应有隔热层以避免烫伤。燃气热水器不可放在室内以免一氧化碳中毒。

（7）浴室门要够宽，以方便有需要使用助行器的人出入。

（8）浴室配备防滑拖鞋。

5. 厨房

（1）使用带有轮子的推车搬运食物。

（2）使用防滑地砖。

（3）橱柜不能太高，可在地上放置一个储存柜来收纳常用物品。

（4）安装消防设备及烟雾探测器。

（5）电器不可超负荷使用。

（6）光线要明亮，使用 100 W 及以上的灯泡。

6. 楼梯

（1）楼梯两旁安装扶手。

（2）阶梯上铺设防滑带，使用对比色调明显的防滑带以免踩空。

（3）楼梯两侧尽头设置电灯开关，若患者需要使用步行辅具，两端均需准备一套辅具。

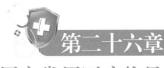

第二十六章
居家常用医疗物品

一、指脉氧测量仪

指脉氧测量仪是通过光学原理测量血液中的氧合血红蛋白与还原型血红蛋白比值，而后通过计算出 SO_2，进而反映血红蛋白氧合情况。指脉氧测量仪提供了以无创方式测量 SO_2 的方法，还可以监测动脉脉动，因此也可以测量患者的心率，临床应用十分广泛，且具有便携、经济实惠等特点，是很多慢重症患者居家必备的医疗监测仪器。

使用注意事项：在手指完好的情况下，不同手指之间测得的结果相差不会太大。

（1）确保被测量手指及手臂没有血管畸形、动脉狭窄等影响手指血液循环的情况。如果不同手指测得结果差异较大，及时到医院就诊，排查原因。

（2）测量前应确保手部温度正常，手部发凉时可以在测量前将双手搓热，以确保末梢血液循环正常。

（3）每次测量时应固定同一手指测量，一般以平时测得的 SO_2 最高的手指为宜。

（4）测量时应使被测量手指与测量仪贴合好，尽量避免被测量手指活动。

二、床头简易心电监护仪

心电监护仪能够监测患者的心脏波形，还能监测呼吸、体温、血压、SO_2 等生命体征。当测得的数值超出了设定的正常值范围，仪器就会发出警报。

使用心电监护仪的目的是监测居家患者的生命体征是否存在异常，作为患者状态以及是否需要立刻就医的判断依据。建议每天定时记录生命体征，就医时可

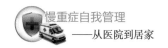
以提供给医师作为病情变化的判断依据。

三、血压计

（一）功能

正常的血压是血液循环的前提，可保证各组织器官足够的血量，维持正常的新陈代谢。居家患者每天早晚测量血压可帮助了解居家患者的状态，自行记录后更能帮助医师做出更准确的诊断。

（二）血压计的选择

一般推荐电子血压计，因其具有使用方便、测量准确等优点。家用电子血压计分为臂式和腕式两种。对于健康人来讲，这两种电子血压计都适用，但是老年人和有血液循环障碍的患者，建议使用臂式电子血压计，因为糖尿病、血脂异常、高血压等疾病会加速动脉硬化，从而引起患者末梢循环障碍，使患者手腕血压与上臂的血压测量值相差较大。

（三）血压计的使用

（1）血压计要定期检测和校对，以保证其准确性。水银血压计使用前后，要检查刻度是否清晰，管柱是否清洁，加压时不应有气泡，否则应停止加压并进行检查维修。水银血压计使用后要将气放尽，将血压计右倾斜45°，使水银收入水银壶中后，再关好水银开关。

（2）对需密切观察血压者，测量应做到"四定"，即定时间、定部位、定体位、定血压计。

（3）测量前30 min内不可剧烈运动，排空膀胱，且避免有吸烟、情绪变化等影响血压的因素，袖口不宜过紧。

（4）按要求选择合适的袖带，袖带不可过松或过紧。如果穿着上衣，避免撸卷袖子压迫手臂，可以将衣服整平以后，把袖带绑在衣服外面。如果衣服过厚，建议脱掉袖子再测。

（5）充气不可过快、过猛，防止汞外溢；放气不可过快或过慢，以免导致误差。

（6）发现血压听不清或异常时应重测。重测时，待水银柱降至"0"后再测量。

（7）偏瘫患者在健侧手臂测量。

（8）保持室内温度适宜，环境安静。

（9）记录血压时，应当同时记录高压、低压、心率和测量时间。

四、血糖仪

对糖尿病患者来说，血糖监测有助于评估其糖代谢紊乱的程度，制订合理的降糖方案，反应降糖效果并指导降糖方案的调整。除了在医院进行血糖监测外，居家测血糖也十分重要。

（一）功能

监测血糖值，作为调整药物剂量或饮食的依据，使血糖问题得以控制，减少高血糖或低血糖风险。

（二）血糖仪的选择

选择血糖仪需考虑以下几个方面。

（1）准确性。要求测量结果与医院生化仪测的静脉血浆血糖结果相差不超过15%，且相差越小越好。

（2）便捷性。最好选择免调码、操作简单、电池方便更换的血糖仪。对于视力欠佳的患者，宜选择显示窗大、清晰度高的血糖仪。

（3）价格。血糖试纸是长期消耗品，应选择价格经济且能长期稳定供应的试纸。

（4）售后服务。最好有 24 h 免费客户服务电话。

五、医用气垫床

医用气垫床又叫防压疮床垫，是帮助预防长期卧床人员发生压疮的床垫。压疮产生的主要原因是身体表面皮肤持续受压，引起组织缺血缺氧，进而导致皮肤组织坏死和溃烂。

（一）原理

医用气垫床根据物理学原理研制，采用三段式循环气流设计，随着气流的波浪起伏，自动改变人体受压部位。电动气垫床一般循环次数为每 6 ~ 8 min 1 次，人体的受压部位每 6 ~ 8 min 改变 1 次，相当于每小时翻身 7 ~ 10 次，远远高于人工

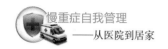
翻身次数。高频率的翻动起到了全身按摩、促进血液循环、松弛肌肉的作用。波浪产生的间隙可使空气自然流通，可让皮肤接触新鲜空气。

（二）气垫床的种类

包括双管气垫床和三管气垫床。三管气垫床的支撑力、减压效果比双管气垫床好。

（三）注意事项

（1）气垫的铺设：带有管状的一面向上。

（2）进气口放在患者床尾，减少气流声对患者的影响。

（3）放床垫之前，先放一层垫被，以免气垫被磨破。避免尖锐物品刺破气囊。

（4）充气时，床垫要铺平，将压力调到最大，等充满后调至中间档。

（5）使用气垫床能延长患者翻身时间，但无法完全取代翻身功能。

（6）勿将床垫置于阳光下暴晒，以免气囊的塑胶材质变性损坏。

（7）床垫可用软布以清水或中性清洁剂擦拭，然后阴干。

六、电动护理床

（一）功能及必要性

电动护理床是针对行动不便的或长期卧病在床的人设计的。现在产生了很多集多种功能为一体的多功能电动护理床，极大地提高了患者的康复护理水平，也为居家照护者提供了极大的方便。

（二）电动护理床的选择

1. 必备功能（缺一不可）

（1）床整体的升降功能：能帮助患者顺利下床并毫无压力地坐起来或站起来，实现从床到轮椅、移动坐便器等的顺利转移。

（2）背膝联动功能：床体背板在0°~80°内任意升降、腿板可在0°~50°内任意升降。

2. 其他功能（根据居家照护患者的特点按需选择）

（1）可拆卸多功能餐桌，用餐完毕可拆下推进床底部。

（2）配有防水床垫，液体不能渗透表层且擦拭容易，可长期保持床面干净卫生，透气性强，便于清洗消毒，无异味，舒适耐用。

（3）不锈钢双节输液架，必要时居家静脉滴注。

（4）可拆卸式床头床尾，便于照护者为居家患者洗头、洗脚、按摩等。

（5）有线遥控装置：方便调节背部和足部。

（6）呼叫装置：随叫随到，确保居家患者的安全。

七、丁字鞋

丁字鞋又叫丁字防旋鞋。偏瘫患者下肢出现足下垂，患足下垂会导致患者行走不便，影响美观及生活质量。长期足下垂将导致踝关节强直，失去相应功能。为了有效地预防这些并发症，需保持患肢的外展中立位。

（一）功能和必要性

丁字鞋能够固定脚踝、足背，有固定带可以提供牵引力，预防足下垂。长期卧床且无法自行活动下肢的居家照护患者非常需要丁字鞋来固定脚板。

（二）注意事项

（1）选择比足部大 1～2 个尺码的丁字鞋，过紧则足部不适，过松则达不到固定效果。

（2）穿鞋过程中，注意观察使用者脚部的皮肤情况以及末梢血液循环。

（3）健侧卧位时在两腿间和后背垫软枕以保持患肢中立位。

（4）卧床时可持续穿着，也可以穿 2 h，脱 0.5 h，循环进行。

（5）翻身时可在脱去丁字鞋，但需保持侧卧良肢位的摆放。

八、握力器

居家照护患者常因活动能力受限导致肌肉失用性萎缩，使用握力器进行锻炼可以防止肌肉失用性萎缩，照护上建议患者每天进行一定时间、一定强度的运动，同时也可以配合不同器材活动。康复运动对于居家照护患者是必须的，市面上有许多辅具、器材可以加强锻炼效果，可以根据患者本身运动强度调整器材及康复运动计划。推荐使用较无细小零件或是结构简单、使用安全的活动器材。

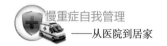

九、呼气末二氧化碳监测仪

呼气末二氧化碳可以直接反映患者目前的呼气二氧化碳量，对于有慢阻肺的患者来说，呼气末期的二氧化碳量是个非常重要的指标。可以直接反映患者是否有二氧化碳潴留，通过数值高低也能判断潴留的严重程度。对于慢阻肺及其他肺部疾病、容易有二氧化碳潴留危险的患者，配备呼气末二氧化碳监测仪进行监测可增加居家照护的安全性。使用人工气道的患者推荐使用直流式呼气末二氧化碳监测仪，没有使用人工气道的患者则使用侧流式呼气末二氧化碳监测仪。

十、洗头机

洗头机可以做到快速冲洗，并能避免废水漏出，减少患者滑倒的风险，使长期卧床者也能保持清洁，减少因头发打结、脏乱引发的各种感染风险。

十一、洗澡床

患者身体活动度受限，洗澡床可以以较简单的方式帮助患者洗澡。床的材质为泡沫，防水、防滑，且有固定带以及许多沥水孔洞，可以坐姿或卧姿沐浴。如患者无法下床，身体清洁困难，可以考虑使用洗澡床。

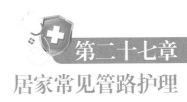

第二十七章

居家常见管路护理

第一节　居家鼻胃管饮食及护理

许多患者因各种疾病问题导致吞咽受损、进食困难，无法经口摄取足够的营养物质或口服药物，这时候就需要另外建立一个饮食通道注入食物、药物，达到补充营养、维持生命的作用。

一、鼻胃管饮食

（一）准备用物

1.50 mL 注射器或者带刻度的鼻饲专用注射器

2.1 杯 50mL 以上的 38 ～ 40℃的温开水

3. 鼻饲液

根据患者的饮食特点来准备，可以是专门配置的营养液，也可是居家自制的流质食物。食物需富含蛋白质和多种维生素，易于消化，能保证充足的能量。食物备好之后运用破壁机将其捣碎成流质状态。不可黏稠，以防堵管。食物最好现配现用，以防变质。每次鼻饲食物及水总量不超过 200 mL。

4. 纸巾、湿纸巾或干净的毛巾

5. 胶布

6. 清洁鼻孔用棉棒

7. 弯盆或垃圾袋

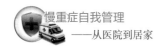
（二）鼻饲步骤（表 27-1）

表 27-1　鼻饲步骤

序号	操作	注意事项
步骤一	洗手	减少污染
步骤二	协助患者抬高体位，以坐位为宜。不能坐起者将床头垫高 30~40°	为了避免喂食过程中出现呛咳、返流、呕吐等造成误吸，减少肺炎的发生
步骤三	观察鼻胃管在鼻腔外的长度是否和标识的一致。嘱患者张开嘴巴，观察鼻胃管是否盘旋在口腔内。如果鼻腔外管的长度和平常一样并且没有发现鼻胃管盘旋在口腔内，进行步骤四以确认鼻胃管在胃内	确认鼻胃管是否脱出。这一步不能省略，每次进食前都必须确认
步骤四	确认鼻胃管在胃内。可用以下方法。 1. 回抽胃内容物，这是确认鼻胃管在胃内最为可靠的方法。如果抽出胃液，证明鼻胃管在胃内，就可以喂食 2. 置听诊器于患者胃区，快速经鼻胃管向胃内注入 20 mL 空气，听到"卟"的声音，证实鼻胃管在胃内，就可以喂食 3. 将鼻胃管末端浸没于盛水的碗中，观察 1 min 内有无气泡溢出（如果有气泡溢出禁止喂食）	确认的方法三选一
步骤五	对于返流高风险患者，建议灌食前用注射器反抽胃内容物	回抽的胃内容物如果超过 200 mL，需先暂停喂养，0.5~1h 后再次回抽胃内容物；如果回抽的胃内容物仍然超过 200 mL 或回抽物呈血性或者暗红色（除去食物颜色），需暂停喂养，及时就医
步骤六	检查正常后，用注射器抽取 20~30 mL 的温开水，缓缓灌入鼻胃管，润湿管道并确认通畅	无
步骤七	注入专用营养液或自制营养液或溶解的药粉溶液	每次喂食量不超过 200 mL，两次喂食时间间隔 2 h 以上
步骤八	鼻饲完毕后使用 20~30 mL 温开水冲洗管路，防止管路堵塞	用脉冲式手法清洗，管壁不容易留下残渣

（三）鼻饲时的注意事项

（1）准备灌食前先反折鼻胃管连接灌食空针处，防止空气进入胃内。

（2）灌食空针内食物液面到胃距离 30~45 cm。

（3）灌食速度：一餐鼻饲量 250 ~ 300 mL，喂食时间 10 ~ 30 min，注意速度需缓慢。

（4）鼻饲过程观察患者反应，若出现持续咳嗽、腹痛、发汗、呕吐，请马上停止灌食，并确认管路位置是否正确，若症状持续请视情况就医。

（四）鼻饲后的注意事项

（1）用 30 mL 温开水冲洗管路。

（2）反折鼻胃管的末端并关闭管路开口。

（3）请维持原半卧位或坐位姿势 30 min，避免立即躺下造成呕吐和返流。

（4）操作者洗手。

二、鼻胃管的护理

（一）更换鼻贴的操作流程（表 27-2）

表 27-2　更换鼻贴的操作流程

序号	操作
步骤一	操作者洗手
步骤二	取 4 ~ 5 cm 医用胶带裁剪成"工"形鼻贴。撕一段长于鼻子 2 ~ 3 cm 的胶带，将一端从中剪开至约 2/3 处（呈"Y"形）
步骤三	将旧的鼻贴撕掉，用湿纸巾或者湿毛巾清洗胶布固定处的皮肤
步骤四	将鼻贴未剪开的部分贴于鼻梁上，剪开的部分则分别绕在管子上
步骤五	操作者洗手
步骤六	观察置管处以及胶布固定处皮肤有无红肿、破溃等，如有异常及时就医

（二）预防鼻胃管堵塞的方法

（1）灌食后再灌入约 30 mL 的温开水。

（2）食物和配方奶不可与药物混合灌食。

（3）药物：片剂药物应当研成粉末状；胶囊状药物可剥去外壳，倒出内容物，以 20 mL 温水充分溶解，避免颗粒堵住管路。

（4）所灌食物若含渣，请先过滤，因为注射器管口较狭窄。若需要喂食大颗粒食物可以采用小型漏斗。

（5）护理鼻胃管时，请捏挤管路 1 ~ 2 次，避免油质吸附于管壁。

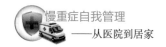
（三）鼻胃管的更换时机

留置的鼻胃管多长时间更换 1 次目前没有明确规定，在使用过程中可按照鼻胃管的材质以及使用患者的病情来决定。

（1）传统橡胶材质的鼻胃管 7 d 更换 1 次。如果需要继续使用，可改插另外一侧鼻孔，以预防鼻黏膜受到刺激性的损伤，发生压疮、红肿、过敏等现象。

（2）硅胶材质的鼻胃管质量更轻、弹性更好，也没什么异味，生物兼容性好。这种导管的留置时间比较有争议，相关研究显示 1 ~ 5 周的都有，目前比较倾向于留置 4 周左右进行更换。频繁的更换会使患者更加痛苦，且更容易造成黏膜损伤。

三、注意事项

（1）每天以棉棒清洁口腔及鼻腔。

（2）每天更换固定鼻胃管的胶布。

（3）每天进行 2 次口腔护理，意识清醒者可使用漱口水漱口。

（4）鼻饲后 1 h 内不要大幅度翻身、拍背或吸痰，避免返流和呛咳。

（5）鼻饲用具使用后需立即清洗并晾干。

（6）鼻胃管反抽若有红、黑色胃内容物，请暂停灌食并送医。

四、并发症观察及处理

（1）腹泻。最主要的原因有：①操作环节被污染或灌注液变质引起感染性腹泻；②灌注液中脂肪含量过高，引起脂型腹泻；③灌注液温度过低，刺激胃肠道蠕动过快，引起腹泻；④灌注量太多，引起消化不良性腹泻；⑤颅脑损伤患者因自主神经紊乱而引起的腹泻。若患者出现腹泻，可给予米汤或淡盐水（加热到适宜温度）。严重时立即到附近医院就医。

（2）胃潴留：每次鼻饲前先抽吸，若残留胃液超过 200 mL，提示有胃潴留，需延长灌注间隔，鼓励患者多活动或行胃肠减压，必要时服用胃肠动力药，促进胃排空。

（3）脱管、堵管：脱管多为患者烦躁时自行拔除、翻身时不慎脱落或打喷嚏时脱出，护理中应用细孔、柔软、稳定性好的鼻胃管。鼻部的胶布最好选用防过敏的，做好鼻胃管的二次固定，以求舒适、安全。每次输注完毕后应立即冲洗鼻胃管，避免堵塞。

第二节　居家导尿管护理

一、材质及特点

（1）聚氯乙烯：较硬，刺激性较大，异物感强烈，价格低廉。

（2）干胶（生胶）：较软，刺激性较大，长时间使用容易导致尿道黏膜发炎，价格低廉。

（3）硅胶：较软，生物相溶性好，使用时无异物感，价格较高。

（4）天然胶乳：柔软，生物相溶性好，使用感较好，表面光洁度高，刺激性很小，价格适宜。

二、导尿管的护理

（1）妥善固定导尿管，避免弯折，保证集尿袋高度低于膀胱水平，避免接触地面，保持尿液引流装置密闭、通畅和完整。

（2）训练膀胱反射功能，可采用间歇性夹管方式。夹闭导尿管，每 3~4 h 开放 1 次，使膀胱定期充盈和排空，促进膀胱功能的恢复。

（3）保持尿道外口的清洁，每天用清水清洗尿道口周围皮肤，尿道口每天用碘附消毒 2 次，以预防感染。

沐浴或擦身时应当注意对导尿管的保护，不应把导尿管浸入水中，带导尿管可以洗澡。若导尿管不慎脱出或留置导尿装置密闭性被破坏，应立即更换导尿管。导尿管的护理流程详见表 27-3。

表 27-3　导尿管护理流程

序号	操作
步骤一	操作者按照七步洗手法洗手
步骤二	会阴冲洗：用肥皂、沐浴液或者护理液及清水清洗会阴部。大便失禁患者，每次清洁后皆需执行会阴冲洗，以降低尿路感染风险。女性会阴及男性包皮需特别清洗干净

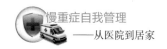
续表

序号	操作
步骤三	用碘附从尿道口往尿管方向环形消毒，消毒面积约 5 cm²。将导尿管外拉 0.5～1cm，清洁管路上的分泌物后，以生理盐水洗净。每天至少进行 2 次护理。分泌物多时每天可护理 3～4 次。消毒时注意不可来回擦拭同一部位，以免造成感染
步骤四	操作者洗手

三、妥善固定导尿管和集尿袋位置

（1）保持导尿管通畅，不要扭曲、折叠或者压迫导尿管或者集尿袋。

（2）导尿管应固定于大腿内侧，防止由于体位变动引起的牵拉造成尿道口损伤，引起疼痛不适。

（3）集尿袋建议采用抗返流型，位置应低于膀胱水平。

（4）当集尿袋内的尿液超过 1/2 时应及时倾倒，集尿袋下端的放尿口不要接触到地面或者不清洁的地方。

四、导尿管与集尿袋的更换时间

（1）导尿管的更换时间因材料的不同而不同，一般普通乳胶导尿管留置时间为 1 周，硅胶材质的导尿管可以留置 1 个月。

（2）一次性尿袋每天更换，抗逆流引流袋 1 周更换 1 次，如尿袋有破损请立即更换。根据自身情况按时更换导尿管与集尿袋，减少感染概率。

（3）带管期间不得自行拔除导尿管，需要拔管请及时到正规医疗机构由专业医护人员操作。

（4）尿液引流不畅时，若是管道扭曲或弯折，请及时进行纠正。若管道口及导管内有尿垢或尿结石产生，可重新更换导尿管。

五、居家饮食建议

（1）以清淡、易消化的食物为主，多食新鲜水果与蔬菜，忌辛辣刺激性食物，戒烟、酒。

（2）保持大便通畅，若无疾病禁忌，应多饮水，每天饮水量需达 2000 mL 以上，尿液增多可起到冲洗膀胱的作用，从而预防感染的发生。

六、注意事项

如有以下不适，请尽快就医。

（1）发热。

（2）尿量过多或者过少（正常人 24 h 尿量为 1000 ~ 2000 mL）。

（3）下腹胀痛。

（4）尿道有灼热感。

（5）尿液混浊，有恶臭或血尿。

（6）尿液少，膀胱有胀满感或者有尿意。

（7）导尿管脱出。

第三节　居家胃造瘘护理

一、适用对象

（1）各种原因导致吞咽障碍的患者。

（2）食管穿孔、食道瘘者。

（3）气管切开且需行长期鼻饲者。

（4）各种原因需长期（2 周以上）行胃肠减压的患者。

二、准备用物及喂食步骤

（1）喂食：术后喂食遵"循序渐进"的增量原则。

（2）管饲量：每次最大不超过 300 mL。每次管饲前，需回抽胃残留物，如残留量超过 50 mL，表明胃排空时间延迟，管饲时间需推后；如残留量超过 100 mL，考虑患者对食物不耐受，需及时告知医生。

（3）食物温度：38 ~ 40℃为宜。

（4）体位：喂食中及喂食后 1 h 内宜取坐卧位，以减少反流。

（5）喂食步骤可参照鼻饲。

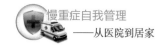
三、胃造瘘护理

（一）固定

（1）保持造瘘管固定且松紧适宜。造瘘术后 2 d 内要求固定较紧，以压迫胃壁防止出血及渗透引起炎症。后期患者可根据自身的感觉调节松紧。

（2）妥善固定造瘘管，严防弯折或牵拉脱管。

（二）消毒

胃造瘘术后 3 d 内，每天用碘附消毒伤口 1 次。伤口通常可在手术 10 d 后完全愈合，日常照护无异常可每周换药 2 次，如有渗血、受潮、污渍，则需及时消毒，并保持敷料清洁干燥。生活中可正常洗澡，亦不需以纱布覆盖。

四、胃造口管路更换

根据造瘘管的情况，6 ~ 12 个月到医院更换 1 次新的导管，更换导管前 2 h 禁止注入清水，前 4 h 内禁止注入食物。

五、注意事项

（1）建议返流高风险患者在喂食前反抽管路，当内容物大于 100 mL 时请暂停当餐，并于 0.5 ~ 1h 后再重新返抽评估。若发现消化功能持续不佳或有恶心呕吐情形，及时就医处理。

（2）平时管路应维持封闭状态，管灌时才可开启管夹。

（3）保持造瘘管固定夹与皮肤之间的松紧度合适，建议保持间距 0.5 cm，太松易造成食物渗漏，太紧易造成皮肤破损。

（4）如切口处出现红肿、疼痛、渗液等不适，或患者出现腹痛、腹泻、恶心呕吐、造口周围感染形成脓肿等请及时就医。

（5）若出现造瘘管滑脱，应保护好穿刺口，防止感染，并立即就医予以重新置管。

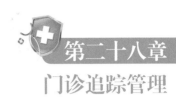

第二十八章
门诊追踪管理

一、需要定期返诊的人群

需要定期返诊的居家照护患者通常是心肺功能较差的患者，如慢阻肺、肺部疾病治疗后或者哮喘患者。肺康复门诊医师可依据过往病史及家中监测数据诊断病情、下达康复医嘱及调整用药，也能针对居家照护时遇到的问题提出建议。返诊时，呼吸治疗师可依医嘱为患者提供肺功能检测和治疗，对患者与照护者进行居家氧疗与呼吸机指导及吞咽障碍与吸入性肺炎的防治指导等。定期返诊可以有条理并且系统性地观察病情变化，减少并发症的发生，发现照护中的问题并解决，提高患者居家照护的舒适度，延长寿命，减少痛苦。

二、门诊指导及随访内容

当居家照护患者来到门诊回诊，肺康复门诊医师会向患者及其家属收集患者在家中的各种资料，包含饮食、活动、精神、睡眠、用药、居家照护仪器测得的数据等各种主客观资料，以了解居家照护患者在家中的状况，进而调整用药、饮食，并提出问题与建议，制订合适的康复训练。

肺康复门诊呼吸治疗师则依据医师开立的医嘱为患者、照护者提供照护指导，了解患者及其家属在居家照护中遇到的问题并提供指导与建议；执行肺康复训练的各项任务；确保患者及其家属能够理解并学会康复训练的内容，以记录患者训练后的反应。门诊的教育指导和病友间交流沟通会增强患者的信心、提高疾病的自我管理能力。

如有需要，肺康复门诊医师及呼吸治疗师可到家中随访，观察患者居家生活

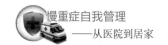
方式、用物器材以及在家康复训练的情况，以了解居家康复训练的限制与可行性，并且针对情况给出适合不同患者的建议，减轻照护者的负担，尽力提高居家照护患者的生活质量。